L'ENTRAÎNEMENT | DOSSIERS PROGRESSIFS, QRM, LCA

LIVRE DU **COLLÈGE**

Collège Français des Enseignants de Rhumatologie

COFER
Collège Français des Enseignants en Rhumatologie

Rhumatologie

Ouvrage dirigé par le Pr Géraldine Falgarone et le Pr Serge Perrot

S'ENTRAÎNER
iECN
2017
2018
2019

MED-LINE Editions

Éditions MED-LINE
127 rue Jeanne d'Arc
75013 Paris
www.med-line.fr

RHUMATOLOGIE - L'ENTRAÎNEMENT
ISBN : 978-2-84678-209-8

Mise en pages : Meriem Rezgui

Couverture : Meriem Rezgui

Achevé d'imprimer par GPS - Avril 2017

Sommaire

Introduction

Sous l'égide du COFER, Collège Français des Enseignants de Rhumatologie, et spécialement conçu pour la préparation de l'iECN, cet ouvrage d'entraînement adopte fidèlement le programme de la rhumatologie aux iECN, ainsi que les modalités du Centre National du Concours de l'Internat.

Les sujets abordés dans cet ouvrage intègrent l'ensemble des thèmes de la rhumatologie abordés au concours, que ce soit en dossier progressif ou en question isolée. Des commentaires permettent de valider et expliciter les réponses, de comprendre les réponses indispensables ou inadmissibles. Il se veut un complément dynamique et pratique de l'ouvrage de cours de référence du COFER.

L'ouvrage a été réalisé avec le concours d'équipes universitaires impliquées dans l'enseignement de la rhumatologie, toutes membres du COFER. Les auteurs, dont l'expertise est reconnue, doivent être ici remerciés de leur implication dans la réalisation de cet ouvrage.

Volontairement pratique et concret, cet ouvrage réactualisé constitue la base de la préparation aux iECN dans le domaine de la rhumatologie et contient, au-delà, les éléments permettant à l'interne la prise en charge des patients atteints d'affections rhumatologiques.

Pr Géraldine Falgarone, Hôpital Avicenne, Bobigny

Pr Serge Perrot, Hôpital Cochin, Paris

Les auteurs

Pour le Collège Français des Enseignants de Rhumatologie (COFER)

Pr Yannick Allanore, Hôpital Cochin, Paris
Pr Francis Berenbaum, Hôpital Saint-Antoine, Paris
Pr Alain Cantagrel, CHU de Toulouse, Toulouse
Pr Arnaud Constantin, CHU de Toulouse, Toulouse
Dr Claire Daïen, CHU Lapeyronie, Montpellier
Pr Géraldine Falgarone, Hôpital Avicenne, Bobigny
Pr Philippe Gaudin, CHU Grenoble Alpes, Grenoble
Pr Laure Gossec, Hôpital Pitié-Salpêtrière, Paris
Pr Robert Juvin, CHU Grenoble Alpes, Grenoble
Dr Joël Ladner, CHU de Rouen, Rouen
Pr Pierre Lafforgue, CHU Marseille, Marseille
Pr Jean-Marie Le Parc, Hôpital Ambroise Paré, Boulogne-Billancourt
Pr Thierry Lequerré, CHU de Rouen, Rouen
Pr Frédéric Liote, Hôpital Lariboisière, Paris
Pr Damien Loeuille, CHU de Nancy, Nancy
Dr Pauline Manicki, CHU Lapeyronie, Montpellier
Pr Christian Marcelli, CHU de Caen, Caen
Dr Sylvain Mathieu, CHU Gabriel Montpied, Clermont-Ferrand
Pr Jacques Morel, CHU Lapeyronie, Montpellier
Pr Denis Mulleman, CHU Bretonneau, Tours
Pr Aleth Perdriger, CHU de Rennes, Rennes
Pr Serge Perrot, Hôpital Cochin, Paris
Dr Adeline Ruyssen-Witrand, CHU de Toulouse, Toulouse
Pr Alain Saraux, CHRU de Brest, Brest
Pr Jeremy Sellam, Hôpital Saint-Antoine, Paris
Dr Luca Semerano, Hôpital Avicenne, Bobigny
Pr Elisabeth Solau-Gervais, CHU de Poitiers, Poitiers
Pr Martin Soubrier, CHU Gabriel Montpied, Clermont-Ferrand
Pr Thierry Thomas, CHU de Saint-Etienne, Saint-Etienne
Pr Olivier Vittecoq, CHU de Rouen, Rouen

Remerciements à l'ensemble des membres du COFER pour leur implication dans cet ouvrage.

Remerciements aux :

Pr Jacques Bénichou, Unité de Biostatistique, CHU de Rouen, Rouen
Pr Thorsten Braun, Service d'Hématologie, Hôpital Avicenne, Bobigny
Pr Claude Gardin, Service d'Hématologie, Hôpital Avicenne, Bobigny
Dr Abad Sébastien, Service de Médecine Interne, Hôpital Avicenne, Bobigny

1e partie

DOSSIERS PROGRESSIFS

DP 1 Douleur et gonflement de l'hallux chez un cuisinier de 45 ans

ÉNONCÉ :

M. Y., âgé de 45 ans, cuisinier, vous consulte pour des douleurs et un gonflement du gros orteil droit apparus brutalement trois jours auparavant.

Dans ses antécédents personnels vous notez une appendicectomie à l'âge de 15 ans ; un terrain allergique caractérisé par une rhinite et une conjonctivite saisonnières ; une hypertension artérielle traitée depuis 3 ans par une association d'énalapril (20 mg/j) et d'hydrochlorothiazide (12,5 mg/j).

Il pèse 85 kg pour 175 cm. Il avoue consommer 2 à 3 bières par jour et des sodas sucrés.

Il attribue les douleurs et le gonflement du gros orteil droit à un surcroît d'activité professionnelle depuis 1 mois. Vous ne notez pas de traumatisme.

Les douleurs sont très intenses. Elles le réveillent en fin de nuit et occasionnent une impotence fonctionnelle maximale au cours des premières heures de la matinée.

La température corporelle est à 37.8°C.

QRM 1

Parmi les diagnostics suivants, quels sont ceux que vous évoquez en priorité ?

A ❑ polyarthrite rhumatoïde
B ❑ poussée d'arthrose
C ❑ arthrite septique
D ❑ crise de goutte
E ❑ fracture

QRM 2

En reprenant l'interrogatoire, vous apprenez que M. Y. a présenté 2 crises identiques au cours de ces derniers mois. A l'examen physique vous observez une rougeur et une tuméfaction de l'hallux droit qui est extrêmement douloureux à la palpation (EVA douleur 8/10).

Parmi les diagnostics suivants, quel est celui que vous retenez finalement ?

A ❑ polyarthrite rhumatoïde
B ❑ poussée d'arthrose
C ❑ arthrite septique
D ❑ crise de goutte
E ❑ fracture

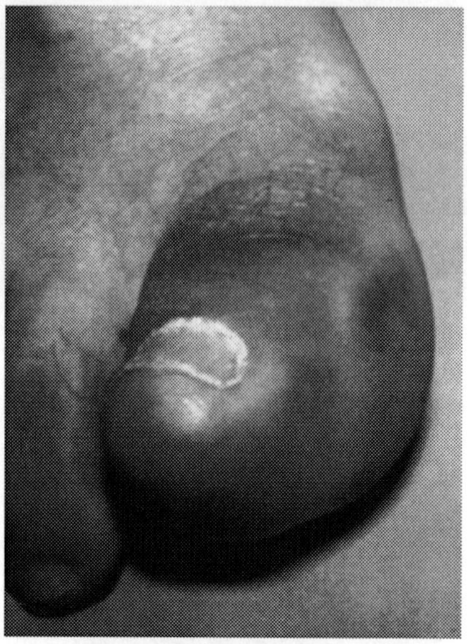

Voir image couleur dans le cahier en fin d'ouvrage

▸ QRM 3

Quels sont les éléments issus de l'interrogatoire qui vous ont orienté vers un diagnostic de crise de goutte ?

A ❑ sexe masculin
B ❑ terrain allergique
C ❑ traitement par énalapril
D ❑ traitement par hydrochlorothiazide
E ❑ consommation quotidienne de sodas sucrés

▸ QRM 4

Vous disposez des résultats non validés d'un prélèvement sanguin réalisé le matin même à jeun : leucocytes : 12 500/mm^3, 80 % polynucléaires neutrophiles ; protéine C réactive (CRP) : 105 mg/l ; uricémie : 60 mg/l ; clairance de la créatinine (MDRD) : 45 ml/min ; natrémie 140 mmol/l, kaliémie 4.5 mmol/l ; glycémie 1.33 g/l.
Quelles anomalies biologiques parmi les suivantes peuvent être associées à la crise aiguë de goutte ?

A ❑ leucocytes : 12 500/m^3, 80 % polynucléaires neutrophiles
B ❑ protéine C réactive (CRP) : 105 mg/l
C ❑ uricémie : 60 mg/l
D ❑ clairance de la créatinine (MDRD) : 45 ml/min
E ❑ natrémie 140 mmol/l, kaliémie 4.5 mmol/l

▸ QRM 5

Vous disposez des résultats validés d'un prélèvement sanguin réalisé le matin même à jeun : leucocytes : 12 500/mm^3, 80 % polynucléaires neutrophiles ; protéine C réactive (CRP) : 105 mg/l ; uricémie : 60 mg/l ; clairance de la créatinine (MDRD) : 95 ml/min ; natrémie 140 mmol/l, kaliémie 4.5 mmol/l ; glycémie 1.33 g/l.
Quelles sont les mesures thérapeutiques que vous envisagez dans l'immédiat vis-à-vis de cette crise de goutte ?

A ❑ colchicine 4 mg/j, puis 3 mg/j, puis 2 mg/j pendant 2 à 3 semaines
B ❑ colchicine 1.5 mg/j le 1er jour, puis 1 mg/j pendant 2 à 3 semaines
C ❑ allopurinol 100 mg/j au long cours
D ❑ fébuxostat 80 mg/j au long cours
E ❑ repos articulaire et application de froid

▸ QRM 6

Vous avez choisi de traiter cette crise de goutte avec de la colchicine à 1.5 mg/j le 1er jour, puis 1 mg/j pendant 3 semaines.
Quels sont les médicaments dont l'association avec la colchicine est contre-indiquée ?

A ❑ azithromycine
B ❑ clarithromycine
C ❑ enalapril
D ❑ hydrochlorothiazide
E ❑ pristinamycine

▸ QRM 7

Vous avez choisi de traiter cette crise de goutte avec de la colchicine à 1.5 mg/j le 1er jour, puis 1 mg/j pendant 3 semaines.
Quelles sont les informations que vous donnez à M. Y. concernant la colchicine ?

A ❑ l'apparition d'une diarrhée est normale sous colchicine
B ❑ la survenue d'une diarrhée peut traduire un surdosage en colchicine
C ❑ l'apparition de nausées ou de vomissements est normale sous colchicine
D ❑ la survenue de signes digestifs impose l'arrêt ou la réduction de dose de la colchicine
E ❑ l'apparition de signes digestifs impose de contrôler hémogramme et fonction rénale

▸ QRM 8

Un traitement avec de la colchicine à 1.5 mg/j le 1er jour, puis 1 mg/j pendant 3 semaines a permis d'obtenir la guérison de cette nouvelle crise de goutte (2 crises identiques au cours des mois précédents).
Vous disposez des résultats d'un nouveau prélèvement sanguin réalisé à jeun après la guérison de la crise : leucocytes : 7 500/mm^3, 60 % polynucléaires neutrophiles ; protéine C réactive (CRP) : 5 mg/l ; uricémie : 95 mg/l ; clairance de la créatinine (MDRD) : 100 ml/min ; natrémie 138 mmol/l, kaliémie 4.3 mmol/l ; glycémie 1.29 g/l (glycémie 1.33 g/l deux mois auparavant).
Quels sont les conseils que vous donnez et les mesures que vous envisagez chez M. Y. ?

A ❑ informations sur les mécanismes et les traitements de la goutte
B ❑ perte de poids
C ❑ arrêt de la consommation de bière
D ❑ substitution de l'hydrochlorothiazide par un inhibiteur calcique
E ❑ initiation d'un traitement hypouricémiant au long cours

▸ QRM 9

Un traitement avec de la colchicine à 1.5 mg/j le 1er jour, puis 1 mg/j pendant 3 semaines a permis d'obtenir la guérison de cette nouvelle crise de goutte (2 crises identiques au cours de ces derniers mois). Vous avez prescrit des radiographies des avant-pieds de face.

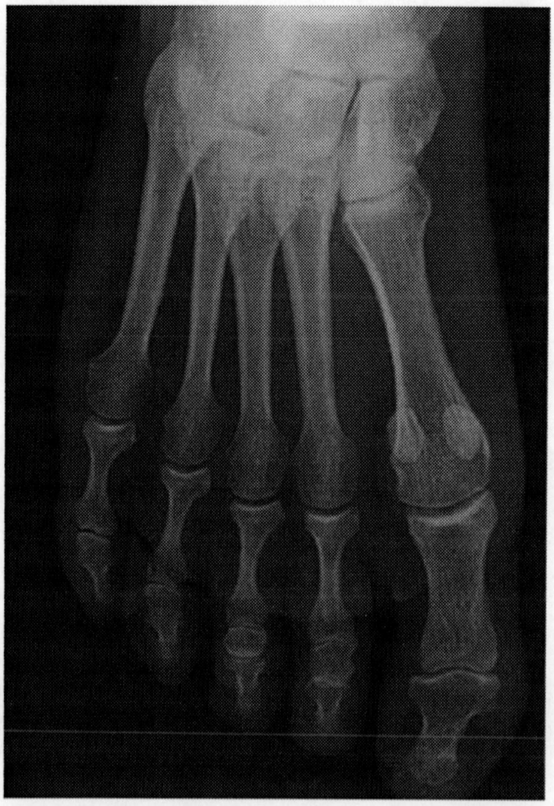

Comment interprétez-vous cette radiographie de l'avant-pied droit de face ?

A ❑ séquelle de fracture de fatigue du 1er métatarsien
B ❑ volumineuse érosion de la tête du 1er métatarsien
C ❑ volumineuses encoches épiphysaires de la 1er métatarsophalangienne
D ❑ volumineux tophus en regard de la tête du 1er métatarsien
E ❑ radiographie normale

▸ QRM 10

Un traitement avec de la colchicine à 1.5 mg/j le 1er jour, puis 1 mg/j pendant 3 semaines a permis d'obtenir la guérison de cette nouvelle crise de goutte (2 crises identiques au cours des mois précédents). Vous disposez des résultats d'un nouveau prélèvement sanguin réalisé à jeun après la guérison de la crise : leucocytes : 7 500/mm^3, 60% polynucléaires neutrophiles ; protéine C réactive (CRP) : 5 mg/l ; uricémie : 95 mg/l ; clairance de la créatinine (MDRD) : 100 ml/min ; natrémie 138 mmol/l, kaliémie 4.3 mmol/l ; glycémie 1.27 g/l (glycémie 1.33 g/l deux mois auparavant). Vous avez prescrit des radiographies des avant-pieds qui se sont révélées normales.
Quels sont les éléments qui vous incitent à initier un traitement hypo-uricémiant chez M. Y. ?

A ❑ crises de gouttes récidivantes
B ❑ importance de l'hyperuricémie (> 80 mg/l)
C ❑ normalité des radiographies des avant-pieds
D ❑ existence de comorbidités (hypertension artérielle)
E ❑ existence de comorbidités (diabète sucré)

▸ QRM 11

Un traitement avec de la colchicine à 1.5 mg/j le 1er jour, puis 1 mg/j pendant 3 semaines a permis d'obtenir la guérison de cette nouvelle crise de goutte (2 crises identiques au cours des mois précédents). Vous disposez des résultats d'un nouveau prélèvement sanguin réalisé à jeun après la guérison de la crise : leucocytes : 7 500/mm^3, 60 % polynucléaires neutrophiles ; protéine C réactive (CRP) : 5 mg/l ; uricémie : 95 mg/l ; clairance de la créatinine (MDRD) : 100 ml/min ; natrémie 138 mmol/l, kaliémie 4.3 mmol/l ; glycémie 1.27 g/l (glycémie 1.33 g/l deux mois auparavant). Vous avez prescrit des radiographies des avant-pieds qui se sont révélées normales. Quelle sera la valeur cible de l'uricémie que vous vous fixerez sous traitement hypo-uricémiant ?

A ❑ uricémie < 80 mg/l
B ❑ uricémie < 70 mg/l
C ❑ uricémie < 60 mg/l
D ❑ uricémie < 50 mg/l
E ❑ uricémie < 40 mg/l

▸ QRM 12

Un traitement avec de la colchicine à 1.5 mg/j le 1er jour, puis 1 mg/j pendant 3 semaines a permis d'obtenir la guérison de cette nouvelle crise de goutte (2 crises identiques au cours des mois précédents). Vous disposez des résultats d'un nouveau prélèvement sanguin réalisé à jeun après la guérison de la crise : leucocytes : 7 500/mm^3, 60 % polynucléaires neutrophiles ; protéine C réactive (CRP) : 5 mg/l ; uricémie : 95 mg/l ; clairance de la créatinine (MDRD) : 100 ml/min ; natrémie 138 mmol/l, kaliémie 4.3 mmol/l ; glycémie 1.27 g/l (glycémie 1.33 g/l deux mois auparavant). Vous avez prescrit des radiographies des avant-pieds qui se sont révélées normales. Quel traitement hypo-uricémiant allez-vous initier en première intention chez M. Y. et à quelle posologie ?

A ❑ allopurinol 100 mg/j
B ❑ allopurinol 200 mg/j
C ❑ allopurinol 300 mg/j
D ❑ fébuxostat 80 mg/j
E ❑ fébuxostat 120 mg/j

▸ QRM 13

Vous avez initié un traitement hypo-uricémiant par allopurinol, à la posologie de 100 mg/j.
Quels sont les traitements prophylactiques des crises qui sont recommandés en association à ce traitement hypo-uricémiant et pendant combien de temps ?

A ❑ colchicine 0.5-1 mg/j pendant 1 mois
B ❑ colchicine 2 mg/j pendant 3 mois
C ❑ colchicine 0.5-1 mg/j pendant 6 mois
D ❑ AINS à faible dose pendant 6 mois si contre-indication à la colchicine
E ❑ corticothérapie à faible dose pendant 6 mois si contre-indication à la colchicine

▸ QRM 14

Vous avez initié un traitement hypo-uricémiant par allopurinol, à la posologie de 100 mg/j, en association à de la colchicine à la posologie de 0.5 mg/j.

Vous revoyez M. Y. en consultation 1 mois plus tard. Il n'a pas présenté de nouvelle crise de goutte.
Les résultats du prélèvement sanguin réalisé la veille sont les suivants : leucocytes : 6 200/mm^3, 70% polynucléaires neutrophiles ; protéine C réactive (CRP) : 4 mg/l ; uricémie : 75 mg/l ; clairance de la créatinine (MDRD) : 95 ml/min ; natrémie 139 mmol/l, kaliémie 4.2 mmol/l. Quelle est votre attitude thérapeutique ?

A ❑ poursuite de l'allopurinol à 100 mg/j
B ❑ augmentation de l'allopurinol à 200 mg/j
C ❑ augmentation de l'allopurinol à 300 mg/j
D ❑ poursuite de la colchicine à 0.5 mg/j
E ❑ augmentation de la colchicine à 1 mg/j

▸ QRM 15

Vous avez augmenté la posologie de l'allopurinol à 200 mg/j, toujours en association à de la colchicine à la posologie de 0.5 mg/j.
Vous revoyez M. Y. en consultation 1 mois plus tard. Il n'a pas présenté de nouvelle crise de goutte.
Les résultats du prélèvement sanguin réalisé la veille sont les suivants : leucocytes : 5 700/mm^3, 65 % polynucléaires neutrophiles ; protéine C réactive (CRP) : 5 mg/l ; uricémie : 50 mg/l ; clairance de la créatinine (MDRD) : 90 ml/min ; natrémie 140 mmol/l, kaliémie 4.4 mmol/l. Quelle est votre attitude thérapeutique ?

A ❑ poursuite de l'allopurinol à 200 mg/j
B ❑ augmentation de l'allopurinol à 300 mg/j
C ❑ remplacement de l'allopurinol par du fébuxostat à 80 mg/j
D ❑ arrêt de la colchicine
E ❑ poursuite de la colchicine à 0.5 mg/j pendant 3 à 4 mois

RÉPONSES

✓ Vrai ✔ Indispensable
○ Faux ● Inadmissible

▸ QRM 1

Parmi les diagnostics suivants, quels sont ceux que vous évoquez en priorité ?

A ● polyarthrite rhumatoïde
B ○ poussée d'arthrose
C ✓ arthrite septique
D ✓ crise de goutte
E ○ fracture

➥ Réponse : C, D

Commentaire : La polyarthrite rhumatoïde ne débute pas par une atteinte des orteils.

L'atteinte est typique de la goutte que l'on a aussi appelé « podagre », du grec podos (pied) et agra (prise).

▸ QRM 2

En reprenant l'interrogatoire, vous apprenez que M. Y. a présenté 2 crises identiques au cours de ces derniers mois.
À l'examen physique vous observez une rougeur et une tuméfaction de l'hallux droit qui est extrêmement douloureux à la palpation (EVA douleur 8/10).

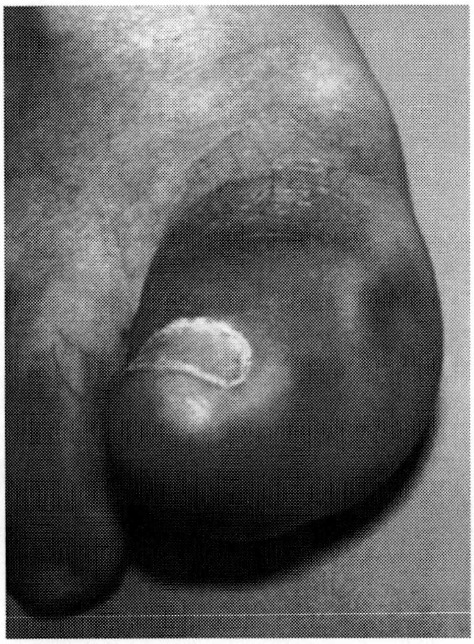

Parmi les diagnostics suivants, quel est celui que vous retenez finalement ?

A ● polyarthrite rhumatoïde
B ● poussée d'arthrose
C ○ arthrite septique
D ✓ crise de goutte
E ○ fracture

➥ Réponse : D

Commentaire : L'arthrose ne donne pas d'aspect érythémateux, ni la polyarthrite rhumatoïde.

▸ QRM 3

Quels sont les éléments issus de l'interrogatoire qui vous ont orienté vers un diagnostic de crise de goutte ?

A ✓ sexe masculin
B ○ terrain allergique
C ○ traitement par énalapril
D ✓ traitement par hydrochlorothiazide
E ✓ consommation quotidienne de sodas sucrés

➥ **Réponse : A, D, E**

Commentaire : Les diurétiques thiazidiques augmentent l'uricémie. La bière aussi, même sans alcool, mais il faut savoir que les sodas sucrés, même sans alcool augmentent aussi le risque de goutte.

▸ QRM 4

Vous disposez des résultats non validés d'un prélèvement sanguin réalisé le matin même à jeun : leucocytes : 12 500/mm³, 80 % polynucléaires neutrophiles ; protéine C réactive (CRP) : 105 mg/l ; uricémie : 60 mg/l ; clairance de la créatinine (MDRD) : 45 ml/min ; natrémie 140 mmol/l, kaliémie 4.5 mmol/l ; glycémie 1.33 g/l.
Quelles anomalies biologiques parmi les suivantes peuvent être associées à la crise aiguë de goutte ?

A ✓ leucocytes : 12 500/m³, 80 % polynucléaires neutrophiles
B ✓ protéine C réactive (CRP) : 105 mg/l
C ✓ uricémie : 60 mg/l
D ✓ clairance de la créatinine (MDRD) : 45 ml/min
E ○ natrémie 140 mmol/l, kaliémie 4.5 mmol/l

➥ **Réponse : A, B, C, D**

Commentaire : La goutte est un syndrome inflammatoire aigu, il peut y avoir une diminution de l'uricémie pendant la crise, et une insuffisance rénale en cas de crise de néphropathie goutteuse.

▸ QRM 5

Vous disposez des résultats validés d'un prélèvement sanguin réalisé le matin même à jeun : leucocytes : 12 500/mm³, 80 % polynucléaires neutrophiles ; protéine C réactive (CRP) : 105 mg/l ; uricémie : 60 mg/l ; clairance de la créatinine (MDRD) : 95 ml/min ; natrémie 140 mmol/l, kaliémie 4.5 mmol/l ; glycémie 1.33 g/l.
Quelles sont les mesures thérapeutiques que vous envisagez dans l'immédiat vis-à-vis de cette crise de goutte ?

A ● colchicine 4 mg/j, puis 3 mg/j, puis 2 mg/j pendant 2 à 3 semaines
B ✓ colchicine 1.5 mg/j le 1er jour, puis 1 mg/j pendant 2 à 3 semaines
C ✓ allopurinol 100 mg/j au long cours
D ● fébuxostat 80 mg/j au long cours
E ✓ repos articulaire et application de froid

➥ **Réponse : B, E**

Commentaire : La dose de colchicine initiale doit être de 1 à 2 mg/j, et ne doit être augmentée qu'en cas d'inefficacité, et en l'absence d'insuffisance rénale.

▸ QRM 6

Vous avez choisi de traiter cette crise de goutte avec de la colchicine à 1.5 mg/j le 1er jour, puis 1 mg/j pendant 3 semaines.
Quels sont les médicaments dont l'association avec la colchicine est contre-indiquée ?

A ✓ azithromycine
B ✓ clarithromycine
C ○ enalapril
D ○ hydrochlorothiazide
E ✓ pristinamycine

➥ **Réponse : A, B, E**

Commentaire : Risque de toxicité accrue de la colchicine lors de l'association avec macrolides.

▸ QRM 7

Vous avez choisi de traiter cette crise de goutte avec de la colchicine à 1.5 mg/j le 1er jour, puis 1 mg/j pendant 3 semaines.
Quelles sont les informations que vous donnez à M. Y. concernant la colchicine ?

A ● l'apparition d'une diarrhée est normale sous colchicine
B ✓ la survenue d'une diarrhée peut traduire un surdosage en colchicine
C ○ l'apparition de nausées ou de vomissements est normale sous colchicine
D ✓ la survenue de signes digestifs impose l'arrêt ou la réduction de dose de la colchicine
E ✓ l'apparition de signes digestifs impose de contrôler hémogramme et fonction rénale

➥ **Réponse : B, D, E**

Commentaire : La diarrhée est un effet indésirable très fréquent, qui peut se modifier avec les doses. Ce n'est ni normal, ni un surdosage.

▸ QRM 8

Un traitement avec de la colchicine à 1.5 mg/j le 1er jour, puis 1 mg/j pendant 3 semaines a permis d'obtenir la guérison de cette nouvelle crise de goutte (2 crises identiques au cours des mois précédents).
Vous disposez des résultats d'un nouveau prélèvement sanguin réalisé à jeun après la guérison de la crise : leucocytes : 7 500/mm³, 60 % polynucléaires neutrophiles ; protéine C réactive (CRP) : 5 mg/l ; uri-

↳ nouvelles recos = traitement hypouricémiant dès la 1ère crise de goutte.

cémie : 95 mg/l ; clairance de la créatinine (MDRD) : 100 ml/min ; natrémie 138 mmol/l, kaliémie 4.3 mmol/l ; glycémie 1.29 g/l (glycémie 1.33 g/l deux mois auparavant).
Quels sont les conseils que vous donnez et les mesures que vous envisagez chez M. Y. ?

A ✓ informations sur les mécanismes et les traitements de la goutte
B ✓ perte de poids
C ✓ arrêt de la consommation de bière
D ✓ substitution de l'hydrochlorothiazide par un inhibiteur calcique
E ✓ initiation d'un traitement hypouricémiant au long cours

➡ **Réponse : A, B, C, D, E**

Commentaire : Le traitement hypo-uricémiant est nécessaire en cas de crises récidivantes, pour obtenir une uricémie inférieure à 300 micromoles/l.

▸ QRM 9

Un traitement avec de la colchicine à 1.5 mg/j le 1er jour, puis 1 mg/j pendant 3 semaines a permis d'obtenir la guérison de cette nouvelle crise de goutte (2 crises identiques au cours de ces derniers mois). Vous avez prescrit des radiographies des avant-pieds de face.

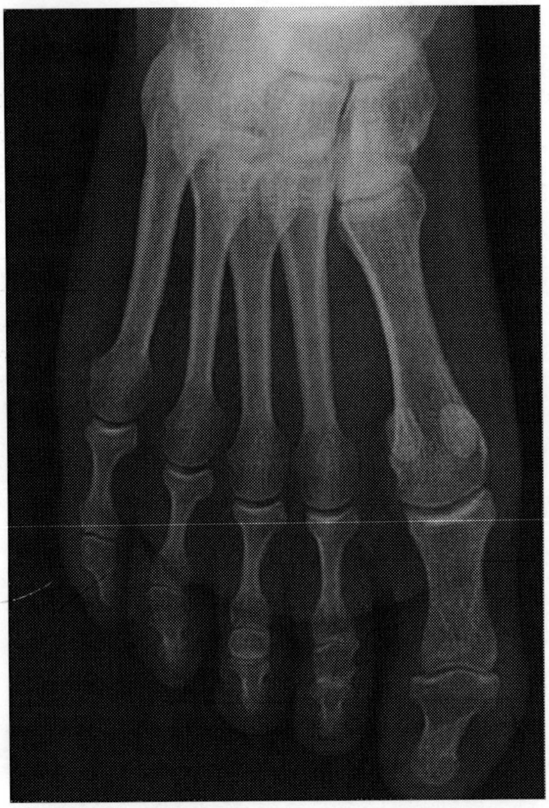

Comment interprétez-vous cette radiographie de l'avant-pied droit de face ?

A ○ séquelle de fracture de fatigue du 1er métatarsien
B ○ volumineuse érosion de la tête du 1er métatarsien
C ○ volumineuses encoches épiphysaires de la 1er métatarsophalangienne
D ○ volumineux tophus en regard de la tête du 1er métatarsien
E ✓ radiographie normale

➡ **Réponse : E**

Commentaire : La goutte peut donner des signes radiographiques au stade chronique, mais au stade aigu les radiographies sont normales, les cristaux sont radiotransparents, non calciques.

▸ QRM 10

Un traitement avec de la colchicine à 1.5 mg/j le 1er jour, puis 1 mg/j pendant 3 semaines a permis d'obtenir la guérison de cette nouvelle crise de goutte (2 crises identiques au cours des mois précédents).
Vous disposez des résultats d'un nouveau prélèvement sanguin réalisé à jeun après la guérison de la crise : leucocytes : 7 500/mm^3, 60% polynucléaires neutrophiles ; protéine C réactive (CRP) : 5 mg/l ; uricémie : 95 mg/l ; clairance de la créatinine (MDRD) : 100 ml/min ; natrémie 138 mmol/l, kaliémie 4.3 mmol/l ; glycémie 1.27 g/l (glycémie 1.33 g/l deux mois auparavant). Vous avez prescrit des radiographies des avant-pieds qui se sont révélées normales.
Quels sont les éléments qui vous incitent à initier un traitement hypo-uricémiant chez M. Y. ?

A ✓ crises de gouttes récidivantes
B ✓ importance de l'hyperuricémie (> 80 mg/l)
C ○ normalité des radiographies des avant-pieds
D ✓ existence de comorbidités (hypertension artérielle)
E ✓ existence de comorbidités (diabète sucré)

➡ **Réponse : A, B, D, E**

▸ QRM 11

Un traitement avec de la colchicine à 1.5 mg/j le 1er jour, puis 1 mg/j pendant 3 semaines a permis d'obtenir la guérison de cette nouvelle crise de goutte (2 crises identiques au cours des mois précédents).
Vous disposez des résultats d'un nouveau prélèvement sanguin réalisé à jeun après la guérison de la crise : leucocytes : 7 500/mm^3, 60 % polynucléaires neutrophiles ; protéine C réactive (CRP) : 5 mg/l ; uricémie : 95 mg/l ; clairance de la créatinine (MDRD) : 100 ml/min ; natrémie 138 mmol/l, kaliémie 4.3 mmol/l ; glycémie 1.27 g/l (glycémie 1.33 g/l deux mois auparavant). Vous avez prescrit des radiographies des avant-pieds qui se sont révélées normales.
Quelle sera la valeur cible de l'uricémie que vous vous fixerez sous traitement hypo-uricémiant ?

A ○ uricémie < 80 mg/l
B ○ uricémie < 70 mg/l

C ✓ uricémie < 60 mg/l

D ○ uricémie < 50 mg/l

E ○ uricémie < 40 mg/l

➡ Réponse : C

Commentaire : 60 mg/l ou 360 micromoles/l. L'uricémie cible dans la goutte traitée par hypo-uricémiant doit être de moins de 60 mg/l, un taux très bas, nécessaire pour que l'organisme élimine l'ensemble des dépôts d'acide urique tissulaires.
S'il existe des tophus, on recommandera même 300 micromoles/l (50 mg/l).

▸ QRM 12

Un traitement avec de la colchicine à 1.5 mg/j le 1er jour, puis 1 mg/j pendant 3 semaines a permis d'obtenir la guérison de cette nouvelle crise de goutte (2 crises identiques au cours des mois précédents).
Vous disposez des résultats d'un nouveau prélèvement sanguin réalisé à jeun après la guérison de la crise : leucocytes : 7 500/mm^3, 60 % polynucléaires neutrophiles ; protéine C réactive (CRP) : 5 mg/l ; uricémie : 95 mg/l ; clairance de la créatinine (MDRD) : 100 ml/min ; natrémie 138 mmol/l, kaliémie 4.3 mmol/l ; glycémie 1.27 g/l (glycémie 1.33 g/l deux mois auparavant).
Vous avez prescrit des radiographies des avant-pieds qui se sont révélées normales.
Quel traitement hypo-uricémiant allez-vous initier en première intention chez M. Y. et à quelle posologie ?

A ✓ allopurinol 100 mg/j

B ○ allopurinol 200 mg/j

C ○ allopurinol 300 mg/j

D ○ fébuxostat 80 mg/j

E ○ fébuxostat 120 mg/j

➡ Réponse : A

Commentaire : On débute à faible dose, et on augmentera progressivement, en fonction de l'uricémie et des éventuels effets indésirables.

▸ QRM 13

Vous avez initié un traitement hypo-uricémiant par allopurinol, à la posologie de 100 mg/j.
Quels sont les traitements prophylactiques des crises qui sont recommandés en association à ce traitement hypo-uricémiant et pendant combien de temps ?

A ○ colchicine 0.5-1 mg/j pendant 1 mois

B ○ colchicine 2 mg/j pendant 3 mois

C ✓ colchicine 0.5-1 mg/j pendant 6 mois

D ✓ AINS à faible dose pendant 6 mois si contre-indication à la colchicine

E ○ corticothérapie à faible dose pendant 6 mois si contre-indication à la colchicine

➡ Réponse : C, D

Commentaire : Ce sont les recommandations européennes (EULAR) de prise en charge de la goutte.

▸ QRM 14

Vous avez initié un traitement hypo-uricémiant par allopurinol, à la posologie de 100 mg/j, en association à de la colchicine à la posologie de 0.5 mg/j.

Vous revoyez M. Y. en consultation 1 mois plus tard. Il n'a pas présenté de nouvelle crise de goutte.
Les résultats du prélèvement sanguin réalisé la veille sont les suivants : leucocytes : 6 200/mm^3, 70% polynucléaires neutrophiles ; protéine C réactive (CRP) : 4 mg/l ; uricémie : 75 mg/l ; clairance de la créatinine (MDRD) : 95 ml/min ; natrémie 139 mmol/l, kaliémie 4.2 mmol/l. Quelle est votre attitude thérapeutique ?

A ○ poursuite de l'allopurinol à 100 mg/j

B ✓ augmentation de l'allopurinol à 200 mg/j

C ○ augmentation de l'allopurinol à 300 mg/j

D ✓ poursuite de la colchicine à 0.5 mg/j

E ○ augmentation de la colchicine à 1 mg/j

➡ Réponse : B, D

Commentaire : On doit poursuivre la colchicine pendant 6 mois après le début du traitement hypo-uricémiant.

▸ QRM 15

Vous avez augmenté la posologie de l'allopurinol à 200 mg/j, toujours en association à de la colchicine à la posologie de 0.5 mg/j.
Vous revoyez M. Y. en consultation 1 mois plus tard. Il n'a pas présenté de nouvelle crise de goutte.
Les résultats du prélèvement sanguin réalisé la veille sont les suivants : leucocytes : 5 700/mm^3, 65 % polynucléaires neutrophiles ; protéine C réactive (CRP) : 5 mg/l ; uricémie : 50 mg/l ; clairance de la créatinine (MDRD) : 90 ml/min ; natrémie 140 mmol/l, kaliémie 4.4 mmol/l. Quelle est votre attitude thérapeutique ?

A ✓ poursuite de l'allopurinol à 200 mg/j

B ○ augmentation de l'allopurinol à 300 mg/j

C ○ remplacement de l'allopurinol par du fébuxostat à 80 mg/j

D ○ arrêt de la colchicine

E ✓ poursuite de la colchicine à 0.5 mg/j pendant 3 à 4 mois

➡ Réponse : A, E

Évaluation			Votre entraînement		
Questions	Réponses	Points	1er Tour	2e Tour	3e Tour
Q - 1	C - D	20			
Q - 2	D	20			
Q - 3	A - D - E	20			
Q - 4	A - B - C - D	20			
Q - 5	B - E	20			
Q - 6	A - B - E	20			
Q - 7	B - D - E	20			
Q - 8	A - B - C - D - E	20			
Q - 9	E	20			
Q - 10	A - B - D - E	20			
Q - 11	C	20			
Q - 12	A	20			
Q - 13	C - D	20			
Q - 14	B - D	20			
Q - 15	A - E	20			
Total : 300					

▸ ITEMS CONCERNÉS

UE7 - N° 194. Arthropathie microcristalline

UE7 - N° 196. Douleur et épanchement articulaire. Arthrite d'évolution récente

UE10 - N° 326. Prescription et surveillance des classes de médicaments les plus courantes chez l'adulte et chez l'enfant

POINTS CLÉS :

- **RECO EULAR 2014 : Prise en charge de la goutte et utilisation de la colchicine.**
- **RECO # 5. Le traitement des crises doit être débuté le plus tôt possible dès les premiers signes et les prémices reconnus par le patient.** L'éducation pour l'automédication des crises est recommandée. Le choix du traitement dépend des contre-indications, de l'expérience antérieure des patients, du délai de prescription par rapport au début de la crise, et du nombre et du site de l'articulation touchée.
- **RECO # 6. Les traitements recommandés en première intention sont :**
  - colchicine (si crise durant moins de 12 heures) avec une dose de charge de 1 mg suivie une heure plus tard de 0.5 mg pour le premier jour ; puis continuer entre 1 et 1,5 mg/j,
  - ou AINS (associée à un IPP si besoin),
  - ou corticothérapie orale (30-35 mg/j d'équivalent de prednisone) pendant 3 à 5 jours.

DP 2 Une femme de 72 ans avec un gros genou douloureux

ÉNONCÉ :

Une femme de 72 ans est hospitalisée en cardiologie pour un bilan d'hypertension artérielle et rééquilibre de son traitement. Il existe un tabagisme actif à 30 paquets-année. Elle a eu une coronarographie. L'interne vous appelle pour une douleur intense du genou droit apparue depuis ce matin. Ce dernier est rapidement devenu douloureux en quelques heures, puis rouge, chaud, et gonflé ; il existe une impotence fonctionnelle totale ; l'EVA (échelle visuelle analogique de la douleur) est à 9/10.

Un traitement par paracétamol 1 g x 4/jour a été débuté, mais n'est que partiellement efficace.

A l'examen vous retrouvez :

- Genou droit : chaud, rouge, très douloureux, mobilisation impossible à cause des douleurs, choc rotulien ;
- Pas d'autre atteinte articulaire
- Examen neurologique normal
- Fébricule : 38,5°C ; poids = 50 kgs ; taille = 158 cm

Examens biologiques :

GB = 16 000/mm^3 ; CRP = 177 mg/l ; VS = 100mm à la 1re heure ; sodium 140 mmol/l ; potassium 4 mmol/l ; urée 24 mmol/l ; créatinine 120 µmol/l.

QRM 1

Quelles sont les hypothèses diagnostiques que l'on peut évoquer devant ce tableau clinique ?

A ❑ gonarthrose
B ❑ tendinite de la patte d'oie
C ❑ arthrite microcristalline
D ❑ algodystrophie
E ❑ arthrite septique

QRM 2

Quel(s) examens(s) est (sont) à réaliser en première intention ?

A ❑ IRM du genou
B ❑ ponction articulaire du genou
C ❑ radiographie du genou
D ❑ arthro-scanner du genou
E ❑ scintigraphie osseuse

QRM 3

Vous réalisez une ponction articulaire du genou gauche.
Le liquide est constitué de 4 000 leucocytes/mm^3 dont 85 % de polynucléaires neutrophiles. Pas de germe au direct. L'examen anatomopathologique retrouve des cristaux courts, peu réfringents en lumière polarisée.

Quel diagnostic retenez-vous ?

A ❑ arthrite septique
B ❑ arthrose
C ❑ chondrocalcinose
D ❑ goutte
E ❑ arthrite rhumatoïde

QRM 4 :

Des radiographies du genou sont réalisées. Interprétez-les.

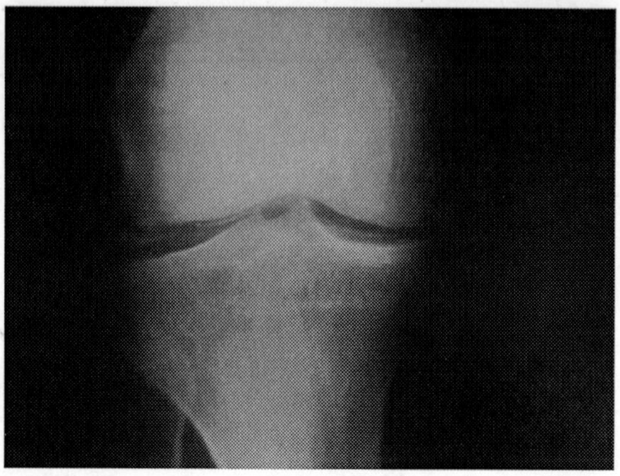

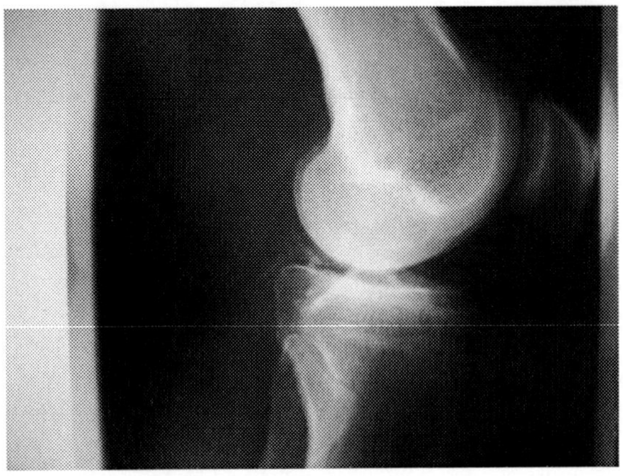

A ❑ liseré calcique
B ❑ pincement fémoro-tibial interne
C ❑ pincement fémoro-tibial externe
D ❑ ostéophytes tibiaux
E ❑ ostéochondrite

▸ QRM 5

Quel(s) traitement(s) pouvez-vous envisager pour cette patiente ?

A ❑ anti-inflammatoire non stéroïdien
B ❑ corticoïdes oraux 1 mg/kg/j
C ❑ infiltration articulaire
D ❑ méthotrexate
E ❑ allopurinol

▸ QRM 6

Quels examens biologiques de première intention réalisez-vous devant cette chondrocalcinose ?

A ❑ phosphorémie
B ❑ 25-OH vitamine D
C ❑ coefficient de saturation de la sidérophiline
D ❑ calcémie
E ❑ électrophorèse des protéines sériques

▸ QRM 7

Les résultats du bilan biologique sont les suivants :
Calcémie : 2,9 mmol/L, phosphorémie 0,65 mmol/l
Albumine : 38 g/L
En complément, d'autres examens sont demandés :
PTH 1,84 : 60 pg/mL (Normales : 10-55 pg/mL)
25-hydroxy Vitamine D : 45 ng/mL (Normales : 30-75 ng/mL)
Quelle est votre principale hypothèse diagnostique ?

A ❑ intoxication à la vitamine D
B ❑ sarcoïdose
C ❑ métastase osseuse
D ❑ hyperparathyroïdie primitive
E ❑ maladie de Paget

▸ QRM 8

Quelle est votre attitude thérapeutique concernant l'hypercalcémie ?

A ❑ diurétiques thiazidiques à forte dose
B ❑ arrêt des traitements hypercalcémiants
C ❑ hyperhydratation
D ❑ épuration extra-rénale
E ❑ furosémide 40 mg/j

▸ QRM 9

Quels sont les examens qui pourraient vous permettre d'identifier la cause de l'hyperparathyroïdie primitive ?

A ❑ scintigraphie au Thallium
B ❑ échographie cervicale
C ❑ radiographie pulmonaire
D ❑ scintigraphie au MIBI
E ❑ scintigraphie au MIBG

▸ QRM 10

Vous réalisez une scintigraphie au MIBI présentée ci-dessous :

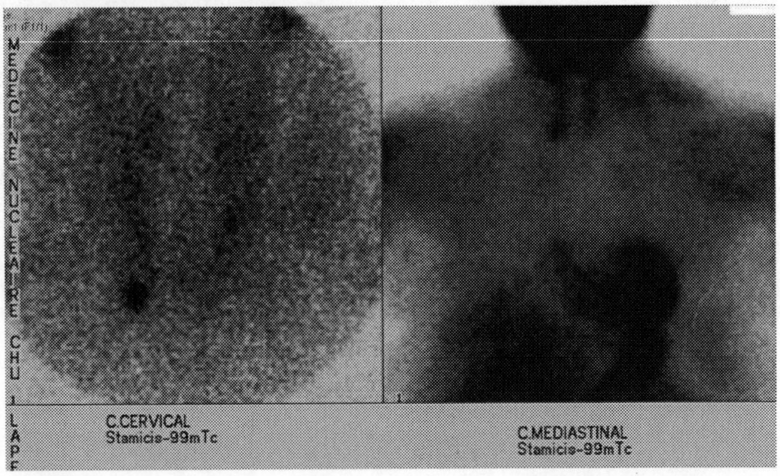

Quel est votre diagnostic quant à l'étiologie de l'hyperparathyroïdie primitive ?

A ❑ hyperplasie des glandes parathyroïdes
B ❑ cancer de la thyroïde
C ❑ adénome parathyroïdien
D ❑ nodule thyroïdien
E ❑ thyroïdite

▸ QRM 11

Quelques semaines plus tard, après un trajet en voiture, la patiente présente une douleur intense en fosse lombaire droite, sans position antalgique.
La température est à 37.1°C.
La bandelette urinaire retrouve une hématurie sans leucocyturie ni nitrites.
Quelle est votre hypothèse diagnostique ?

A ❑ appendicite
B ❑ salpingite
C ❑ colique néphrétique
D ❑ diverticulite sigmoïdienne
E ❑ pyélonéphrite

▸ QRM 12

L'échographie rénale retrouve la lithiase rénale ainsi qu'une néphrocalcinose. L'évolution est rapidement favorable sous traitement symptomatique.
Quel traitement devez-vous proposer à la patiente pour l'hyperparathyroïdie primaire ?

A ❑ surveillance simple
B ❑ traitement chirurgical
C ❑ radiothérapie
D ❑ irathérapie
E ❑ analogue de la PTH

▸ QRM 13

Avant le traitement chirurgical, vous réalisez une ostéodensitométrie pour évaluer le retentissement osseux. Voici l'examen :

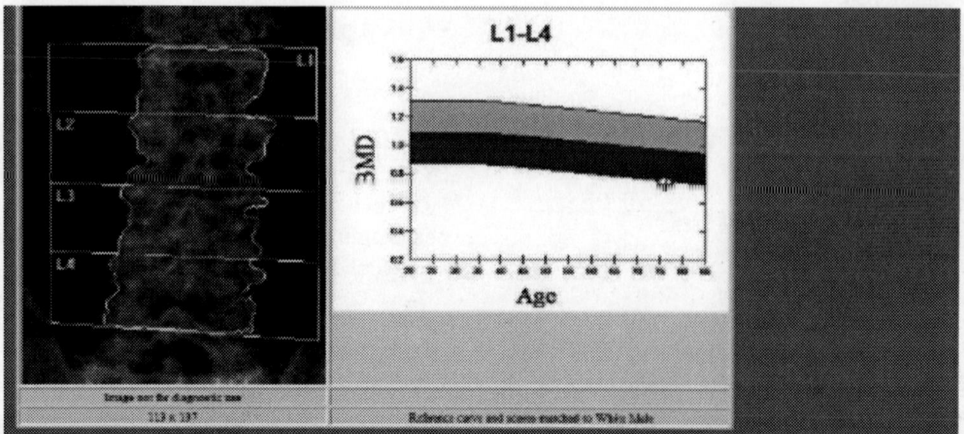

Results Summary:

Region	Area [cm²]	BMC [(g)]	BMD [g/cm²]	T-Score	PR (Peak Reference)	Z-Score	AM (Age Matched)
L1	15.39	11.24	0.730	-2.5	72	-1.6	81
L2	18.00	14.25	0.792	-2.7	72	-1.7	81
L3	17.60	14.03	0.797	-2.8	72	-1.7	81
L4	20.23	12.88	0.636	-4.6	56	-3.5	62
Total	71.22	52.39	0.736	-3.2	67	-2.2	75

Total BMD CV 1.0%, ACF = 1.030, BCF = 1.005

Que pouvez-vous en conclure ?

A ❑ ostéogénèse imparfaite
B ❑ ostéopétrose
C ❑ ostéopénie
D ❑ ostéoporose
E ❑ hyperostose

▸ QRM14

Quelles mesures thérapeutiques pouvez-vous lui proposer concernant l'ostéoporose en sachant qu'elle a présenté une fracture du poignet il y a un an ?

A ❑ supplémentation calcique
B ❑ bisphosphonates
C ❑ traitement de l'hyperparathyroïdie
D ❑ corticothérapie
E ❑ arrêt du tabac

RÉPONSES

✓ Vrai ✔ Indispensable
○ Faux ● Inadmissible

▸ QRM 1

Quelles sont les hypothèses diagnostiques que l'on peut évoquer devant ce tableau clinique ?

A ○ gonarthrose
B ○ tendinite de la patte d'oie
C ✓ arthrite microcristalline
D ○ algodystrophie
E ✔ arthrite septique

➠ Réponse : C, E

Commentaire :

COFER, UMVF 2010-2011 :

« Enquête étiologique d'une arthrite récente :

- la priorité est d'éliminer une arthrite d'origine infectieuse qui est une urgence diagnostique
- le rhumatisme microcristallin doit être éliminé car il existe un traitement spécifique
- une affection rhumatismale inflammatoire sévère doit être recherchée pour deux raisons :
  - Une polyarthrite rhumatoïde justifie un diagnostic et une prise en charge rapide pour éviter l'apparition de destructions ostéoarticulaires
  - Une affection inflammatoire systémique justifie un diagnostic étiologique rapide pour éviter l'apparition de complications viscérales »

http://umvf.univ-nantes.fr/rhumatologie/enseignement/rhumato38/site/html/cours.pdf

▸ QRM 2

Quel(s) examens(s) est (sont) à réaliser en première intention ?

A ○ IRM du genou
B ✔ ponction articulaire du genou
C ✓ radiographie du genou
D ○ arthro-scanner du genou
E ○ scintigraphie osseuse

➠ Réponses : B, C

Commentaire :

COFER, UMVF 2010-2011 :

« La ponction à l'aiguille est en pratique le meilleur moyen, simple et rapide, pour confirmer un épanchement et l'analyser ».

http://umvf.univ-nantes.fr/rhumatologie/enseignement/rhumato38/site/html/cours.pdf

▸ QRM 3

Vous réalisez une ponction articulaire du genou gauche.
Le liquide est constitué de 4 000 leucocytes/mm^3 dont 85 % de polynucléaires neutrophiles. Pas de germe au direct. L'examen anatomopathologique retrouve des cristaux courts, peu réfringents en lumière polarisée. Quel diagnostic retenez-vous ?

A ○ arthrite septique
B ● arthrose
C ✔ chondrocalcinose
D ● goutte
E ○ arthrite rhumatoïde

➠ Réponse : C

Commentaire :

COFER, UMVF 2010-2011 :

« L'épanchement inflammatoire est initialement clair. Il est fluide et surtout riche en cellules (souvent plus de 2 000 GB/ml avec plus de 50 % de polynucléaires neutrophiles). Différentes étiologies sont possibles :

- une arthrite septique : si le liquide est citrin, c'est que l'infection est débutante car dans les formes constituées, le liquide est puriforme. Ce type d'arthrite bactérienne est généralement caractérisé par un liquide très riche en polynucléaires (90 % et plus). Le diagnostic repose sur l'identification du germe par examen direct ou culture.
- une arthrite microcristalline : elle peut se traduire par un liquide riche en polynucléaires avec parfois des épanchements puriformes dans les formes aiguës de goutte ou de chondrocalci-

nose. Le diagnostic repose sur l'identification et la caractérisation des cristaux, ainsi que sur les arguments cliniques et d'imagerie ».

▸ QRM 4 :

Des radiographies du genou sont réalisées. Interprétez-les.

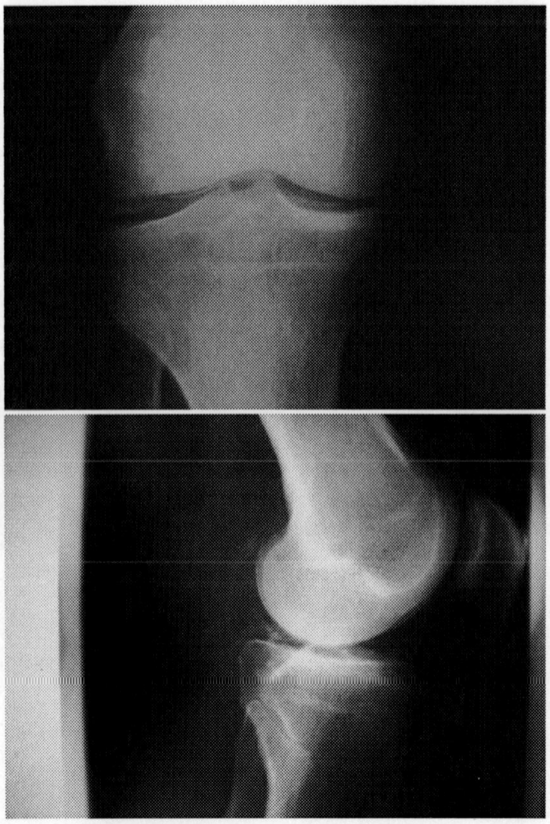

A ✓ liseré calcique
B ○ pincement fémoro-tibial interne
C ○ pincement fémoro-tibial externe
D ○ ostéophytes tibiaux
E ○ ostéochondrite

➥ Réponses : A

Commentaire :

COFER, UMVF 2010-2011 :

« Le diagnostic (de chondrocalcinose) repose sur : (...)

- la démonstration des calcifications caractéristiques par la radiographie ».

http://umvf.univ-nantes.fr/rhumatologie/enseignement/rhumato31/site/html/cours.pdf

▸ QRM 5

Quel(s) traitement(s) pouvez-vous envisager pour cette patiente ?

A ✓ anti-inflammatoire non stéroïdien
B ● corticoïdes oraux 1 mg/kg/j
C ✓ infiltration articulaire
D ● méthotrexate
E ○ allopurinol

➥ Réponses : A, C

Commentaire :

COFER, UMVF 2010-2011 :

« L'accès microcristallin est traité par :

- la mise au repos de l'articulation (orthèse au poignet, repos pour le membre inférieur) ;
- le glaçage de la zone articulaire ou périarticulaire qui raccourcit la durée de l'accès ;
- la prescription de colchicine ou d'un AINS, à dose adaptée au terrain (âge, antécédents cardiovasculaires, digestifs et rénaux).

Les AINS constituent le traitement de première intention des accès aigus de chondrocalcinose. »

« L'injection intra-articulaire d'un cortisonique est très efficace mais ne doit être faite qu'après avoir éliminé une infection ».

http://umvf.univ-nantes.fr/rhumatologie/enseignement/rhumato31/site/html/cours.pdf

Ici, les AINS sont peu indiqués du fait de l'insuffisance rénale.

▸ QRM 6

Quels examens biologiques de première intention réalisez-vous devant cette chondrocalcinose ?

A ✓ phosphorémie
B ○ 25-OH vitamine D
C ✓ coefficient de saturation de la sidérophiline
D ✓ calcémie
E ○ électrophorèse des protéines sériques

➥ Réponse : A, C, D

Commentaire :

COFER, UMVF 2010-2011 :

« La chondrocalcinose est habituellement primitive.

Deux formes secondaires sont à rechercher :

- une hémochromatose, (...) à reconnaître par le coefficient de saturation de la sidérophiline supérieur à 45 % ;
- une hyperparathyroïdie primitive asymptomatique (20 % des cas), par un dosage de la calcémie, à confirmer par le dosage couplé calcémie-PTH totale.

Plus rarement, la chondrocalcinose accompagne une hypomagnésémie (syndrome de Gitelman), une hypophosphatasie ».

http://umvf.univ-nantes.fr/rhumatologie/enseignement/rhumato31/site/html/cours.pdf

▸ QRM 7

Les résultats du bilan biologique sont les suivants :
Calcémie : 2,9 mmol/L, phosphorémie 0,65 mmol/l
Albumine : 38 g/L

En complément, d'autres examens sont demandés :
PTH 1,84 : 60 pg/mL (Normales : 10-55 pg/mL)
25-hydroxy Vitamine D : 45 ng/mL (Normales : 30-75 ng/mL)
Quelle est votre principale hypothèse diagnostique ?

A ○ intoxication à la vitamine D
B ○ sarcoïdose
C ○ métastase osseuse
D ✓ hyperparathyroïdie primitive
E ○ maladie de Paget

➠ Réponse : D

Commentaire :

COFER, UMVF 2010-2011 :

« L'association d'une hypercalcémie et d'un taux sérique de parathormone élevé (ou même normal alors qu'il devrait être abaissé) assure le diagnostic d'hyperparathyroïdie primaire ».

http://umvf.univ-nantes.fr/rhumatologie/enseignement/rhumato31/site/html/cours.pdf

▸ QRM 8

Quelle est votre attitude thérapeutique concernant l'hypercalcémie ?

A ○ diurétiques thiazidiques à forte dose
B ✓ arrêt des traitements hypercalcémiants
C ✓ hyperhydratation
D ○ épuration extra-rénale
E ✓ furosémide 40 mg/j

➠ Réponses : B, C, E

Commentaire :

COFER, UMVF 2010-2011 :

Devant une hypercalcémie, le traitement repose sur :

- « arrêt des traitements potentialisateurs : digitaliques ; alcalins ; calcium et vitamine D ; diurétiques et hypokaliémiants ;
- perfusion intraveineuse pour équilibration hydroélectrolytique (sérum salé isotonique (NaCl 9 %) ;
- l'utilisation concomitante de furosémide à la dose de 40 à 60 mg par jour est possible en cas d'insuffisance rénale fonctionnelle ou d'insuffisance cardiaque associée ; elle s'effectue après réhydratation ;
- blocage de la résorption osseuse par : première administration intraveineuse immédiate d'un bisphosphonate. La dose est adaptée à la fonction rénale et à la calcémie ».

http://umvf.univ-nantes.fr/rhumatologie/enseignement/rhumato39/site/html/cours.pdf

▸ QRM 9

Quels sont les examens qui pourraient vous permettre d'identifier la cause de l'hyperparathyroïdie primitive ?

A ○ scintigraphie au Thallium
B ✓ échographie cervicale
C ○ radiographie pulmonaire
D ✓ scintigraphie au MIBI
E ○ scintigraphie au MIBG

➠ Réponses : B, D

Commentaire :

COFER, UMVF 2010-2011 :

« Les examens localisant l'adénome ou identifiant l'hyperplasie sont utiles pour guider le choix de la technique chirurgicale (...) Deux examens concordants, habituellement l'échographie et la scintigraphie au MIBI, sont recommandés ».

http://umvf.univ-nantes.fr/rhumatologie/enseignement/rhumato39/site/html/cours.pdf

▸ QRM 10

Vous réalisez une scintigraphie au MIBI présentée ci-dessous :

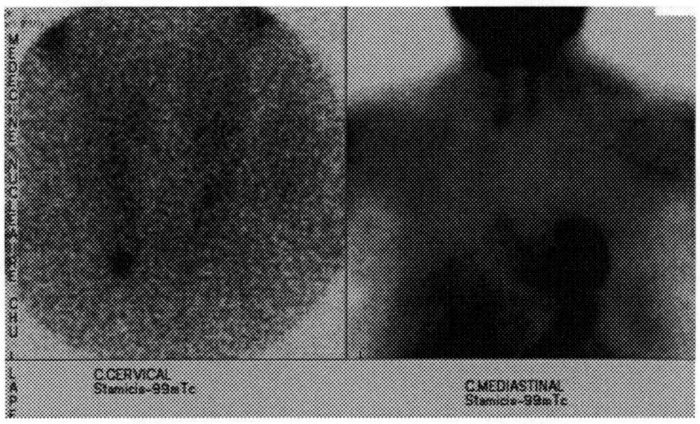

Quel est votre diagnostic quant à l'étiologie de l'hyperparathyroïdie primitive ?

A ○ hyperplasie des glandes parathyroïdes
B ○ cancer de la thyroïde
C ✓ adénome parathyroïdien
D ○ nodule thyroïdien
E ○ thyroïdite

➠ Réponse : C

▸ QRM 11

Quelques semaines plus tard, après un trajet en voiture, la patiente présente une douleur intense en fosse lombaire droite, sans position antalgique.
La température est à 37.1°C.
La bandelette urinaire retrouve une hématurie sans leucocyturie ni nitrites.
Quelle est votre hypothèse diagnostique ?

A ○ appendicite
B ○ salpingite
C ✓ colique néphrétique
D ○ diverticulite sigmoïdienne
E ○ pyélonéphrite

➥ Réponse : C

▸ QRM 12

L'échographie rénale retrouve la lithiase rénale ainsi qu'une néphrocalcinose. L'évolution est rapidement favorable sous traitement symptomatique.
Quel traitement devez-vous proposer à la patiente pour l'hyperparathyroïdie primaire ?

A ○ surveillance simple
B ✓ traitement chirurgical
C ○ radiothérapie
D ○ irathérapie
E ● analogue de la PTH

➥ Réponse : B

Commentaire :

COFER, UMVF 2010-2011 :

« Tout patient présentant des complications cliniques de l'hyperparathyroïdie primitive (lithiase rénale, fractures de fragilité, syndrome neuromusculaire) devrait être opéré. Dans la situation d'une hyperparathyroïdie asymptomatique, les recommandations internationales considèrent les paramètres suivants comme justifiant également la chirurgie : calcémie à plus de 0,25 mmol/l au-dessus de la limite supérieure des valeurs normales ; calciurie supérieure à 10 mmol par 24 heures ; clairance de la créatinine réduite de 30 % ; T-score de densité minérale osseuse inférieur à – 2,5, quel que soit le site mesuré ; âge inférieur à 50 ans ; impossibilité d'une surveillance régulière ».

http://umvf.univ-nantes.fr/rhumatologie/enseignement/rhumato39/site/html/cours.pdf

▸ QRM 13

Avant le traitement chirurgical, vous réalisez une ostéodensitométrie pour évaluer le retentissement osseux. Voici l'examen :

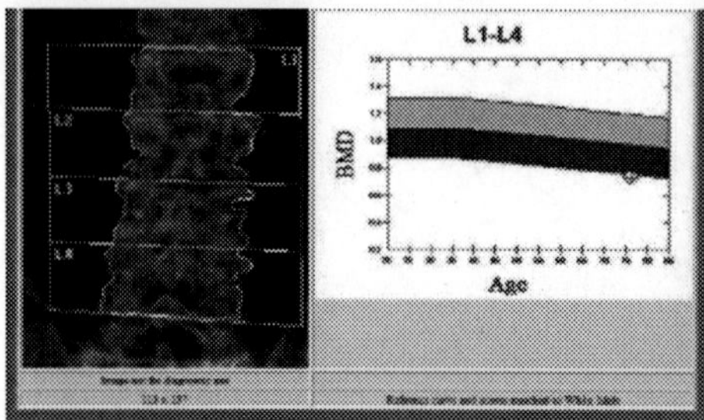

Region	Area [cm²]	BMC [(g)]	BMD [g/cm²]	T-Score	PR (Peak Reference)	Z-Score	AM (Age Matched)
L1	15.39	11.24	0.730	-2.5	72	-1.6	81
L2	18.00	14.25	0.792	-2.7	72	-1.7	81
L3	17.60	14.03	0.797	-2.8	72	-1.7	81
L4	20.23	12.88	0.636	-4.6	56	-3.5	62
Total	71.22	52.39	0.736	-3.2	67	-2.2	75

Que pouvez-vous en conclure ?

A ○ ostéogénèse imparfaite
B ○ ostéopétrose
C ○ ostéopénie
D ✓ ostéoporose
E ○ hyperostose

➥ Réponse : D

Commentaire :

HAS 2006, Prévention, diagnostic et traitement de l'ostéoporose :

« Ostéoporose : DMO inférieure à la « moyenne de référence chez l'adulte jeune moins 2,5 écart-type » (T score ≤ -2,5) »

http://www.has-sante.fr/portail/upload/docs/application/pdf/osteoporose_synthese.pdf

▸ QRM14

Quelles mesures thérapeutiques pouvez-vous lui proposer concernant l'ostéoporose en sachant qu'elle a présenté une fracture du poignet il y a un an ?

A ○ supplémentation calcique
B ✓ bisphosphonates
C ✓ traitement de l'hyperparathyroïdie
D ● corticothérapie
E ✓ arrêt du tabac

➥ Réponses : B, C, E

Commentaire :

COFER, UMVF 2010-2011 :

« Quel que soit l'âge du patient et quel que soit l'objectif poursuivi (prévention de l'ostéoporose ou traitement d'une ostéoporose avérée), les mesures hygiénodiététiques suivantes doivent toujours être mises en oeuvre : (...) conseiller la suppression du tabac ».

Actualisation 2012 du traitement médicamenteux de l'ostéoporose :

Fractures liées à l'ostéoporose non sévère (poignet et autres sites) : T-score inférieur ou égal à - 3 : un traitement est recommandé (grade A)

http://www.grio.org/documents/rcd-9-1352803804.pdf

Ici, la supplémentation calcique n'était pas justifiée compte tenu de l'hypercalcémie.

Évaluation			Votre entraînement		
Questions	Réponses	Points	1er Tour	2e Tour	3e Tour
Q-1	C-E	21,42			
Q-2	B-C	21,42			
Q-3	C	21,42			
Q-4	A	21,42			
Q-5	A-C	21,42			
Q-6	A-C-D	21,42			
Q-7	D	21,42			
Q-8	B-C-E	21,42			
Q-9	B-D	21,42			
Q-10	C	21,42			
Q-11	C	21,42			
Q-12	B	21,42			
Q-13	D	21,42			
Q-14	B-C-E	21,42			
Total : 300					

▸ ITEMS CONCERNÉS

UE5 - N° 124. Ostéopathies fragilisantes
UE7 - N° 194. Arthropathie microcristalline
UE7 - N° 196. Douleur et épanchement articulaire. Arthrite d'évolution récente
UE8 - N° 266. Hypercalcémie

POINTS CLÉS : RECO DE BON USAGE AINS-ANSM 2013

- Comme tous les médicaments, les AINS exposent à des effets indésirables pouvant être graves, en particulier gastro-intestinaux, cardio-vasculaires et rénaux.
- Le choix d'un AINS repose sur la prise en considération :
  - des facteurs de risque individuels du patient,
  - du profil de sécurité d'emploi propre à chaque AINS,
  - des préférences personnelles du patient.
- Il est recommandé de :
  - utiliser les AINS à la dose minimale efficace, pendant la durée la plus courte possible ;
  - en cas de douleur chronique, réévaluer régulièrement la nécessité et l'efficacité du traitement par AINS, qui n'est que symptomatique ;
  - ne pas associer deux AINS.
- Tous les AINS sont contre-indiqués en particulier en cas de :
  - ulcère gastro-duodénal évolutif,
  - antécédents d'ulcère peptique ou d'hémorragie récurrente (au moins 2 épisodes objectivés),
  - insuffisance hépatocellulaire sévère,
  - antécédents de saignement ou de perforation digestifs survenus sous AINS,

- insuffisance cardiaque sévère,
- insuffisance rénale sévère,
- grossesse (voir ci-dessous).

• Certains AINS ont par ailleurs des contre-indications spécifiques en raison de leur profil de risque particulier :

Les coxibs et le diclofénac sont contre-indiqués en cas de :

- cardiopathie ischémique avérée,
- artériopathie périphérique,
- antécédent d'accident vasculaire cérébral (dont accident ischémique transitoire).

L'étoricoxib est également contre-indiqué en cas d'hypertension artérielle non contrôlée.

• Femme enceinte

- Tous les AINS sont contre-indiqués dès le début du 6e mois de grossesse (24 semaines d'aménorrhée).
- Les coxibs (célécoxib, étoricoxib, parécoxib) sont contre-indiqués pendant TOUTE la grossesse.

• Sujet âgé

- Il est recommandé de prendre en compte le risque accru d'effets indésirables graves du fait des comorbidités fréquentes, de la polymédication qui expose à des risques d'interactions médicamenteuses et d'un terrain fragilisé.

DP 3 Lombosciatique chez un chauffeur-livreur

ÉNONCÉ :

Un homme de 45 ans chauffeur-livreur consulte pour des douleurs lombaires apparues il y a 48 heures, alors qu'il déchargeait sa camionnette. Le lendemain est apparue subitement une douleur dans le membre inférieur droit alors qu'il soulevait un colis, et il n'a pas pu finir sa tournée tant la douleur était forte. Aujourd'hui, il ne peut pas aller travailler « il faut faire quelque chose docteur parce que j'en peux plus ». Il lui était arrivé d'avoir mal au dos de temps en temps et il était resté « bloqué » pendant 48 h l'année dernière.

Antécédents : Tabac 1 paquet/j.

QRM 1

Parmi les signes cliniques suivants, lesquels seraient en faveur d'une hernie discale ?

A ❑ sexe masculin
B ❑ survenue brutale
C ❑ une douleur diurne et nocturne mal soulagée par le repos
D ❑ un trajet de la douleur correspondant à la racine L5
E ❑ l'augmentation de la douleur lors des efforts de toux

QRM 2

Parmi les signes cliniques suivants, lesquels orienteraient vers une atteinte de la racine L5 ?

A ❑ un trajet douloureux à la face postérieure de la cuisse et du mollet en direction du tendon d'Achille
B ❑ l'augmentation de la douleur à la manœuvre de Lasègue
C ❑ l'abolition du réflexe achilléen
D ❑ une hypoesthésie du dos du pied
E ❑ un déficit moteur du releveur du gros orteil

QRM 3

Lors de votre examen clinique, vous réalisez la manœuvre de Lasègue.

A ❑ elle se réalise en demandant au patient de soulever le membre inférieur, celui-ci étant en extension
B ❑ elle se réalise en faisant une flexion passive de la cuisse sur le bassin, genou fléchi
C ❑ elle se réalise en faisant une flexion passive de la cuisse sur le bassin, genou en extension
D ❑ elle est dite positive si elle déclenche la douleur lombaire du patient du même côté que le membre testé
E ❑ elle est dite positive si elle déclenche la douleur radiculaire du patient du même côté que le membre testé

QRM 4

Le patient n'a pas mal s'il est bien calé sur son canapé, mais tout mouvement est douloureux. Il vous dit qu'il dormi après avoir trouvé une bonne position mais été réveillé à chaque changement de position. L'examen clinique retrouve une attitude antalgique en antéflexion du tronc, la manœuvre de Lasègue est positive à 30°, il n'a pas de déficit sensitif ou moteur. Le ou lesquels des examens paracliniques suivants vous paraît approprié ?

A ❑ aucun
B ❑ radiographie du rachis lombaire
C ❑ radiographie du bassin
D ❑ tomodensitométrie lombaire
E ❑ IRM lombaire

QRM 5

Laquelle ou lesquelles des prescriptions suivantes proposez-vous au terme de cette consultation ?

A ❑ repos au lit strict une semaine
B ❑ traitement par ketoprofène 100 mg deux fois par jour une semaine
C ❑ traitement par paracétamol 3 grammes par jour et tramadol 200 mg par jour
D ❑ infiltration corticoïde épidurale
E ❑ avis neurochirurgical

QRM 6

Laquelle ou lesquelles des propositions suivantes s'appliquent aux infiltrations cortisoniques du rachis ?

A ❑ on peut réaliser des infiltrations inter-articulaires postérieures
B ❑ on peut réaliser des infiltrations épidurales
C ❑ le diabète est une contre-indication absolue

D ❑ une spondylodiscite est une contre-indication absolue

E ❑ une paraplégie est une complication très rare mais possible des infiltrations péri-radiculaires

▸ QRM 7

Le patient vous consulte une semaine plus tard. Sa douleur a diminué sous kétoprofène 200 mg/j, paracétamol 3 g/j et tramadol 200 mg/j qu'il tolère bien, mais il l'évalue encore à 50/100, et doit fréquemment se reposer dans un fauteuil. Sa femme ne travaille pas, elle est inquiète de le voir comme ça. L'examen clinique est inchangé. Laquelle ou lesquelles des attitudes suivantes vous paraissent appropriées ?

A ❑ rassurer sur le fait qu'il s'agit très probablement d'une sciatique par hernie discale, qui guérit le plus souvent en quelques semaines

B ❑ faire une IRM lombaire car l'absence de réponse au traitement après une semaine est de mauvais pronostic

C ❑ dire qu'il s'agit probablement d'une hernie discale et que par conséquent il faut réaliser rapidement un scanner lombaire

D ❑ dire qu'il s'agit probablement d'une hernie discale et que par conséquent il faut envisager rapidement une intervention chirurgicale

E ❑ faire hospitaliser le patient

▸ QRM 8

En fait, après votre visite, le patient est allé aux Urgences où une tomodensitométrie lombaire a été réalisée. Les coupes axiales passent par le segment L4-L5.

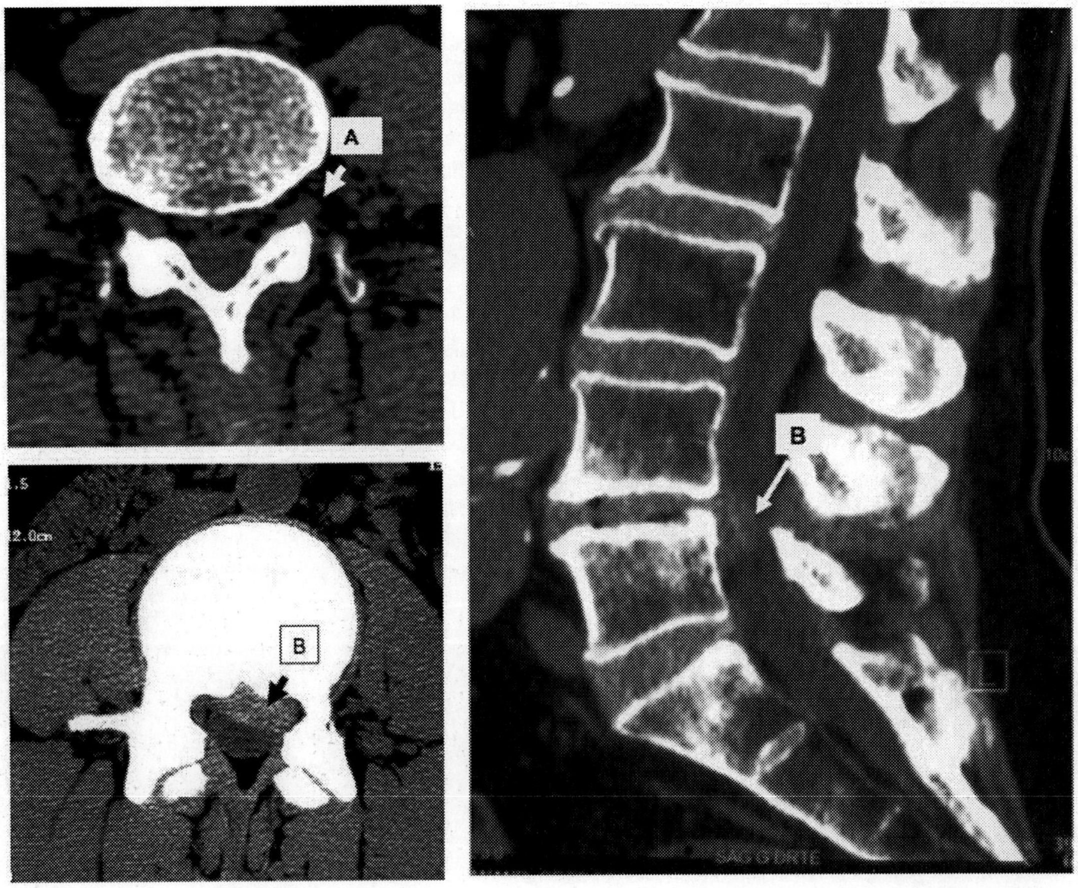

A ❑ la flèche A désigne la racine L4

B ❑ la flèche A désigne la racine L5

C ❑ la flèche A désigne un vaisseau sanguin

D ❑ la flèche B désigne une tumeur intra-médullaire

E ❑ la flèche B désigne une hernie discale

▸ QRM 9

Ce scanner montre une hernie discale médio-latérale L4-L5 gauche. Quelles sont les conséquences de ce résultat ?

A ❑ cette lésion entraîne habituellement une cruralgie
B ❑ cette lésion entraîne habituellement une sciatique L5
C ❑ il faut compléter cet examen par une IRM pour mieux évaluer le risque de déficit neurologique
D ❑ il faut envisager sans délai une intervention chirurgicale
E ❑ il n'y a pas lieu de modifier le traitement en cours

▸ QRM 10

Le patient vous questionne sur la possibilité d'être pris en charge « à 100 % » ou de déclarer sa pathologie en maladie professionnelle.

A ❑ les radiculalgies par hernie discale peuvent bénéficier de l'exonération du ticket modérateur (« ALD »)
B ❑ les sciatiques par hernie discale ne relèvent pas des maladies professionnelles
C ❑ pour être déclarée en maladie professionnelle, la hernie discale doit être confirmée par une imagerie (TDM ou IRM)
D ❑ c'est au patient d'apporter la preuve que sa pathologie est bien liée au travail
E ❑ le statut de maladie professionnelle donne droit à une indemnisation plus élevée en cas de licenciement

▸ QRM 11

Votre patient a maintenant 65 ans.
Il a des douleurs lombaires chroniques qui ne le gênent pas trop à condition de ne pas faire d'efforts importants. Il présente de nouveaux symptômes. Alors qu'il n'a aucun problème au repos, il ressent des douleurs des mollets et de la face postérieure des cuisses lorsqu'il marche un certain temps, qui l'obligent à chercher un endroit pour s'asseoir, après quoi il peut refaire la même distance.
Quel ou quels diagnostics évoquent ces symptômes?

A ❑ une artériopathie oblitérante des MI
B ❑ une thrombose de la veine iliaque
C ❑ une compression médullaire
D ❑ un canal lombaire étroit
E ❑ une sacro-iliite bilatérale

▸ QRM 12

Quel ou quels examens vous paraissent appropriés chez ce patient pour établir la cause de ces symptômes?

A ❑ doppler artériel des membres inférieurs
B ❑ doppler veineux des membres inférieurs
C ❑ électromyogramme des membres inférieurs
D ❑ scanner abdomino-pelvien
E ❑ IRM lombaire

▸ QRM 13

Une IRM lombaire a été réalisée.

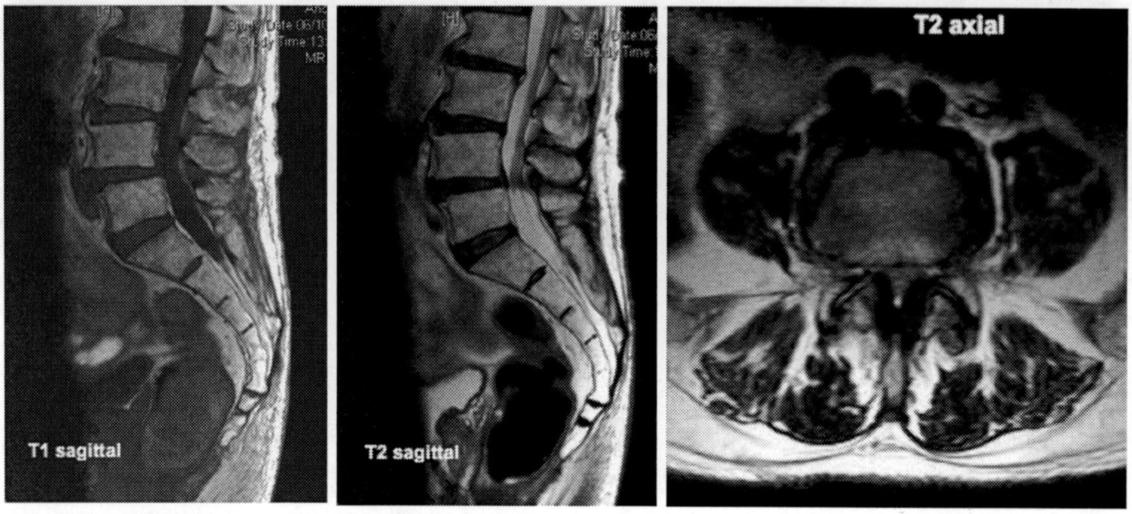

Au vu de cet examen, quel ou quels diagnostics peut-on retenir ?

A ❑ arthrose lombaire
B ❑ myélome multiple
C ❑ compression de la queue de cheval
D ❑ récidive de hernie discale
E ❑ canal lombaire étroit

QRM 14

Votre patient a donc un canal lombaire étroit arthrosique.

Au cours des 6 mois suivants, son périmètre de marche s'est réduit de 500 à 200 m. L'examen clinique ne révèle pas de déficit sensitivo-moteur, les pouls périphériques sont présents et symétriques. Il pèse 85 kg pour 170 cm.

ATCD :

- HTA traitée par Co-Renitec® (enalapril-hydrochlorothiazide)
- Consommation 10 cigarettes par jour depuis l'âge de 20 ans
- Néphrectomie droite il y a 5 ans (carcinome in situ)
- Diabète de type 2 traité par metformine 1000 mg/j

Son bilan biologique récent montre :

VS 8 à la 1re heure, NFS-plaquettes normale, ASAT 25 UI/l, ALAT 28 UI/l, Na+ 141 mmol/l, K+ 3.7 mmol/l, Hémoglobine glyquée 8.1 %, créatinine 140 micromol/l, cholestérol 6 mmol/l (2.3 g/l), triglycérides 2.5 mmol/l (2.2 g/l), uricémie 540 micromol/l (N: 150-480).

Compte tenu de ces éléments, quelle ou quelles mesures thérapeutiques vous paraissent la ou les mieux appropriées pour améliorer la claudication intermittente chez ce patient ?

A ❑ meilleur équilibre glycémique
B ❑ pratique régulière de la marche à pied
C ❑ traitement symptomatique par Celecoxib 200 mg/j associé à oméprazole 20 mg/j
D ❑ infiltration épidurale de corticoïde
E ❑ intervention chirurgicale

QRM 15

Une indication chirurgicale est retenue. Quelle intervention propose-t-on ?

A ❑ une prothèse discale
B ❑ une arthrodèse lombaire
C ❑ une laminectomie
D ❑ une cimentoplastie
E ❑ une corporectomie partielle

RÉPONSES

✓ Vrai — ✔ Indispensable — ○ Faux — ● Inadmissible

QRM 1

Parmi les signes cliniques suivants, lesquels seraient en faveur d'une hernie discale ?

A ○ sexe masculin
B ✓ survenue brutale
C ● une douleur diurne et nocturne mal soulagée par le repos
D ○ un trajet de la douleur correspondant à la racine L5
E ✓ l'augmentation de la douleur lors des efforts de toux

Réponse : B, E

Commentaire :

C : Faux inadmissible : cet horaire orienterait au contraire vers une autre étiologie.

D : Faux cela oriente vers une radiculalgie mais aucunement sur sa cause.

QRM 2

Parmi les signes cliniques suivants, lesquels orienteraient vers une atteinte de la racine L5 ?

A ○ un trajet douloureux à la face postérieure de la cuisse et du mollet en direction du tendon d'Achille
B ○ l'augmentation de la douleur à la manœuvre de Lasègue
C ○ l'abolition du réflexe achilléen
D ✓ une hypoesthésie du dos du pied
E ✓ un déficit moteur du releveur du gros orteil

Réponse : D, E

Commentaire :

A : Faux, c'est une topographie S1.

B : Faux, c'est un signe de sciatique par hernie discale, qui peut être aussi bien L5 que S1.

C : Faux, c'est une topographie S1.

QRM 3

Lors de votre examen clinique, vous réalisez la manœuvre de Lasègue.

A ○ elle se réalise en demandant au patient de soulever le membre inférieur, celui-ci étant en extension
B ○ elle se réalise en faisant une flexion passive de la cuisse sur le bassin, genou fléchi
C ✓ elle se réalise en faisant une flexion passive de la cuisse sur le bassin, genou en extension
D ○ elle est dite positive si elle déclenche la douleur lombaire du patient du même côté que le membre testé
E ✓ elle est dite positive si elle déclenche la douleur radiculaire du patient du même côté que le membre testé

Réponse : C, E

Commentaire :

D : Faux, la manœuvre de Lasègue doit reproduire la douleur radiculaire.

▸ QRM 4

Le patient n'a pas mal s'il est bien calé sur son canapé, mais tout mouvement est douloureux. Il vous dit qu'il dormi après avoir trouvé une bonne position mais été réveillé à chaque changement de position. L'examen clinique retrouve une attitude antalgique en antéflexion du tronc, la manœuvre de Lasègue est positive à 30°, il n'a pas de déficit sensitif ou moteur.
Le ou lesquels des examens paracliniques suivants vous paraît approprié ?

A ✓ aucun
B ○ radiographie du rachis lombaire
C ○ radiographie du bassin
D ● tomodensitométrie lombaire
E ● IRM lombaire

➡ Réponse : A

Commentaire :

A : Vrai, indispensable : les examens paracliniques au cours d'une radiculalgie ne sont indiqués qu'en cas de doute diagnostique ou de complication ou d'indication chirurgicale : ce n'est pas le cas (tableau typique de hernie discale non compliquée).

▸ QRM 5

Laquelle ou lesquelles des prescriptions suivantes proposez-vous au terme de cette consultation ?

A ○ repos au lit strict une semaine
B ✓ traitement par ketoprofène 100 mg deux fois par jour une semaine
C ✓ traitement par paracétamol 3 grammes par jour et tramadol 200 mg par jour
D ○ infiltration corticoïde épidurale
E ● avis neurochirurgical

➡ Réponse : B, C

Commentaire :

A : Faux, le repos relatif est indiqué, le repos au lit est à éviter à moins d'être imposé par l'intensité douloureuse.

B : Vrai, en l'absence de contre-indication, il faut utiliser les AINS en première intention.

C : Vrai, et y associer un antalgique, ici un palier 2 parait justifié.

D : Faux, pas en première intention.

E : Faux, inacceptable : la chirurgie s'adresse aux formes compliquées ou résistant au traitement médical.

▸ QRM 6

Laquelle ou lesquelles des propositions suivantes s'appliquent aux infiltrations cortisoniques du rachis ?

A ✓ on peut réaliser des infiltrations inter-articulaires postérieures
B ✓ on peut réaliser des infiltrations épidurales
C ○ le diabète est une contre-indication absolue
D ✓ une spondylodiscite est une contre-indication absolue
E ✓ une paraplégie est une complication très rare mais possible des infiltrations péri-radiculaires

➡ Réponse : A, B, D, E

Commentaire :

C : Faux, c'est une contre-indication relative.

▸ QRM 7

Le patient vous consulte une semaine plus tard. Sa douleur a diminué sous kétoprofène 200 mg/j, paracétamol 3 g/j et tramadol 200 mg/j qu'il tolère bien, mais il l'évalue encore à 50/100, et doit fréquemment se reposer dans un fauteuil. Sa femme ne travaille pas, elle est inquiète de le voir comme ça. L'examen clinique est inchangé. Laquelle ou lesquelles des attitudes suivantes vous paraissent appropriées ?

A ✓ rassurer sur le fait qu'il s'agit très probablement d'une sciatique par hernie discale, qui guérit le plus souvent en quelques semaines
B ● faire une IRM lombaire car l'absence de réponse au traitement après une semaine est de mauvais pronostic
C ● dire qu'il s'agit probablement d'une hernie discale et que par conséquent il faut réaliser rapidement un scanner lombaire
D ● dire qu'il s'agit probablement d'une hernie discale et que par conséquent il faut envisager rapidement une intervention chirurgicale
E ○ faire hospitaliser le patient

➡ Réponse : A

Commentaire :

B : Faux, inacceptable : cf Q4, et le patient est en train de s'améliorer.

C : Faux, inacceptable : cf Q4.

D : Faux, inacceptable : la majorité des hernies discales guérissent spontanément ou avec le trt médical.

E : Faux : cela aurait été par contre justifié chez un patient isolé.

▸ QRM 8

En fait, après votre visite, le patient est allé aux Urgences où une tomodensitométrie lombaire a été réalisée. Les coupes axiales passent par le segment L4-L5.

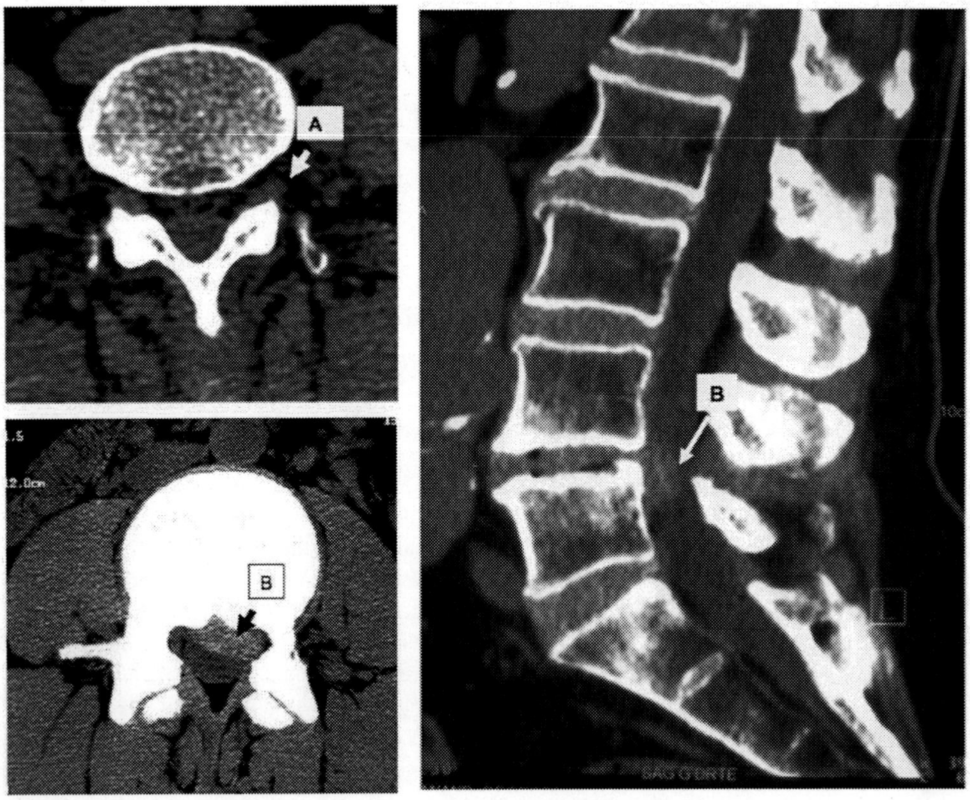

A ✓ la flèche A désigne la racine L4

B ○ la flèche A désigne la racine L5

C ○ la flèche A désigne un vaisseau sanguin

D ○ la flèche B désigne une tumeur intra-médullaire

E ✓ la flèche B désigne une hernie discale

➡ Réponse : A, E

Commentaire :

B : Faux, la racine L5 passe dans le trou de conjugaison L5-S1.

▸ QRM 9

Ce scanner montre une hernie discale médio-latérale L4-L5 gauche. Quelles sont les conséquences de ce résultat ?

A ○ cette lésion entraîne habituellement une cruralgie

B ✓ cette lésion entraîne habituellement une sciatique L5.

C ● il faut compléter cet examen par une IRM pour mieux évaluer le risque de déficit neurologique

D ● il faut envisager sans délai une intervention chirurgicale

E ✓ il n'y a pas lieu de modifier le traitement en cours

➡ Réponse : B, E

Commentaire :

A : Faux, NB, ça aurait pu être le cas si la hernie avait été foraminale.

D : Faux, inacceptable, les critères d'indication opératoire d'une hernie discale ne sont jamais basés sur l'imagerie mais sur la clinique.

▸ QRM 10

Le patient vous questionne sur la possibilité d'être pris en charge « à 100 % » ou de déclarer sa pathologie en maladie professionnelle.

A ○ les radiculalgies par hernie discale peuvent bénéficier de l'exonération du ticket modérateur (« ALD »)

B ○ les sciatiques par hernie discale ne relèvent pas des maladies professionnelles

C ✓ pour être déclarée en maladie professionnelle, la hernie discale doit être confirmée par une imagerie (TDM ou IRM)

D ○ c'est au patient d'apporter la preuve que sa pathologie est bien liée au travail

E ✓ le statut de maladie professionnelle donne droit à une indemnisation plus élevée en cas de licenciement

➥ Réponse : C, E

Commentaire :

D : Faux, en la matière, il y a présomption d'imputabilité.

▸ QRM 11

Votre patient a maintenant 65 ans.
Il a des douleurs lombaires chroniques qui ne le gênent pas trop à condition de ne pas faire d'efforts importants. Il présente de nouveaux symptômes. Alors qu'il n'a aucun problème au repos, il ressent des douleurs des mollets et de la face postérieure des cuisses lorsqu'il marche un certain temps, qui l'obligent à chercher un endroit pour s'asseoir, après quoi il peut refaire la même distance.
Quel ou quels diagnostics évoquent ces symptômes?

A ✓ une artériopathie oblitérante des MI

B ○ une thrombose de la veine iliaque

C ○ une compression médullaire

D ✓ un canal lombaire étroit

E ○ une sacro-iliite bilatérale

➥ Réponse : A, D

Commentaire :

A : Vrai, indispensable, à évoquer systématiquement devant une claudication intermittente.

C : Faux, la claudication intermittente médullaire est indolore.

D : Vrai, indispensable, à évoquer systématiquement devant une claudication intermittente.

E : Faux, outre qu'une SPA ne débute pas à cet âge, la douleur sacro-iliaque ne descend pas au-delà du genou, et ici le rythme douloureux est clairement mécanique.

▸ QRM 12

Quel ou quels examens vous paraissent appropriés chez ce patient pour établir la cause de ces symptômes?

A ✓ doppler artériel des membres inférieurs

B ○ doppler veineux des membres inférieurs

C ○ electromyogramme des membres inférieurs

D ○ scanner abdomino-pelvien

E ✓ IRM lombaire

➥ Réponse : A, E

▸ QRM 13

Une IRM lombaire a été réalisée.

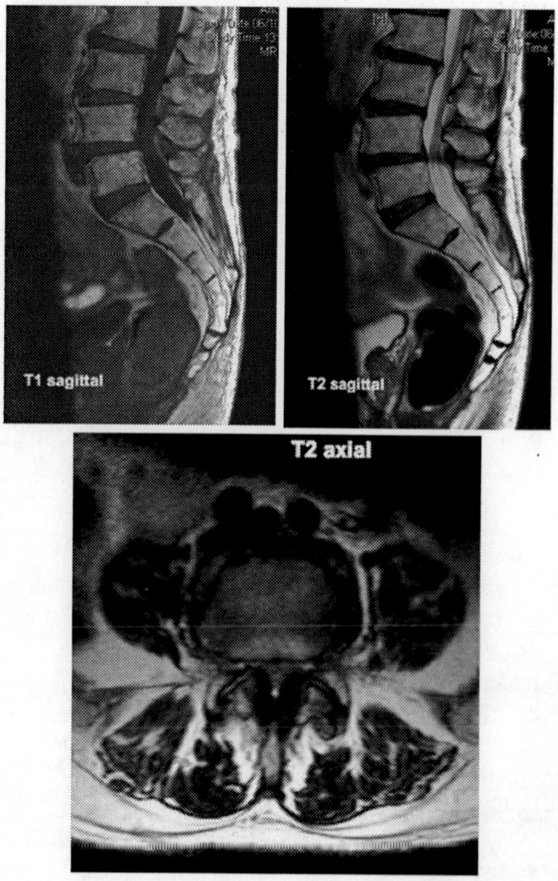

Au vu de cet examen, quel ou quels diagnostics peut-on retenir ?

A ✓ arthrose lombaire

B ● myélome multiple

C ○ compression de la queue de cheval

D ○ récidive de hernie discale

E ✓ canal lombaire étroit

➥ Réponse : A, E

Commentaire :

A : Vrai, visible sous forme d'ostéophytes, de pincements discaux.

▸ QRM 14

Votre patient a donc un canal lombaire étroit arthrosique.
Au cours des 6 mois suivants, son périmètre de marche s'est réduit de 500 à 200 m. L'examen clinique ne révèle pas de déficit sensitivo-moteur, les pouls périphériques sont présents et symétriques. Il pèse 85 kg pour 170 cm.
ATCD :

- HTA traitée par Co-Renitec® (enalapril-hydrochlorothiazide),
- Consommation 10 cigarettes par jour depuis l'âge de 20 ans

• Néphrectomie droite il y a 5 ans (carcinome in situ)
• Diabète de type 2 traité par metformine 1 000 mg/j

Son bilan biologique récent montre :
VS 8 à la 1re heure, NFS-plaquettes normale, ASAT 25 UI/l, ALAT 28 UI/l, Na+ 141 mmol/l, K+ 3.7 mmol/l, Hémoglobine glyquée 8.1%, créatinine 140 micromol/l, cholestérol 6 mmol/l (2.3 g/l), triglycérides 2.5 mmol/l (2.2 g/l), uricémie 540 micromol/l (N : 150-480).
Compte tenu de ces éléments, quelle ou quelles mesures thérapeutiques vous paraissent la ou les mieux appropriées pour améliorer la claudication intermittente chez ce patient ?

A ○ meilleur équilibre glycémique
B ○ pratique régulière de la marche à pied
C ● traitement symptomatique par Celecoxib 200 mg/j associé à oméprazole 20 mg/j
D ● infiltration épidurale de corticoïde
E ✓ intervention chirurgicale

➥ Réponse : E

Commentaire :

A : Faux, ce serait conseillé pour son état de santé global mais ça n'aura aucun impact sur le périmètre de marche, c'est cela qui est demandé.

B : Faux, idem.

C : Faux, inacceptable : ce patient a une fonction rénale déjà un peu altérée, et il est sous une association IEC-thiazide : risque majeur d'interaction et d'insuffisance rénale.

D : Faux, inacceptable : le terrain le déconseille (diabète mal équilibré, HTA).

▸ QRM 15

Une indication chirurgicale est retenue. Quelle intervention propose-t-on ?

A ○ une prothèse discale
B ○ une arthrodèse lombaire
C ✓ une laminectomie
D ○ une cimentoplastie
E ○ une corporectomie partielle

➥ Réponse : C

Évaluation			Votre entraînement		
Questions	Réponses	Points	1er Tour	2e Tour	3e Tour
Q - 1	B - E	20			
Q - 2	D - E	20			
Q - 3	C - E	20			
Q - 4	A	20			
Q - 5	B - C	20			
Q - 6	A - B - D - E	20			
Q - 7	A	20			
Q - 8	A - E	20			
Q - 9	B - E	20			
Q - 10	C - E	20			
Q - 11	A - D	20			
Q - 12	A - E	20			
Q - 13	A - E	20			
Q - 14	E	20			
Q - 15	C	20			
Total : 300					

ITEMS CONCERNÉS

UE4 - N° 92. Rachialgie
UE6 - N° 180. Accidents du travail et maladies professionnelles : définitions et enjeux
UE10 - N° 326. Prescription et surveillance des classes de médicaments les plus courantes chez l'adulte et chez l'enfant. Connaître pour chacune les mécanismes d'action de classe et des produits individuels, les principes du bon usage, les critères de choix d'un médicament en première intention, les causes d'échec, les principaux effets indésirables et interactions

POINTS CLÉS :

- **Définition de l'HAS des lombalgies et classification issue des recommandations européennes COST B13 :**
  - lombalgies : douleurs de la région lombaire, pouvant s'accompagner d'une irradiation à la fesse, à la crête iliaque, voire à la cuisse, et ne dépassant pas le genou ;
  - aiguë : moins de 6 semaines ;
  - subaiguë : 6 semaines à 3 mois ;
  - chronique : supérieur à 3 mois ;
  - récidive de lombalgies : nouvel épisode de lombalgies après une période minimum de 6 mois sans douleur.
- **Toujours éliminer une lombalgie symptomatique avant de conclure à une lombalgie non spécifique (commune).**
- **Les « red flags », ou drapeaux rouges, évocateurs d'une lombalgie symptomatique (recommandations européennes) :**
  - âge < 20 ans ou > 55 ans ;
  - antécédent de traumatisme violent récent ;
  - douleur d'horaire non mécanique, progressive ;
  - douleur thoracique ;
  - antécédent de tumeur maligne ;
  - prise de corticoïdes au long cours ;
  - prise de drogue, immunosuppression, VIH ;
  - perte de poids inexpliquée ;
  - fièvre ;
  - signes neurologiques étendus (par exemple, syndrome de la queue de cheval) ;
  - déformation structurale ;
  - douleurs constantes.

DP 4 Un homme de 72 ans atteint d'arthrite aiguë du genou

ÉNONCÉ :

Vous êtes interne aux urgences.
Le 25 mars, vous recevez M. S., 72 ans, pour un gonflement douloureux du genou gauche.
M. S., retraité d'origine guadeloupéenne, vit seul avec son fils.
Tabac : 0 PA
Alcool : occasionnel
A l'interrogatoire M. S. vous apprend que son genou le fait terriblement souffrir depuis le 8 mars, et que depuis quelques jours, il ne peut plus marcher, même avec des béquilles.
Il n'y a pas eu de traumatisme.

- A l'examen clinique :
  Tension artérielle : 163/82 ; Fréquence cardiaque : 65 Bpm
  Température : 38,1°C
  Le genou gauche est chaud, il existe un choc rotulien. Toute mobilisation (active et passive) est impossible.
  Vous constatez une plaie en regard de l'articulation métatarso-phalangienne de l'hallux à gauche.
- Antécédents :
  Crises de goutte ; dyslipidémie ; Accident ischémique transitoire ; Amputation traumatique de la dernière phalange du 3e doigt de la main droite ; Fracture tibia-péroné droit.
  Traitement habituel : Allopurinol ; Tahor 10 (atorvastatine) ; Aspegic (Aspirine).

QRM 1

Quel est l'examen complémentaire à visée diagnostique que vous réalisez en première intention ?

A ❑ électrocardiogramme
B ❑ ponction de liquide articulaire du genou gauche
C ❑ radiographie pulmonaire
D ❑ dosage de l'uricémie
E ❑ radiographies du genou gauche : face et profil

QRM 2

Quelles sont vos principales hypothèses diagnostiques ?

A ❑ entorse des ligaments croisés
B ❑ poussée d'arthrose
C ❑ arthrite septique
D ❑ arthrite microcristalline
E ❑ atteinte du ménisque

QRM 3

- Vous ponctionnez son genou gauche : le liquide est jaune citrin.
- Le laboratoire vous appelle :
  - Éléments nucléés : 20 000/µl dont 66 % de polynucléaires neutrophiles
  - Globules rouges : 300/µl
  - Examen direct : présence de cocci gram positif
  - Pas de microcristaux.
- Son bilan biologique :
  - Protéine C Réactive (CRP) : 109 mg/L
  - Globules blancs : 10,27 G/L
  - Vitesse de sédimentation (VS) : 108 mm à la première heure

Quelles sont les propositions justes concernant la nature du liquide articulaire ?

A ❑ il est mécanique
B ❑ il est inflammatoire
C ❑ il est hémorragique
D ❑ il est septique
E ❑ il s'agit d'une contamination pendant le geste

QRM 4

Quel traitement antibiotique de première intention mettez-vous en place devant cette arthrite septique, sachant que le germe retrouvé à la culture est un staphylococcus aureus Méticilline sensible ?

A ❑ pristinamycine
B ❑ amoxicilline seule
C ❑ oxacilline et fluoroquinolone
D ❑ amoxicilline et acide clavulanique
E ❑ vancomycine et rifampicine

▸ QRM 5

Votre patient est transféré en rhumatologie.

Malgré votre prise en charge adaptée, à 48 h du début de l'antibiothérapie par Oxacilline et Fluoroquinolone, le patient reste très algique.
L'impotence fonctionnelle est totale, sa température est à 38,2°C, sa CRP à 402 mg/L et ses globules blancs à 12,16 G/L.
Aucun autre foyer infectieux n'a été mis en évidence.
Que faites-vous ?

A ❑ vous changez d'antibiothérapie
B ❑ vous réalisez une infiltration de corticoïdes
C ❑ vous réalisez une nouvelle ponction articulaire à visée antalgique
D ❑ vous envisagez un lavage articulaire au bloc opératoire
E ❑ vous introduisez un traitement par allopurinol

▸ QRM 6

L'hémoculture du 24 mars revient positive à Staphyloccocus aureus. La ponction évacuatrice effectuée en raison de l'intensité de la douleur et avant le lavage articulaire a mis en évidence des cristaux d'urate de sodium. Que faites-vous?

A ❑ rien
B ❑ scanner cérébral avec injection
C ❑ ponction lombaire
D ❑ écho-doppler veineux des membres inférieurs
E ❑ échographie trans-thoracique

▸ QRM 7

Vous réalisez des radiographies standards.

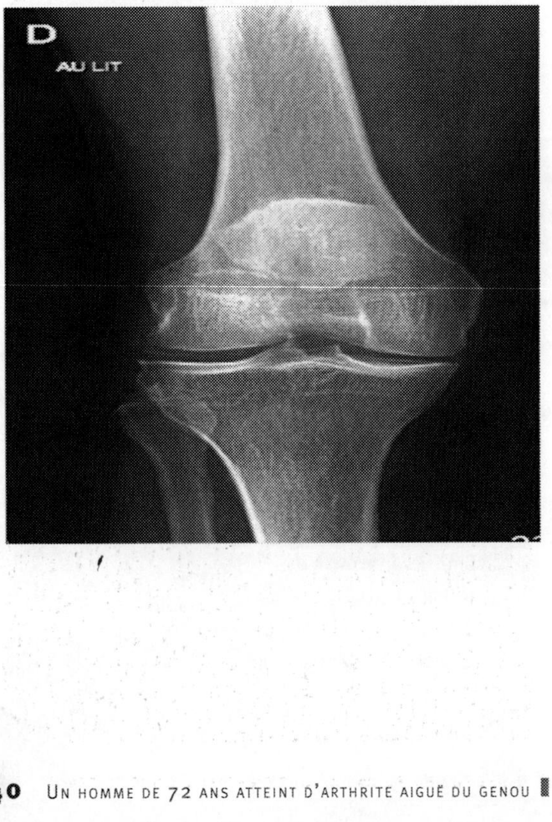

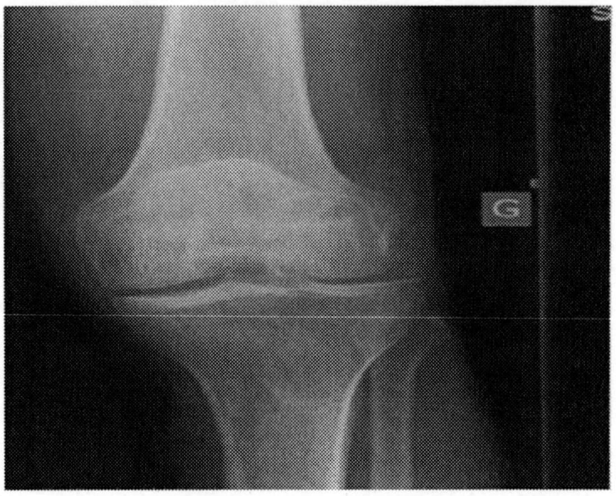

Que voyez-vous sur ces radiographies ?

A ❑ genoux sains
B ❑ ostéophytose du genou droit
C ❑ ménisco-calcinose
D ❑ arthrose fémoro-patellaire
E ❑ aspect déminéralisé du genou gauche

▸ QRM 8

Quelles sont les 3 principales étiologies de chondrocalcinose secondaire ?

A ❑ hyperparathyroïdie primitive
B ❑ syndrome de Gitelman
C ❑ syndrome de Fanconi
D ❑ hyperkaliémie
E ❑ hémochromatose

▸ QRM 9

Vous avez retenu des signes de gonarthrose fémorotibiale.
De manière générale, parmi les propositions ci-dessous, quels signes radiographiques sont en faveur d'une arthrose ?

A ❑ pincement articulaire diffus
B ❑ ostéocondensation sous-chondrale
C ❑ syndesmophyte
D ❑ géode sous-chondrale
E ❑ déminéralisation

▸ QRM 10

En réexaminant le patient, vous constatez une lésion au niveau de l'interphalangienne distale de l'index.

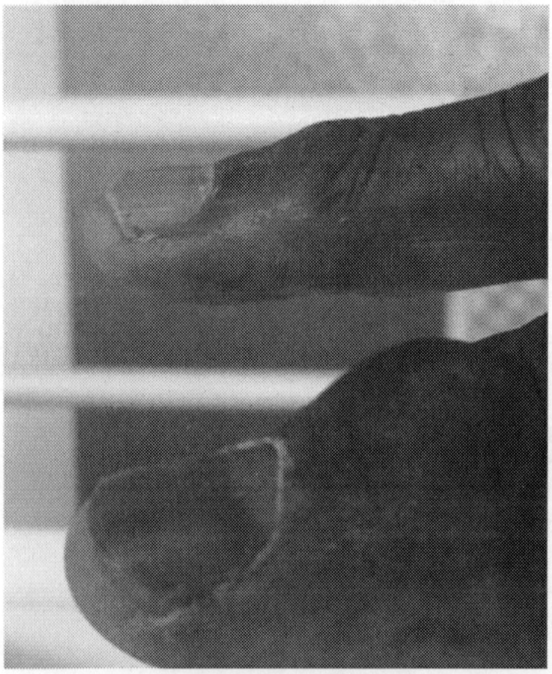

Voir image couleur
dans le cahier en fin d'ouvrage

Cette lésion est :

A ❑ un nodule rhumatoïde
B ❑ un nodule de Bouchard
C ❑ un kyste synovial
D ❑ un tophus goutteux
E ❑ un nodule d'Heberden

▸ QRM 11

Sur quelles autres parties du corps devez-vous rechercher des tophus goutteux ?

A ❑ pavillon de l'oreille
B ❑ ailes du nez
C ❑ tendon d'Achille
D ❑ coudes
E ❑ paupières

▸ QRM 12

Lorsque vous évoquez ce tophus goutteux à Monsieur S., il vous dit que cela fait de nombreux mois qu'il n'a pas pris son allopurinol. Son uricémie est à 450 µmol/L.
De façon générale, concernant la goutte, quelles affirmations sont vraies ?

A ❑ c'est une arthropathie microcristalline
B ❑ les cristaux sont courts, carrés, non réfringents en lumière polarisée
C ❑ elle est plus sévère chez les sujets à peau noire
D ❑ elle est liée au syndrome métabolique
E ❑ des règles hygiéno-diététiques sont inutiles,

▸ QRM 13

Vous décidez de réintroduire un traitement de la goutte chez ce patient, vous instaurez :

A ❑ un anti-inflammatoire non stéroïdien au long cours
B ❑ allopurinol pendant 3 semaines puis colchicine
C ❑ colchicine et allopurinol pendant 3 semaines
D ❑ allopurinol pendant 3 semaines
E ❑ colchicine seule

▸ QRM 14

Vous avez donc introduit un traitement par colchicine seule pendant 3 semaines puis colchicine et allopurinol. Quelle est l'uricémie cible chez votre patient ?

A ❑ < 260 µmol/l
B ❑ < 300 µmol/l
C ❑ < 360 µmol/l
D ❑ < 400 µmol/l
E ❑ < 460 µmol/l

▸ QRM 15

Voici les radiographies des 2 pieds de votre patient :

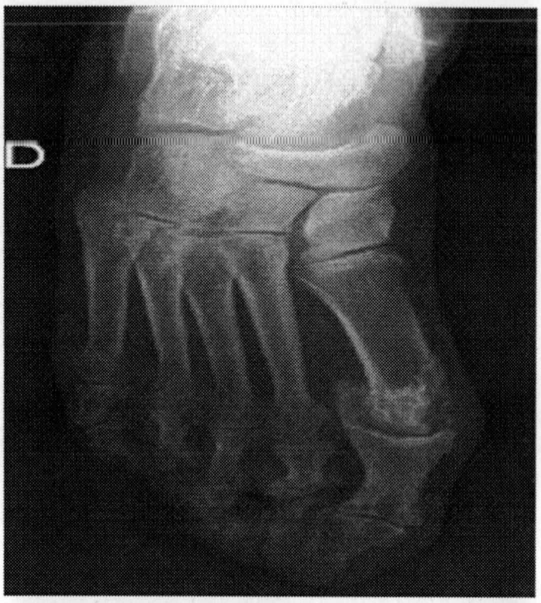

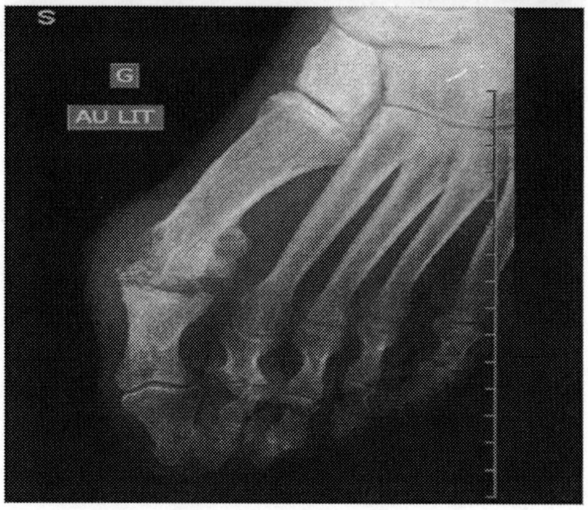

Vous constatez en interprétant ces 2 radiographies un pincement de l'interligne articulaire de la première métatarso-phalangienne avec des géodes et une érosion osseuse :
Quelle est l'origine la plus probable de ces arthropathies de l'articulation métatarso-phalangienne ?

A ❑ polyarthrite rhumatoïde
B ❑ arthrose érosive
C ❑ rhumatisme psoriasique
D ❑ arthropathie goutteuse
E ❑ séquelle d'arthrite septique

RÉPONSES

✓ Vrai ✓ Indispensable
○ Faux ● Inadmissible

▸ QRM 1

Quel est l'examen complémentaire à visée diagnostique que vous réalisez en première intention ?

A ○ électrocardiogramme
B ✓ ponction de liquide articulaire du genou gauche
C ○ radiographie pulmonaire
D ○ dosage de l'uricémie
E ○ radiographies du genou gauche : face et profil

➥ Réponse : B

Commentaire : Devant tout épanchement articulaire, ponction et analyse biochimique, bactériologique et cellulaire, et recherche de cristaux dans le liquide articulaire.

▸ QRM 2

Quelles sont vos principales hypothèses diagnostiques ?

A ○ entorse des ligaments croisés
B ● poussée d'arthrose
C ✓ arthrite septique
D ✓ arthrite microcristalline
E ● atteinte du ménisque

➥ Réponse : C, D

Commentaire : Les arthrites inflammatoires les plus aiguës sont soit infectieuses soit à cristaux.

▸ QRM 3

- Vous ponctionnez son genou gauche : le liquide est jaune citrin.
- Le laboratoire vous appelle :
  - Eléments nucléés : 20 000/µl dont 66 % de polynucléaires neutrophiles
  - Globules rouges : 300/µl
  - Examen direct : présence de cocci gram positif
  - Pas de microcristaux.
- Son bilan biologique :
  - Protéine C Réactive (CRP) : 109 mg/L
  - Globules blancs : 10,27 G/L
  - Vitesse de sédimentation (VS) : 108 mm à la première heure

Quelles sont les propositions justes concernant la nature du liquide articulaire ?

A ● il est mécanique
B ✓ il est inflammatoire
C ○ il est hémorragique
D ✓ il est septique
E ○ il s'agit d'une contamination pendant le geste

➥ Réponse : B, D

Commentaire : Il s'agit peut être d'une arthrite à cristaux, avec contamination pendant le geste, mais ceci ne doit pas être envisagé en première intention.

▸ QRM 4

Quel traitement antibiotique de première intention mettez-vous en place devant cette arthrite septique, sachant que le germe retrouvé à la culture est un staphylococcus aureus Méticilline sensible ?

A ○ pristinamycine
B ○ amoxicilline seule
C ✓ oxacilline et fluoroquinolone
D ○ amoxicilline et acide clavulanique
E ● vancomycine et rifampicine

➥ Réponse : C

Commentaire : La vancomycine exerce son action uniquement sur les gram positifs, réservée aux formes méti-résistantes.

▸ QRM 5

Votre patient est transféré en rhumatologie.

Malgré votre prise en charge adaptée, à 48 h du début de l'antibiothérapie par Oxacilline et Fluoroquinolone, le patient reste très algique.

L'impotence fonctionnelle est totale, sa température est à 38,2°C, sa CRP à 402 mg/L et ses globules blancs à 12,16 G/L.
Aucun autre foyer infectieux n'a été mis en évidence. Que faites-vous?

A ○ vous changez d'antibiothérapie
B ● vous réalisez une infiltration de corticoïdes
C ✓ vous réalisez une nouvelle ponction articulaire à visée antalgique
D ✓ vous envisagez un lavage articulaire au bloc opératoire
E ○ vous introduisez un traitement par allopurinol

➥ **Réponse : C, D**

Commentaire : Le lavage articulaire peut se discuter à 48 heures. Il s'agit peut être d'une arthrite à cristaux, avec contamination pendant le geste, mais ceci ne doit pas être envisagé en première intention.

▸ QRM 6

L'hémoculture du 24 mars revient positive à Staphyloccocus aureus. La ponction évacuatrice effectuée en raison de l'intensité de la douleur et avant le lavage articulaire a mis en évidence des cristaux d'urate de sodium. Que faites-vous?

A ○ rien
B ○ scanner cérébral avec injection
C ○ ponction lombaire
D ○ écho-doppler veineux des membres inférieurs
E ✓ échographie trans-thoracique

➥ **Réponse : E**

Commentaire : Il peut y avoir une infection concomitante à une goutte. Une hémoculture positive doit impérativement faire rechercher une endocardite dans le contexte.

▸ QRM 7

Vous réalisez des radiographies standards.

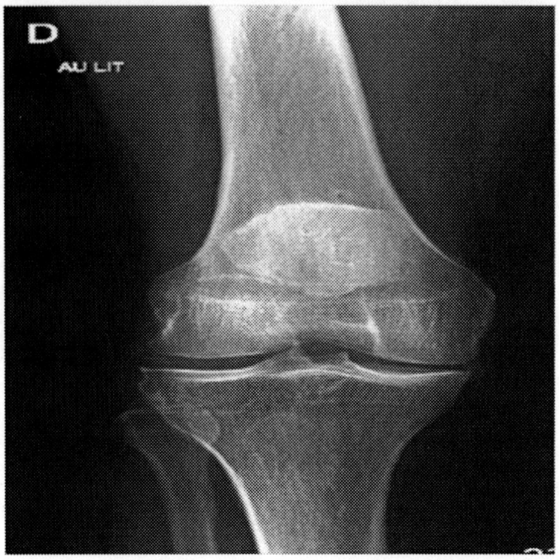

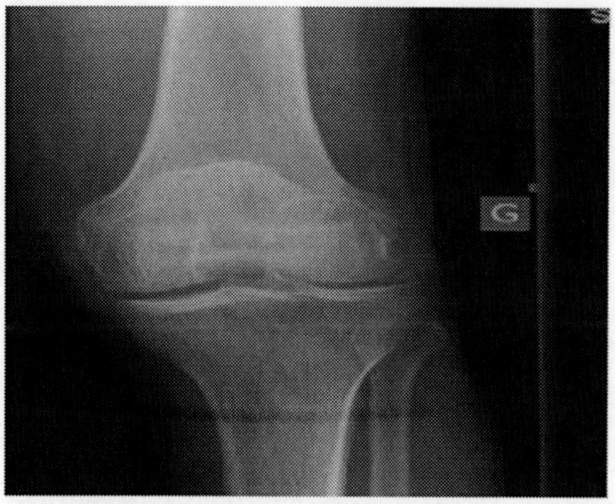

Que voyez-vous sur ces radiographies ?

A ● genoux sains
B ✓ ostéophytose du genou droit
C ✓ ménisco-calcinose
D ○ arthrose fémoro-patellaire
E ✓ aspect déminéralisé du genou gauche

➥ **Réponse : B, C, E**

▸ QRM 8

Quelles sont les 3 principales étiologies de chondrocalcinose secondaire ?

A ✓ hyperparathyroïdie primitive
B ✓ syndrome de Gitelman
C ○ syndrome de Fanconi
D ○ hyperkaliémie
E ✓ hémochromatose

➥ **Réponse : A, B, E**

▸ QRM 9

Vous avez retenu des signes de gonarthrose fémorotibiale.
De manière générale, parmi les propositions ci-dessous, quels signes radiographiques sont en faveur d'une arthrose ?

A ● pincement articulaire diffus
B ✓ ostéocondensation sous-chondrale
C ● syndesmophyte
D ✓ géode sous-chondrale
E ○ déminéralisation

➥ **Réponse : B, D**

▸ QRM 10

En réexaminant le patient, vous constatez une lésion au niveau de l'interphalangienne distale de l'index.

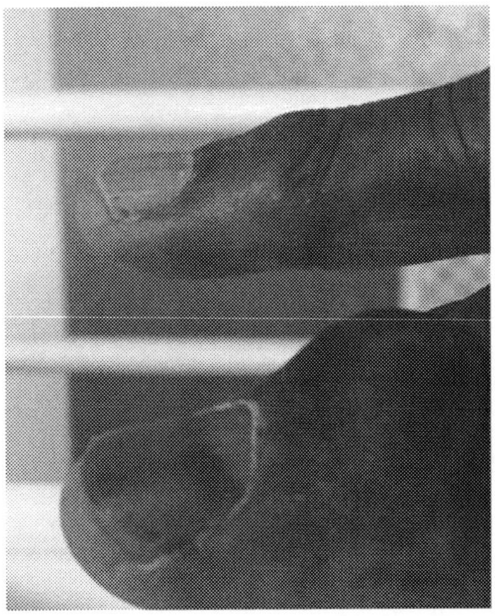

Cette lésion est :

A ○ un nodule rhumatoïde
B ○ un nodule de Bouchard
C ○ un kyste synovial
D ✓ un tophus goutteux
E ○ un nodule d'Heberden

➥ **Réponse : D**

▸ QRM 11

Sur quelles autres parties du corps devez-vous rechercher des tophus goutteux ?

A ✓ pavillon de l'oreille
B ○ ailes du nez
C ✓ tendon d'Achille
D ✓ coudes
E ○ paupières

➥ **Réponse : A, C D**

Commentaire : Les tophus goutteux peuvent se former partout, parfois même en intraviscéral. La localisation à l'oreille est la plus classique.

▸ QRM 12

Lorsque vous évoquez ce tophus goutteux à Monsieur S., il vous dit que cela fait de nombreux mois qu'il n'a pas pris son allopurinol. Son uricémie est à 450 µmol/L.
De façon générale, concernant la goutte, quelles affirmations sont vraies ?

A ✓ c'est une arthropathie microcristalline
B ● les cristaux sont courts, carrés, non réfringents en lumière polarisée
C ✓ elle est plus sévère chez les sujets à peau noire
D ✓ elle est liée au syndrome métabolique
E ○ des règles hygiéno-diététiques sont inutiles

➥ **Réponse : A, C, D**

Commentaire : Les cristaux courts, carrés, non réfringents en lumière polarisée sont les cristaux de pyrophosphate de Ca (chondrocalcinose).

▸ QRM 13

Vous décidez de réintroduire un traitement de la goutte chez ce patient, vous instaurez :

A ○ un anti-inflammatoire non stéroïdien au long cours
B ○ allopurinol pendant 3 semaines puis colchicine
C ○ colchicine et allopurinol pendant 3 semaines
D ○ allopurinol pendant 3 semaines
E ✓ colchicine seule

➥ **Réponse : E**

▸ QRM 14

Vous avez donc introduit un traitement par colchicine seule pendant 3 semaines puis colchicine et allopurinol. Quelle est l'uricémie cible chez votre patient ?

A ○ < 260 µmol/l
B ✓ < 300 µmol/l
C ○ < 360 µmol/l
D ○ < 400 µmol/l
E ○ < 460 µmol/l

➥ **Réponse : B**

Commentaire : 360 micromol/l est l'uricémie cible officielle des traitements hypo-uricémiants, mais on doit descendre en dessous de 300 micromol/l en cas de tophus.

▸ QRM 15

Voici les radiographies des 2 pieds de votre patient :

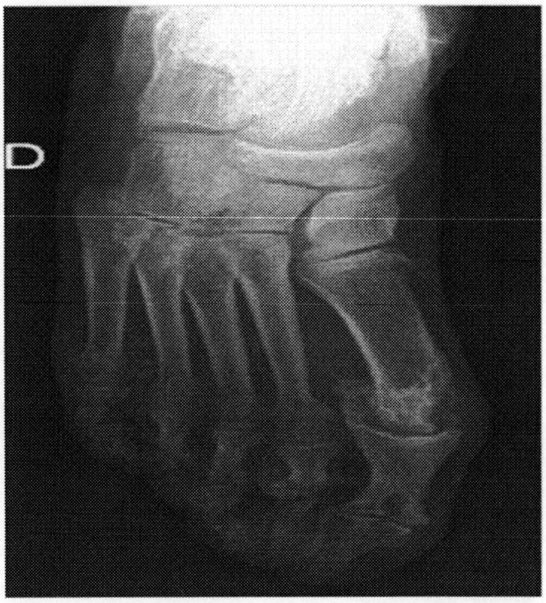

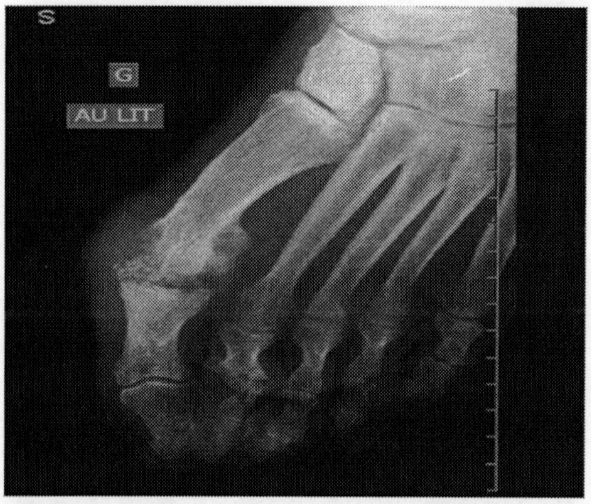

Vous constatez en interprétant ces 2 radiographies un pincement de l'interligne articulaire de la première métatarso-phalangienne avec des géodes et une érosion osseuse :
Quelle est l'origine la plus probable de ces arthropathies de l'articulation métatarso-phalangienne ?

A ○ polyarthrite rhumatoïde
B ○ arthrose érosive
C ○ rhumatisme psoriasique
D ✓ arthropathie goutteuse
E ○ séquelle d'arthrite septique

➥ **Réponse : D**

Évaluation			Votre entraînement		
Questions	Réponses	Points	1er Tour	2e Tour	3e Tour
Q - 1	B	20			
Q - 2	C - D	20			
Q - 3	B - D	20			
Q - 4	C	20			
Q - 5	C - D	20			
Q - 6	E	20			
Q - 7	B - C - E	20			
Q - 8	A - B - E	20			
Q - 9	B - D	20			
Q - 10	D	20			
Q - 11	A - C D	20			
Q - 12	A - C - D	20			
Q - 13	E	20			
Q - 14	B	20			
Q - 15	D	20			
Total : 300					

▸ ITEMS CONCERNÉS

UE 6 - N° 153. Infections ostéo-articulaires de l'adulte et de l'enfant
UE 7 - N° 194. Arthropathie microcristalline
UE 7 - N° 196. Douleur et épanchement articulaire. Arthrite d'évolution récente
UE 10 - N° 326. Prescription et surveillance des classes de médicaments les plus courantes chez l'adulte et chez l'enfant

▸ Références

- RECO PILLY : Prise en charge d'une infection ostéo-articulaire

POINTS CLÉS :

La recherche d'une endocardite infectieuse est systématique dans les situations suivantes :

- Bactérie fréquemment en cause dans les endocardites (staphylocoque aureus, streptocoque oraux et streptocoques du groupe D, entérocoques), prothèse valvulaire ou matériel de stimulation intracardiaque, bactériémie, nouveau souffle de régurgitation.

DP 5 Un homme de 68 ans avec douleur récente du membre inférieur

ÉNONCÉ :

M. C., 68 ans, se plaint depuis 15 jours d'une douleur du membre inférieur gauche ayant débuté après des efforts de jardinage.
La douleur part du rachis lombaire et irradie à la face postérieure de la cuisse, à la face postérieure de la jambe gauche, derrière le talon gauche et jusqu'au bord externe du pied gauche.
Les comorbidités :
- Hypertension artérielle
- Insuffisance rénale chronique : créatinine 160 micromol/L, clairance 32 mL/min

QRM 1

Quel est votre diagnostic ?

A ❑ lombocruralgie L2 gauche
B ❑ lombocruralgie L3 gauche
C ❑ lombocruralgie L4 gauche
D ❑ lombosciatique L5 gauche
E ❑ lombosciatique S1 gauche

QRM 2

Quelle(s) est (sont) les caractéristiques d'une douleur mécanique ?

A ❑ elle est aggravée par l'effort
B ❑ elle est aggravée par le repos
C ❑ elle réveille en 2e partie de nuit
D ❑ elle s'accompagne d'un dérouillage matinal > 30 minutes
E ❑ elle peut s'accompagner de réveils nocturnes au changement de position

QRM 3

Vous retenez le diagnostic de lombosciatique S1 gauche. Quel(s) argument(s) vous fait (font) évoquer une origine discale herniaire ?

A ❑ une absence de syndrome rachidien
B ❑ une impulsivité à la toux
C ❑ un début brutal après port de charges lourdes
D ❑ des fasciculations dans le territoire concerné
E ❑ un signe de Lasègue

QRM 4

Quel(s) est (sont) votre traitement de première intention pour ce patient ?

A ❑ anti-inflammatoire non stéroïdien
B ❑ antalgique de palier 2 voire 3 si nécessaire
C ❑ repos strict au lit
D ❑ corset rigide thermoformé
E ❑ infiltration scannoguidée du rachis

QRM 5

Vous le revoyez 2 mois après, il se plaint toujours de lombosciatique S1 gauche.
Quel(s) examen(s) d'imagerie demandez-vous ?

A ❑ radiographies du rachis lombaire
B ❑ une saccoradiculographie
C ❑ un scanner du rachis lombaire non injecté
D ❑ un myeloscanner
E ❑ une scintigraphie osseuse

QRM 6

Voici les résultats du scanner du rachis lombaire (en haut : coupe axiale passant par L5-S1, en bas coupe sagittale).

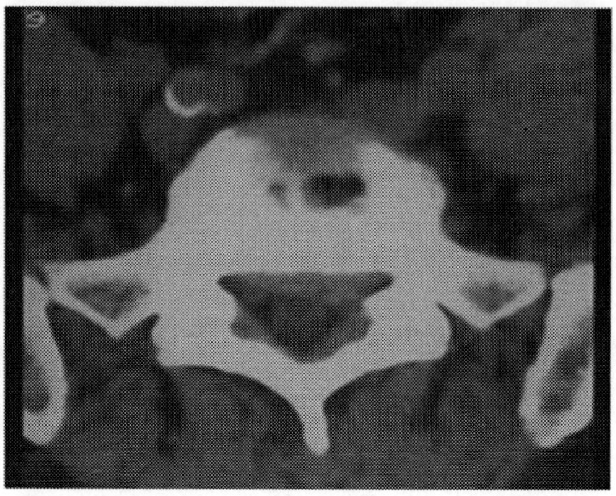

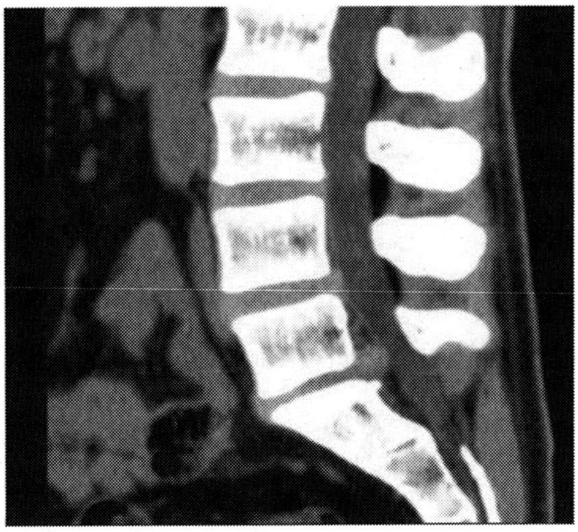

Quel est votre diagnostic ?

A ❑ hernie discale L4-L5 foraminale gauche
B ❑ hernie discale L4-L5 postéromédiane gauche
C ❑ hernie discale L5-S1 foraminale gauche
D ❑ hernie discale L5-S1 posteromédiane gauche
E ❑ hernie discale L5-S1extraforaminale gauche

QRM 7

Le patient a du mal à se lever de son lit et ne peut se déplacer que sur quelques mètres.
Quel(s) signe(s) de gravité recherchez-vous ?

A ❑ un signe de Lasègue
B ❑ des troubles sphinctériens
C ❑ une anesthésie en selle
D ❑ des paresthésies au bord externe du pied gauche
E ❑ une abolition du réflexe achilléen gauche

QRM 8

Finalement l'examen clinique ne retrouve aucun signe de gravité et reste superposable à celui de votre première consultation. Malgré un traitement médical antalgique optimal, l'EVA de la douleur est côtée à 6/10 par le patient. Que décidez-vous ?

A ❑ vous l´adressez en urgence en chirurgie du rachis
B ❑ vous lui faites faire une infiltration radioguidée L5-S1 gauche
C ❑ vous lui faites faire un corset rigide sur-mesure thermoformé
D ❑ vous demandez une IRM du rachis lombaire en urgence
E ❑ vous demandez un nouveau scanner lombaire en urgence

QRM 9

Vous faites faire une infiltration radioguidée.
Le patient est rapidement soulagé mais 1 mois plus tard il revient vous voir en consultation pour une récidive des douleurs.

L'examen clinique est le suivant : TA = 16/8, pouls 95/min, T° = 38,5°C, syndrome rachidien lombaire majeur, pas de trouble sphinctérien ou d'anesthésie en selle, pas de déficit moteur des membres inférieurs. Quel diagnostic évoquez-vous ?

A ❑ un canal lombaire rétréci
B ❑ une spondylarthrite ankylosante
C ❑ une spondylodiscite infectieuse
D ❑ une sacro-iliite infectieuse
E ❑ une tumeur rachidienne

QRM 10

Vous évoquez une spondylodiscite infectieuse.
Quel(s) examen(s) biologiques(s) demandez-vous ?

A ❑ numération formule sanguine (NFS)
B ❑ protéine C réactive (CRP)
C ❑ hémocultures
D ❑ uricémie
E ❑ typage HLA B27

QRM 11

Quel(s) examen(s) d'imagerie demandez-vous ?

A ❑ un nouveau TDM du rachis lombaire
B ❑ un myéloscanner du rachis lombaire
C ❑ une IRM du rachis lombaire
D ❑ des radiographies du rachis lombaire
E ❑ une ostéodensitométrie

QRM 12

Voici les résultats de l'IRM du rachis lombaire que vous avez demandée.

Coupe sagittale T1 :

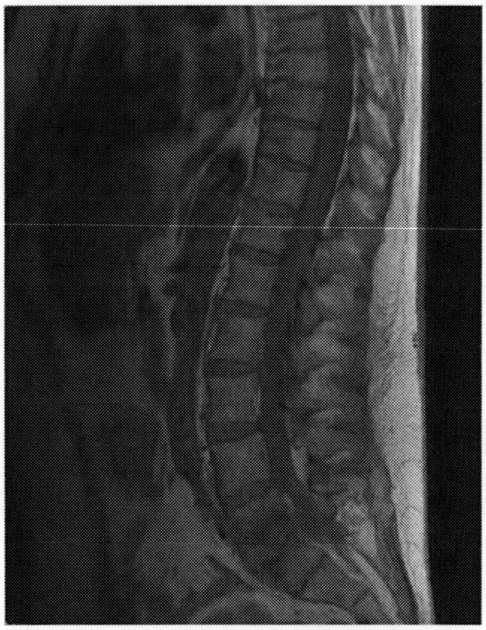

Coupe sagittale T2 :

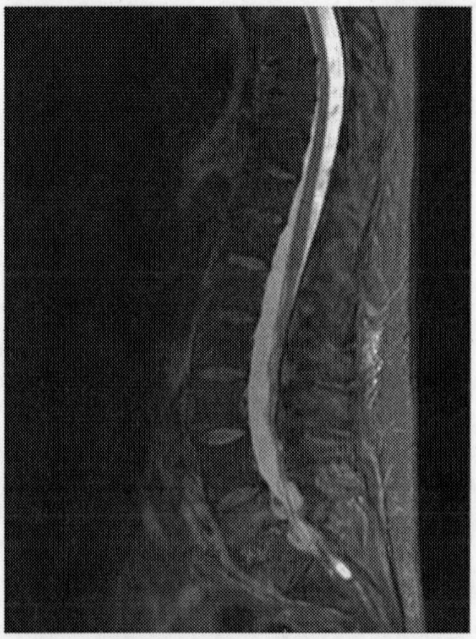

Coupe axiale STIR :

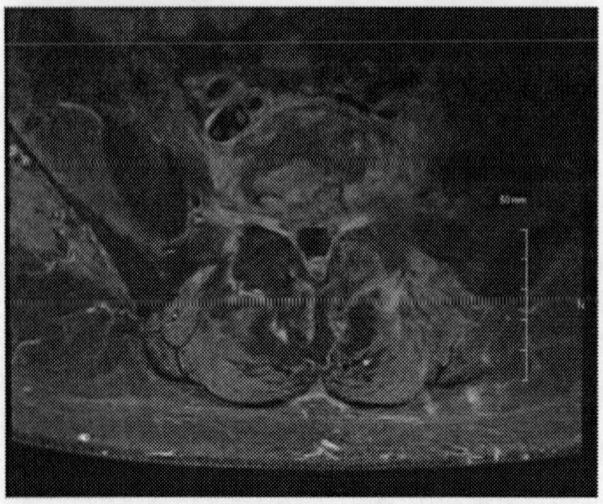

Quelles sont les lésions visibles ?

A ❑ un hyposignal T1 en miroir centré sur L5-S1
B ❑ un hypersignal T1 en miroir centré sur L5-S1
C ❑ un hyposignal T2 en miroir centré sur L5-S1
D ❑ un hypersignal T2 en miroir centré sur L5-S1
E ❑ une érosion des plateaux vertébraux de L5 et S1

▸ QRM 13

Les hémocultures sont négatives. Que décidez-vous ?

A ❑ surveillance seule avec contrôle de l'IRM du rachis lombaire dans 7 jours
B ❑ chirurgie décompressive en urgence par laminectomie
C ❑ instauration en urgence d'une biantibiothérapie probabiliste dirigée contre le staphylocoque
D ❑ ponction-biopsie discovertébrale pour analyse bactériologique et anatomopathologique
E ❑ immobilisation par repos au lit puis corset rigide fait sur-mesure

▸ QRM 14

Quel est le germe le plus probable ?

A ❑ escherichia Coli
B ❑ streptocoque
C ❑ staphylocoque
D ❑ mycobacterium tuberculosis
E ❑ bartonella henselae

▸ QRM 15

Finalement la ponction discale retrouve un staphylocoque épidermidis résistant à la méthicilline.
Quel(s) est (sont) le(s) principe(s) du traitement antibiotique que vous prescrivez ?

A ❑ biantibiotherapie
B ❑ triantibiothérapie comportant de la rifampicine
C ❑ pour une durée de 2 semaines
D ❑ pour une durée de 6 mois
E ❑ des antibiotiques à bonne diffusion osseuse comme la peni-M intraveineuse

RÉPONSES

✓ Vrai ✓ Indispensable
○ Faux ● Inadmissible

▸ QRM 1

Quel est votre diagnostic ?

A ○ lombocruralgie L2 gauche
B ○ lombocruralgie L3 gauche
C ○ lombocruralgie L4 gauche
D ○ lombosciatique L5 gauche
E ✓ lombosciatique S1 gauche

➥ Réponse : E

▸ QRM 2

Quelle(s) est (sont) les caractéristiques d'une douleur mécanique ?

A ✓ elle est aggravée par l'effort
B ○ elle est aggravée par le repos
C ○ elle réveille en 2e partie de nuit
D ○ elle s'accompagne d'un dérouillage matinal > 30 minutes
E ✓ elle peut s'accompagner de réveils nocturnes au changement de position

➥ Réponse : A, E

▸ QRM 3

Vous retenez le diagnostic de lombosciatique S1 gauche. Quel(s) argument(s) vous fait (font) évoquer une origine discale herniaire ?

A ○ une absence de syndrome rachidien
B ✓ une impulsivité à la toux
C ✓ un début brutal après port de charges lourdes
D ○ des fasciculations dans le territoire concerné
E ✓ un signe de Lasègue

➥ Réponse : B, C, E

Commentaire : Le signe de Lasègue est pathognomonique d'une atteinte discale.

▸ QRM 4

Quel(s) est (sont) votre traitement de première intention pour ce patient ?

A ✓ anti-inflammatoire non stéroïdien
B ✓ antalgique de palier 2 voire 3 si nécessaire
C ● repos strict au lit
D ○ corset rigide thermoformé
E ○ infiltration scannoguidée du rachis

➥ Réponse : A, B

Commentaire : En première intention : antalgiques et AINS, pas d'infiltration d'emblée.

▸ QRM 5

Vous le revoyez 2 mois après, il se plaint toujours de lombosciatique S1 gauche.
Quel(s) examen(s) d'imagerie demandez-vous ?

A ✓ radiographies du rachis lombaire
B ○ une saccoradiculographie
C ✓ un scanner du rachis lombaire non injecté
D ○ un myeloscanner
E ○ une scintigraphie osseuse

➥ Réponse : A, C

Commentaire : L'imagerie du rachis ne doit pas être demandée avant 8 à 10 semaines dans une sciatique commune s'il n'existe aucun argument pour une lombosciatique symptomatique (reco HAS 2000). Il est préférable de demander une TDM ou IRM, plus que des clichés standards.

▸ QRM 6

Voici les résultats du scanner du rachis lombaire (en haut : coupe axiale passant par L5-S1, en bas coupe sagittale).

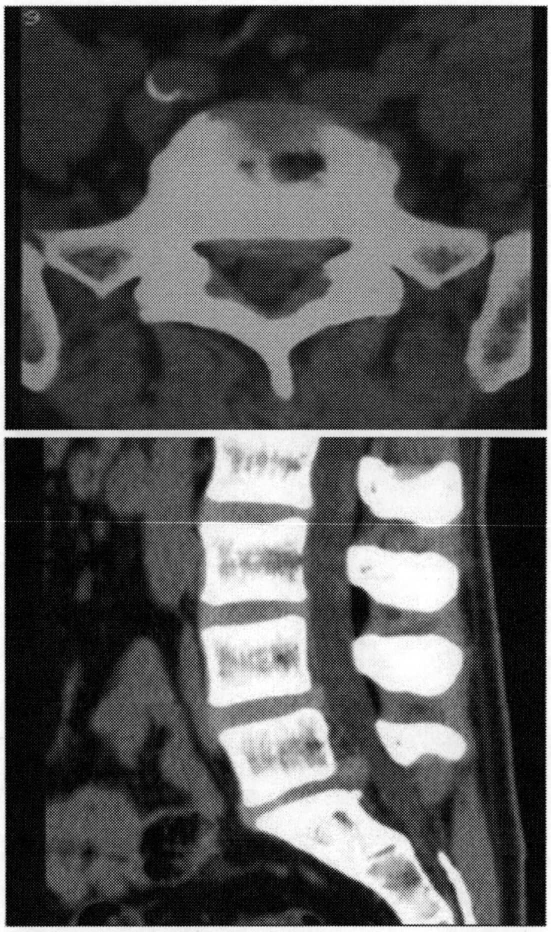

Quel est votre diagnostic ?

A ○ hernie discale L4-L5 foraminale gauche
B ○ hernie discale L4-L5 postéromédiane gauche
C ○ hernie discale L5-S1 foraminale gauche
D ✓ hernie discale L5-S1 posteromédiane gauche
E ○ hernie discale L5-S1extraforaminale gauche

➡ **Réponse : D**

▸ QRM 7

Le patient a du mal à se lever de son lit et ne peut se déplacer que sur quelques mètres.
Quel(s) signe(s) de gravité recherchez-vous ?

A ○ un signe de Lasègue
B ✓ des troubles sphinctériens
C ✓ une anesthésie en selle
D ○ des paresthésies au bord externe du pied gauche
E ● une abolition du réflexe achilléen gauche

➡ **Réponse : B, C**

Commentaire : L'abolition d'un réflexe n'est pas un signe de gravité, cela signe simplement l'atteinte radiculaire. Les signes de gravité sont caractéristiques du syndrome de la queue de cheval.

▸ QRM 8

Finalement l'examen clinique ne retrouve aucun signe de gravité et reste superposable à celui de votre première consultation. Malgré un traitement médical antalgique optimal, l'EVA de la douleur est côtée à 6/10 par le patient. Que décidez-vous ?

A ○ vous l'adressez en urgence en chirurgie du rachis
B ✓ vous lui faites faire une infiltration radioguidée L5-S1 gauche
C ○ vous lui faites faire un corset rigide sur-mesure thermoformé
D ○ vous demandez une IRM du rachis lombaire en urgence
E ○ vous demandez un nouveau scanner lombaire en urgence

➡ **Réponse : B**

Commentaire : Il n'existe pas d'urgence chirurgicale en dehors du syndrome de la queue de cheval.

▸ QRM 9

Vous faites faire une infiltration radioguidée.
Le patient est rapidement soulagé mais 1 mois plus tard il revient vous voir en consultation pour une récidive des douleurs.
L'examen clinique est le suivant : TA = 16/8, pouls 95/min, T° = 38,5°C, syndrome rachidien lombaire majeur, pas de trouble sphinctérien ou d'anesthésie en selle, pas de déficit moteur des membres inférieurs.

Quel diagnostic évoquez-vous ?

A ● un canal lombaire rétréci
B ● une spondylarthrite ankylosante
C ✓ une spondylodiscite infectieuse
D ○ une sacro-iliite infectieuse
E ○ une tumeur rachidienne

➡ **Réponse : C**

▸ QRM 10

Vous évoquez une spondylodiscite infectieuse.
Quel(s) examen(s) biologiques(s) demandez-vous ?

A ✓ numération formule sanguine (NFS)
B ✓ protéine C réactive (CRP)
C ✓ hémocultures
D ○ uricémie
E ● typage HLA B27

➡ **Réponse : A, B, C**

▸ QRM 11

Quel(s) examen(s) d'imagerie demandez-vous ?

A ○ un nouveau TDM du rachis lombaire
B ○ un myéloscanner du rachis lombaire
C ✓ une IRM du rachis lombaire
D ○ des radiographies du rachis lombaire
E ○ une ostéodensitométrie

➡ **Réponse : C**

Commentaire : L'IRM est l'examen le plus fiable pour l'analyse des différentes structures de la région.

▸ QRM 12

Voici les résultats de l'IRM du rachis lombaire que vous avez demandée.

Coupe sagittale T1 :

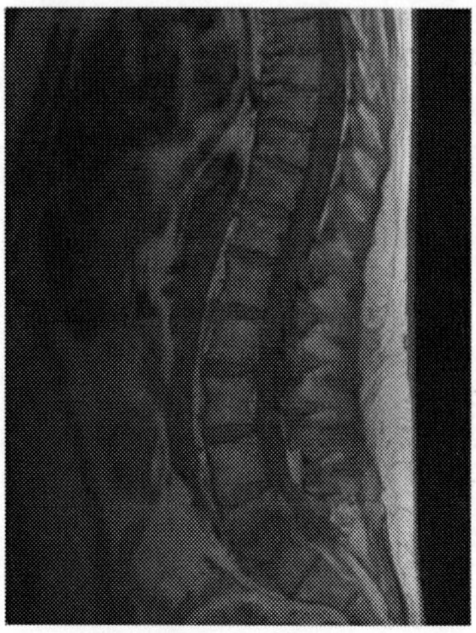

Coupe sagittale T2 :

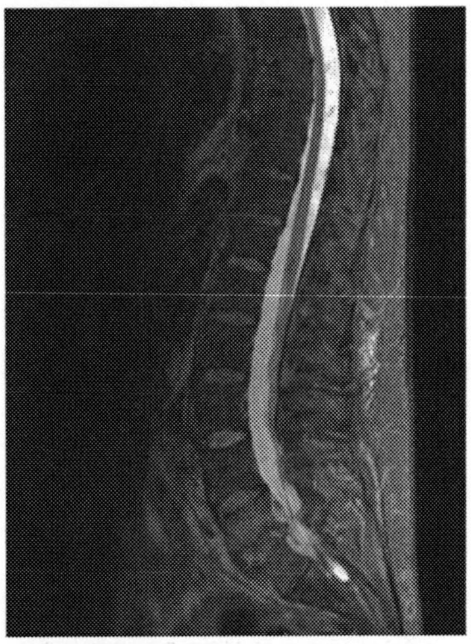

Coupe axiale STIR :

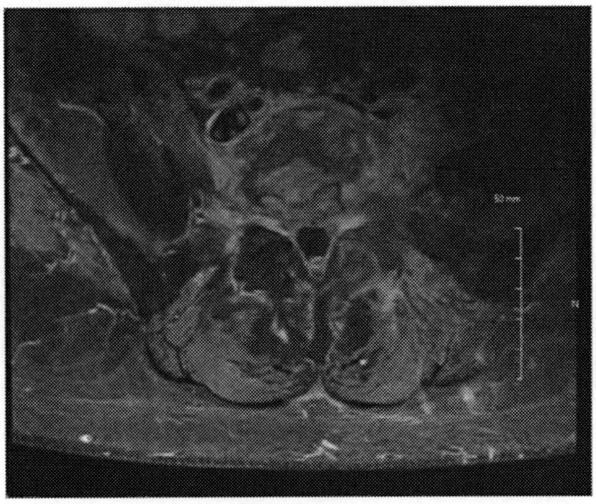

Quelles sont les lésions visibles ?

A ✓ un hyposignal T1 en miroir centré sur L5-S1
B ○ un hypersignal T1 en miroir centré sur L5-S1
C ○ un hyposignal T2 en miroir centré sur L5-S1
D ✓ un hypersignal T2 en miroir centré sur L5-S1
E ✓ une érosion des plateaux vertébraux de L5 et S1

➥ Réponse : A, D, E

▸ QRM 13

Les hémocultures sont négatives. Que décidez-vous ?

A ● surveillance seule avec contrôle de l'IRM du rachis lombaire dans 7 jours
B ○ chirurgie décompressive en urgence par laminectomie
C ○ instauration en urgence d'une biantibiothérapie probabiliste dirigée contre le staphylocoque
D ✓ ponction-biopsie discovertébrale pour analyse bactériologique et anatomopathologique
E ✓ immobilisation par repos au lit puis corset rigide fait sur-mesure

➥ Réponse : D, E

Commentaire : En l'absence de signe de gravité il est recommandé de poursuivre la recherche bactériologique par ponction disco-vertébrale, avec hémocultures au décours du geste de biopsie.

▸ QRM 14

Quel est le germe le plus probable ?

A ○ escherichia Coli
B ○ streptocoque
C ✓ staphylocoque
D ○ mycobacterium tuberculosis
E ○ bartonella henselae

➥ Réponse : C

▸ QRM 15

Finalement la ponction discale retrouve un staphylocoque épidermidis résistant à la méthicilline.
Quel(s) est (sont) le(s) principe(s) du traitement antibiotique que vous prescrivez ?

A ✓ biantibiotherapie
B ○ triantibiothérapie comportant de la rifampicine
C ○ pour une durée de 2 semaines
D ○ pour une durée de 6 mois
E ● des antibiotiques à bonne diffusion osseuse comme la peni-M intraveineuse

➥ Réponse : A

Commentaire : Prévoir une biantibiothérapie pendant 6 à 12 semaines, la vancomycine est l'antibiotique de référence des germes méti-résistants.

Évaluation			Votre entraînement		
Questions	Réponses	Points	1er Tour	2e Tour	3e Tour
Q - 1	E	20			
Q - 2	A, E	20			
Q - 3	B, C, E	20			
Q - 4	A, B	20			
Q - 5	A, C	20			
Q - 6	D	20			
Q - 7	B, C	20			
Q - 8	B	20			
Q - 9	C	20			
Q - 10	A, B, C	20			
Q - 11	C	20			
Q - 12	A, D, E	20			
Q - 13	D, E	20			
Q - 14	C	20			
Q - 15	A	20			
Total : 300					

ITEMS CONCERNÉS

UE4 - Item 92. Rachialgie
UE4 - Item 93. Radiculalgie et syndrome canalaire
UE6 - Item 153. Infections ostéo articulaires (IOA) de l'enfant et de l'adulte

Recommandation

- ANSM infiltrations rachis.
- Recommandations HAS 2000 : prise en charge de lombosciatique de moins de 3 mois d'évolution.

POINTS CLÉS :

Reco. ANSM sur infiltrations radioguidées : ANSM 2010

- Indications des injections cortisoniques radioguidées au rachis lombaire :
  - Les injections foraminales radioguidées ne doivent pas être réalisées en première intention et s'adressent au traitement des lombo-radiculalgies communes, rebelles au traitement médical, (pouvant inclure des injections épidurales interépineuses) bien conduit et chez un patient informé des risques d'accidents neurologiques.

DP 6 Une chute ... douleureuse

ÉNONCÉ :

M. G., 30 ans, technicien dans un lycée, marié, 2 enfants, se plaint de douleurs du membre inférieur droit suite à une chute, sans autre traumatisme associé (y compris crânien) survenue il y a 6 mois, en juin 2009 dans le cadre d'un accident du travail.

La chute a entraîné une fracture de la cheville, traitée orthopédiquement, avec plâtre pendant 45 jours. Cependant, dans les semaines qui ont suivi l'ablation du plâtre, des douleurs sont apparues au genou et dans tout le pied droit. Les douleurs sont devenues intolérables. Elles sont insomniantes et ressemblent à des brûlures. Le patient décrit également un œdème du pied droit apparu également à l'ablation du plâtre.

Vous le voyez 6 mois après la fracture. Il est très inquiet, anxieux, ne dort plus et ne sait pas s'il va pouvoir reprendre son travail. Son épouse voudrait qu'il reprenne au plus vite, car elle est elle-même au chômage.

À l'examen :

Le genou et la cheville droite sont limités en actif et en passif, la mobilisation est mal supportée par le patient car douloureuse, EVA = 7/10.

Le pied droit est œdématié, rouge, chaud et douloureux au moindre contact.

L'examen du rachis lombaire est normal.

Il n'existe pas de déficit thermo-algique et la recherche de déficit moteur est très difficile.

Bilan biologique :

VS = 10 mm à la 1re heure

NFS : normale

CRP < 1 mg/l

Calcémie = 2,24 mmol/l

QRM 1

Quel(s) diagnostic(s) possibles ?

A ❑ ostéomyélite
B ❑ syndrome douloureux régional complexe de type 1
C ❑ pathomimie
D ❑ syndrome des loges
E ❑ syndrome douloureux régional complexe de type 2

QRM 2

Quel (les) est (sont) le(s) cause(s) et facteur(s) favorisant(s) à envisager ?

A ❑ personnalité psychiatrique
B ❑ anomalie du métabolisme phospho-calcique
C ❑ plâtre trop serré
D ❑ fracture récente
E ❑ accident du travail

QRM 3

Quels sont les axes de l'évaluation à réaliser chez ce patient ?

A ❑ évaluation sensorielle
B ❑ évaluation comportementale
C ❑ évaluation cognitive
D ❑ évaluation émotionnelle
E ❑ évaluation professionnelle

QRM 4

Quelles anomalies peut-on observer dans le CRPS de type 1/algodystrophie ?

A ❑ anomalies sensorielles
B ❑ anomalies comportementales
C ❑ anomalies cognitives
D ❑ anomalies émotionnelles
E ❑ perturbations professionnelles

QRM 5

Quels sont les principes de la prise en charge à envisager ?

A ❑ rééducation douce active
B ❑ antalgiques
C ❑ repos strict
D ❑ évaluation du poste de travail
E ❑ marche sans appui, avec cannes

▸ QRM 6

Quels traitements médicamenteux proposer au patient, à visée antalgique ?

A ❑ paracétamol
B ❑ morphine à libération prolongée
C ❑ antidépresseur tricyclique
D ❑ antidépresseur inhibiteur de recapture de la sérotonine
E ❑ anxiolytique

▸ QRM 7

Les douleurs semblent s'améliorer globalement dans la jambe et le pied droit par votre prise en charge, mais il persiste des douleurs localisées, au niveau de la plante du pied, à type de brûlures, de décharge électrique et de sensations de pied cotonneux. Les douleurs sont aggravées et irradiées aux 4 premiers orteils par la percussion de la plante du pied. Quel(les) cause(s) possible(s) de cette douleur ?

A ❑ douleur neuropathique par compression canalaire du tunnel tarsien
B ❑ syndrome douloureux régional complexe de type 2
C ❑ névrome de Morton
D ❑ aponévrosite plantaire
E ❑ syndrome douloureux régional complexe de type 1

▸ QRM 8

Quel(les) approche(s) locale(s) est (sont) possible(s) pour le soulager de cette douleur canalaire ?

A ❑ rééducation
B ❑ plâtre de contention
C ❑ neurostimualtion électrique transcutanée (TENS)
D ❑ infiltration locale corticoïdes
E ❑ patch quotidien de lidocaïne

▸ QRM 9

La douleur du pied et de la cheville persiste depuis 3 mois, malgré les traitements locaux. Vous proposez un antidépresseur tricyclique à visée antalgique. Quelles sont les précautions et recommandations au patient ?

A ❑ contre-indication si asthme
B ❑ contre-indication absolue si adénome de prostate avec rétention d'urines
C ❑ contre-indication absolue si épilepsie
D ❑ évaluation de la pression artérielle au cours du traitement
E ❑ ECG avant traitement

▸ QRM 10

Après 3 semaines de traitement antidépresseur à visée antalgique, quels sont les éléments de suivi qui doivent être évalués pour permettre de définir une amélioration ?

A ❑ amélioration du score DN4
B ❑ amélioration du score HADs
C ❑ amélioration de l'intensité de la douleur
D ❑ amélioration du sommeil
E ❑ amélioration de la fonction

▸ QRM 11

Le patient se considère comme non amélioré, après 1 mois de traitement antidépresseur tricyclique. Il a toujours des douleurs du pied d'intensité 8/10, permanentes, avec quelques décharges électriques, mais sans anomalies à l'examen clinique, sans dysesthésies. Il ne peut poser le pied par terre. Il se déplace avec des béquilles. Quelle(s) proposition(s) pour l'aider à ce stade ?

A ❑ arrêt des antidépresseurs et passage aux opioïdes forts
B ❑ arrêt des antidépresseurs et passage aux anti-épileptiques
C ❑ arrêt des antidépresseurs tricycliques et passage aux antidépresseurs mixtes
D ❑ poursuite des antidépresseurs et restauration fonctionnelle
E ❑ poursuite des antidépresseurs et ajout d'un antiépileptique

▸ QRM 12

Quel(s) est (sont) le(s) argument(s) qui feraient éviter le recours aux opioïdes forts à ce stade ?

A ❑ antécédent d'alcoolisme
B ❑ antécédent d'addiction au jeu
C ❑ pas d'essai des opioïdes faibles tels que le tramadol
D ❑ métaboliseur lent pour le CYP 2D6
E ❑ pathologie anxiodépressive non stabilisée

▸ QRM 13

Quels sont les principes généraux de la prise en charge de ce patient douloureux chronique en échec de traitement médicamenteux ?

A ❑ recours aux traitements placebo
B ❑ recours aux thérapies cognitivo-comportementales
C ❑ recours à l'hypnose
D ❑ règlement des litiges en cours
E ❑ mise en arrêt de travail prolongé

▸ QRM 14

Serait-il adapté de recourir à l'utilisation d'un traitement placebo dans le cas du patient ? Quelles sont les réponses exactes ?

A ❑ le médicament placebo permet de différencier les douleurs réelles des douleurs factices
B ❑ l'utilisation d'un médicament placebo peut se faire pour aider le patient

C ❑ l'utilisation d'un médicament placebo peut se faire pour réduire les doses de médicaments associés
D ❑ l'utilisation de médicaments placebo se fait souvent dans les douleurs chroniques
E ❑ les approches placebo peuvent être des médicaments ou des approches non médicamenteuses, si elles aident le patient

▸ QRM 15

Quels sont les facteurs de gravité de la douleur chronique du pied que l'on retrouve chez ce patient?

A ❑ épouse au chômage
B ❑ tableau anxio-dépressif
C ❑ association à d'autres douleurs chroniques, telles qu'une lombalgie chronique ou des céphalées
D ❑ litiges en cours non résolus
E ❑ kinésiophobie

RÉPONSES

✓ Vrai ✓ Indispensable
○ Faux ● Inadmissible

▸ QRM 1

Quel(s) diagnostic(s) possibles?

A ○ ostéomyélite
B ✓ syndrome douloureux régional complexe de type 1
C ✓ pathomimio
D ○ syndrome des loges
E ○ syndrome douloureux régional complexe de type 2

➥ Réponse : B, C

Commentaire : L'algodystrophie ou CRPS de type 1 est un syndrome douloureux sans lésion neurologique (au contraire du CRPS de type 2 ou causalge). Il existe des pathomimies, telles que des pathologies induites par une constriction chronique volontaire qui peuvent mimer une algodystrophie.

▸ QRM 2

Quel (les) est (sont) le(s) cause(s) et facteur(s) favorisant(s) à envisager?

A ○ personnalité psychiatrique
B ○ anomalie du métabolisme phospho-calcique
C ○ plâtre trop serré
D ✓ fracture récente
E ○ accident du travail

➥ Réponse : D

Commentaire : L'algodystrophie/CRPS de type 1 peut être secondaire à un traumatisme, même guéri et consolidé, survenant en général après un intervalle libre de quelques semaines.

▸ QRM 3

Quels sont les axes de l'évaluation à réaliser chez ce patient?

A ✓ évaluation sensorielle
B ✓ évaluation comportementale
C ✓ évaluation cognitive
D ✓ évaluation émotionnelle
E ✓ évaluation professionnelle

➥ Réponse : A, B, C, D, E

Commentaire : L'évaluation d'un syndrome douloureux chronique doit être multidimensionnelle (reco HAS 2008) et comprend l'évaluation des 4 dimensions de la douleur (sensorielle, comportementale, émotionnelle et cognitive) et du contexte (ici professionnel).

▸ QRM 4

Quelles anomalies peut-on observer dans le CRPS de type 1/algodystrophie ?

A ✓ anomalies sensorielles
B ✓ anomalies comportementales
C ✓ anomalies cognitives
D ✓ anomalies émotionnelles
E ✓ perturbations professionnelles

➥ Réponse : A, B, C, D, E

Commentaire : Le CRPS de type 1 associe des anomalies sensorielles (douleurs avec sensations de brûlures, de chaleur, de froid douloureux, de troubles vaso-moteurs... selon la phase clinique), comportementales (difficultés fonctionnelles, troubles de la marche, troubles du schéma corporel), cognitives (difficile de comprendre la cause de la douleur, alors que la fracture a consolidé), émotionnelles (retentissement anxieux, voire dépressif), et professionelles (arrêt de travail, difficultés de reprise du travail).

▸ QRM 5

Quels sont les principes de la prise en charge à envisager?

A ✓ rééducation douce active
B ✓ antalgiques
C ○ repos strict
D ✓ évaluation du poste de travail
E ✓ marche sans appui, avec cannes

➥ Réponse : A, B, D, E

Commentaire : Le repos strict est à déconseiller, car il risque d'aggraver la désinsertion physique, les troubles comportementaux et fonctionnels.

▸ QRM 6

Quels traitements médicamenteux proposer au patient, à visée antalgique ?

A ✓ paracétamol
B ○ morphine à libération prolongée
C ✓ antidépresseur tricyclique
D ○ antidépresseur inhibiteur de recapture de la sérotonine
E ○ anxiolytique

➥ Réponse : A, C

Commentaire : Les antalgiques simples sont utiles pour soulager la douleur, ainsi que les antidépresseurs ayant une action sur la douleur (tricycliques ou IRSNA, et non les IRS).

▸ QRM 7

Les douleurs semblent s'améliorer globalement dans la jambe et le pied droit par votre prise en charge, mais il persiste des douleurs localisées, au niveau de la plante du pied, à type de brûlures, de décharge électrique et de sensations de pied cotonneux. Les douleurs sont aggravées et irradiées aux 4 premiers orteils par la percussion de la plante du pied. Quel(les) cause(s) possible(s) de cette douleur ?

A ✓ douleur neuropathique par compression canalaire du tunnel tarsien
B ○ syndrome douloureux régional complexe de type 2
C ○ névrome de Morton
D ○ aponévrosite plantaire
E ○ syndrome douloureux régional complexe de type 1

➥ Réponse : A

Commentaire : C'est ici une douleur neuropathique. Le névrome de Morton donne des douleurs d'un trajet neurologique, interdigital, sur deux orteils.

▸ QRM 8

Quel(les) approche(s) locale(s) est (sont) possible(s) pour le soulager de cette douleur canalaire ?

A ✓ rééducation
B ○ plâtre de contention
C ✓ neurostimualtion électrique transcutanée (TENS)
D ✓ infiltration locale corticoïdes
E ✓ patch quotidien de lidocaïne

➥ Réponse : A, C, D, E

Commentaire : L'immobilisation plâtrée n'est pas le traitement d'une douleur neuropathique.

▸ QRM 9

La douleur du pied et de la cheville persiste depuis 3 mois, malgré les traitements locaux. Vous proposez un antidépresseur tricyclique à visée antalgique. Quelles sont les précautions et recommandations au patient?

A ○ contre-indication si asthme
B ✓ contre-indication absolue si adénome de prostate avec rétention d'urines
C ○ contre-indication absolue si épilepsie
D ✓ évaluation de la pression artérielle au cours du traitement
E ✓ ECG avant traitement

➥ Réponse : B, D, E

▸ QRM 10

Après 3 semaines de traitement antidépresseur à visée antalgique, quels sont les éléments de suivi qui doivent être évalués pour permettre de définir une amélioration?

A ○ amélioration du score DN4
B ○ amélioration du score HADs
C ✓ amélioration de l'intensité de la douleur
D ✓ amélioration du sommeil
E ✓ amélioration de la fonction

➥ Réponse : C, D, E

Commentaire : Le traitement antidépresseur à visée antalgique n'a pas pour but d'améliorer l'atteinte psychologique éventuellement associée, et donc ne justifie pas la recherche de modification du score HADs (HAD : Hospital Anxiety and Depression scale). Le score DN4 est un score de dépistage et non de suivi des douleurs neuropathiques.

▸ **QRM 11**

Le patient se considère comme non amélioré, après 1 mois de traitement antidépresseur tricyclique. Il a toujours des douleurs du pied d'intensité 8/10, permanentes, avec quelques décharges électriques, mais sans anomalies à l'examen clinique, sans dysesthésies. Il ne peut poser le pied par terre. Il se déplace avec des béquilles. Quelle(s) proposition(s) pour l'aider à ce stade?

A ○ arrêt des antidépresseurs et passage aux opioïdes forts
B ○ arrêt des antidépresseurs et passage aux anti-épileptiques
C ○ arrêt des antidépresseurs tricycliques et passage aux antidépresseurs mixtes
D ✓ poursuite des antidépresseurs et restauration fonctionnelle
E ○ poursuite des antidépresseurs et ajout d'un antiépileptique

➥ **Réponse : D**

Commentaire : Un traitement antidépresseur à visée antalgique inefficace au bout de 1 mois ne justifie pas de l'arrêter, il faut au contraire le renforcer et ajouter des approches non médicamenteuses physiques.

▸ **QRM 12**

Quel(s) est (sont) le(s) argument(s) qui feraient éviter le recours aux opioïdes forts à ce stade?

A ✓ antécédent d'alcoolisme
B ✓ antécédent d'addiction au jeu
C ✓ pas d'essai des opioïdes faibles tels que le tramadol
D ○ métaboliseur lent pour le CYP 2D6
E ✓ pathologie anxiodépressive non stabilisée

➥ **Réponse : A, B, C, E**

Commentaire : Le risque de toxicomanie induite par la prise de morphiniques est augmenté lorsqu'il existe des antécédents d'autres addictions.

▸ **QRM 13**

Quels sont les principes généraux de la prise en charge de ce patient douloureux chronique en échec de traitement médicamenteux ?

A ○ recours aux traitements placebo
B ✓ recours aux thérapies cognitivo-comportementales
C ✓ recours à l'hypnose
D ✓ règlement des litiges en cours
E ○ mise en arrêt de travail prolongé

➥ **Réponse : B, C, D**

Commentaire : Le recours au traitement placebo n'est pas un élément classique de la prise en charge d'un patient en échec de traitement, il doit être discuté et argumenté. Le règlement des litiges en cours est indispensable dans une douleur chronique.

▸ **QRM 14**

Serait-il adapté de recourir à l'utilisation d'un traitement placebo dans le cas du patient ? Quelles sont les réponses exactes ?

A ○ le médicament placebo permet de différencier les douleurs réelles des douleurs factices
B ✓ l'utilisation d'un médicament placebo peut se faire pour aider le patient
C ✓ l'utilisation d'un médicament placebo peut se faire pour réduire les doses de médicaments associés
D ○ l'utilisation de médicaments placebo se fait souvent dans les douleurs chroniques
E ✓ les approches placebo peuvent être des médicaments ou des approches non médicamenteuses, si elles aident le patient

➥ **Réponse : B, C, E**

Commentaire : C'est la notion d'accompagnement qui est primordiale dans les douleurs chroniques notamment.

▸ **QRM 15**

Quels sont les facteurs de gravité de la douleur chronique du pied que l'on retrouve chez ce patient?

A ✓ épouse au chômage
B ✓ tableau anxio-dépressif
C ✓ association à d'autres douleurs chroniques, telles qu'une lombalgie chronique ou des céphalées
D ✓ litiges en cours non résolus
E ✓ kinésiophobie

➥ **Réponse : A, B, C, D, E**

Commentaire : Les facteurs de gravité d'une douleur chronique sont des facteurs psychologiques (anxiété et dépression), socio-professionnels (litige), cliniques (association à d'autres tableaux douloureux), comportementaux (peur du mouvement ou kinésiophobie).

Évaluation			Votre entraînement		
Questions	Réponses	Points	1er Tour	2e Tour	3e Tour
Q - 1	B - C	20			
Q - 2	D	20			
Q - 3	A - B - C - D - E	20			
Q - 4	A - B - C - D - E	20			
Q - 5	A - B - D - E	20			
Q - 6	A - C	20			
Q - 7	A	20			
Q - 8	A - C - D - E	20			
Q - 9	B - D - E	20			
Q - 10	C - D - E	20			
Q - 11	D	20			
Q - 12	A - B - C - E	20			
Q - 13	B - C - D	20			
Q - 14	B - C - E	20			
Q - 15	A - B - C - D - E	20			
Total : 300					

ITEMS CONCERNÉS

UE 7 - Item 195 : Syndrome douloureux régional complexe et algodystrophie

POINTS CLÉS : RECO HAS 2008 – RECONNAÎTRE ET ORIENTER UN PATIENT DOULOUREUX CHRONIQUE

Évoquer l'existence d'un syndrome de douleur chronique devant l'un des signes suivants :

- douleur résistant à l'analyse clinique et au traitement *a priori* bien conduit et suivi, conformément aux recommandations en cours ;
- douleur accompagnée d'une composante anxieuse ou dépressive ;
- douleur accompagnée d'une interprétation et de croyances propres au patient et différentes de celles du médecin concernant la douleur, ses causes, son retentissement ou ses traitements.

La douleur chronique est définie comme un syndrome multidimensionnel avec :

- douleur persistante et ou récidivante, évoluant au-delà du délai habituel d'évolution de la pathologie causale diagnostiquée, notamment au-delà de 3 mois ;
- douleur accompagnée d'un retentissement fonctionnel dans les actes de la vie quotidienne ou d'une intrication sociale ou professionnelle, notamment au-delà de 3 mois.

****Exemples :**

- intensité, durée et répercussions majeures de la douleur sur la vie professionnelle, sociale et familiale du patient ou son équilibre psychique;
- traitement fréquemment modifié ou avis sur pertinence, efficacité ou effets secondaires de la prise en charge médicamenteuse ou non ;
- traitement antalgique de palier 3 au long cours, hors cancer ;
- sevrage du traitement difficile ;
- approche interdisciplinaire facilitée ;
- geste thérapeutique spécifique.

Identifier la douleur chronique en ambulatoire* → (Évoquer l'existence d'un syndrome de douleur chronique…)

↓

Évaluer la douleur chronique en ambulatoire → Bilan étiologique et antécédents médicaux, chirurgicaux personnels et familiaux ; → Objectiver l'évaluation de la douleur avec l'utilisation d'échelles d'évaluation ou autres outils validés spécifiques

↓

Traitement en cours ? — NON → Mise en oeuvre d'un traitement selon recommandations et réévaluation

↓ OUI

Avis diagnostique ou thérapeutique complémentaire** ou évaluation ou prise en charge pluridisciplinaires nécessaires

↓

Orientation du patient vers une structure spécialisée →
- Avec courrier type du médecin prescripteur ou traitant
- Après bilan étiologique initial
- Après information du caractère multidimensionnel des évaluations en structures douleur

↓

Évaluation réalisée par plusieurs professionnels, simultanément ou non, suivie d'une réunion interdisciplinaire →
- Prendre en compte la demande du patient et du médecin
- Vérifier les faits cliniques, diagnostiques et l'adéquation du traitement
- Compléter l'évaluation de la douleur et son contexte scolaire ou professionnel

↓

Orientation du patient à l'issue de l'évaluation en structure spécialisée → Courrier systématiquement envoyé au médecin prescripteur ou traitant

↓

- Adéquation de la prise en charge en cours ? — OUI → Patient réorienté vers le médecin prescripteur ou traitant, si besoin avec complément par la structure
- Justification du fait du patient et de la structure ? — OUI → Patient pris en charge au sein de la structure
- Autre structure susceptible de mettre en oeuvre le traitement ? — OUI → Patient adressé à une autre structure si accord de celle-ci

DP 7 Une polyarthrite évoluant depuis 4 mois

ÉNONCÉ :

M. De O., 52 ans, est hospitalisé pour un tableau de polyarthrite évoluant depuis 4 mois.
Il a un tabagisme estimé à 45 paquets/années. Il est asthénique et a perdu 5 % de son poids corporel en 5 mois.

▸ QRM 1

Parmi les éléments cliniques suivants, lequel (lesquels) est (sont) retenu(s) pour le diagnostic de polyarthrite rhumatoïde ?

A ❑ nombre d'articulations douloureuses
B ❑ localisation des articulations gonflées
C ❑ durée des symptômes
D ❑ durée de la raideur matinale
E ❑ nombre d'articulations gonflées

▸ QRM 2

Parmi les éléments biologiques suivants, lequel (lesquels) est (sont) retenu(s) pour le diagnostic de polyarthrite rhumatoïde ?

A ❑ facteurs rhumatoïdes
B ❑ anticorps anti-protéines citrullinées ou anti-CCP* ou ACPA
C ❑ vitesse de sédimentation
D ❑ C réactive protéine ou protéine C réactive
E ❑ présence de complexe immuns circulants

▸ QRM 3

Le tabagisme actif dans la polyarthrite rhumatoïde...

A ❑ est associé à un risque plus élevé de développer la maladie
B ❑ est associé à un risque plus élevé de mauvaise réponse aux traitements de fond
C ❑ à des formes en général bénignes
D ❑ à un sur-risque infectieux
E ❑ seulement si associé au HLA-DR8

▸ QRM 4

Parmi les articulations suivantes, quelles sont celles qui sont fréquemment touchées dans la polyarthrite rhumatoïde ?

A ❑ métacarpophalangiennes
B ❑ interphalangiennes proximales
C ❑ interphalangiennes distales
D ❑ poignets
E ❑ articulaires postérieures lombaires

▸ QRM 5

Voici une photographie des pieds de cet homme.

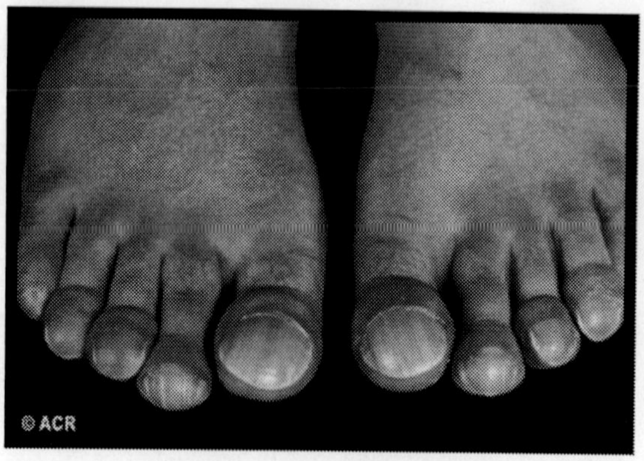

Voir image couleur dans le cahier en fin d'ouvrage

Quel est le signe d'examen à évoquer sur l'aspect de ses orteils ?

A ❑ un hippocratisme digital
B ❑ orteils en saucisses
C ❑ dactylite
D ❑ ostéoarthropathie pneumique hypertrophiante
E ❑ orteils en lorgnette

▸ QRM 6

Quel examen radiographique est indispensable pour progresser sur le diagnostic étiologique de cette polyarthrite ?

A ❑ radiographie thoracique
B ❑ radiographie des sacro-iliaques
C ❑ IRM pan-rachidienne
D ❑ scanner cérébral
E ❑ radiographie du rachis thoraco-lombaire

▸ QRM 7

Vous avez demandé une radiographie thoracique.

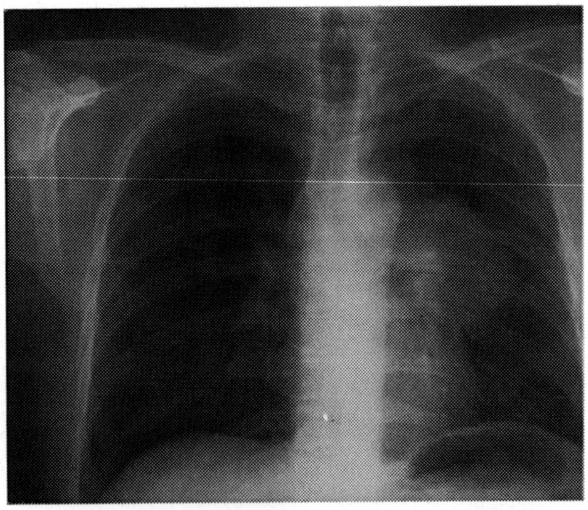

Quel(s) élément(s) sémiologique(s) radiologique(s) retenez-vous ?

A ❑ épanchement pleural
B ❑ masse médiastinale
C ❑ tumeur de l'apex
D ❑ cavernome
E ❑ opacité champ pulmonaire gauche

▸ QRM 8

Vous recevez le bilan biologique de votre patient. On observe les éléments suivants :
Vitesse de sédimentation : 72 mm première heure, protéine C réactive : 35 mg/L, calcémie : 2,6 mmol/L, numération formule sanguine normale, la fonction rénale est normale, le profil hépatique est normal.
Quels éléments biologiques vous manque-t-il pour interpréter la calcémie ? (plusieurs réponses possibles)

A ❑ natrémie
B ❑ kaliémie
C ❑ créatininémie
D ❑ albuminémie
E ❑ protidémie

▸ QRM 9

Vous recevez l'albuminémie qui est à 24 g/L.
La valeur de la calcémie corrigée est...

A ❑ celle mesurée (2,6 mmol/L)
B ❑ celle mesurée divisée par deux (divalence du calcium)
C ❑ plus basse que celle mesurée
D ❑ plus élevée que celle mesurée
E ❑ ininterprétable sur l'albuminémie seule, il faudrait la protidémie totale

▸ QRM 10

Vous retenez le diagnostic d'hypercalcémie maligne dans le cadre d'un cancer du poumon. Quels sont les principes du traitement d'urgence de cette hypercalcémie ?

A ❑ arrêt de tout traitement potentialisateur
B ❑ hydratation par voie intraveineuse
C ❑ diurétiques type furosémide
D ❑ calcitonine
E ❑ bisphosphonate intraveineux

▸ QRM 11

Le genou droit est le siège d'un épanchement douloureux que vous ponctionnez.
Quels examens pertinents demandez-vous sur le liquide synovial ?

A ❑ dosage des protéines
B ❑ numération cellulaire
C ❑ bactériologie
D ❑ recherche de cristaux
E ❑ dosage des lactates

▸ QRM 12

Dans la polyarthrite rhumatoïde, la dose classique de methotrexate est de...

A ❑ 10 à 20 mg par semaine
B ❑ 10 à 20 mg par jour
C ❑ 1 à 2 grammes par jour
D ❑ 1 à 2 grammes par semaine
E ❑ 1 à 2 grammes par mois

▸ QRM 13

Pourquoi donne-t-on de l'acide folique en association avec le méthotrexate ?

A ❑ contrecarrer les effets digestifs
B ❑ contrecarrer la toxicité hépatique
C ❑ contrecarrer la toxicité médullaire
D ❑ inhiber la synthèse des bases puriques
E ❑ favoriser la synthèse des bases pyrimidiques

▸ QRM 14

La surveillance biologique, pour apprécier la tolérance d'un traitement par méthotrexate, associe les éléments suivants :

A ❑ numération formule sanguine
B ❑ natrémie, kaliémie
C ❑ créatininémie avec clairance
D ❑ transaminases
E ❑ vitesse de sédimentation et protéine C réactive

► **QRM 15**

Vous planifiez la surveillance de votre patient. Pour évaluer la réponse au traitement par méthotrexate que vous avez instauré, il est indispensable que vous revoyiez le patient dès :

A ❑ 8 jours
B ❑ 15 jours
C ❑ 1 mois
D ❑ 3 mois
E ❑ 6 mois

► **QRM 16**

La polyarthrite rhumatoïde présente une maladie chronique pour laquelle vous allez être amené à revoir le patient. Quelles propositions vous semblent adaptées ?

A ❑ mise en contact avec une association de patients
B ❑ programme d'éducation thérapeutique
C ❑ distribution de documents adaptés au patient sur la maladie et ses traitements
D ❑ information sur les médicaments et leurs effets secondaires
E ❑ déclaration systématique en ALD30

RÉPONSES

✓ Vrai* ✓ Indispensable
○ Faux ● Inadmissible

► **QRM 1**

Parmi les éléments cliniques suivants, lequel (lesquels) est (sont) retenu(s) pour le diagnostic de polyarthrite rhumatoïde ?

A ✓ nombre d'articulations douloureuses
B ✓ localisation des articulations gonflées
C ✓ durée des symptômes
D ○ durée de la raideur matinale
E ✓ nombre d'articulations gonflées

➥ **Réponse : A, B, C, E**

Commentaire : Le dérouillage matinal oriente sur le caractère inflammatoire des douleurs.

► **QRM 2**

Parmi les éléments biologiques suivants, lequel (lesquels) est (sont) retenu(s) pour le diagnostic de polyarthrite rhumatoïde ?

A ✓ facteurs rhumatoïdes
B ✓ anticorps anti-protéines citrullinées ou anti-CCP* ou ACPA
C ✓ vitesse de sédimentation
D ✓ C réactive protéine ou protéine C réactive
E ○ présence de complexe immuns circulants

➥ **Réponse : A, B, C, D**

Commentaire :

A et B : Diagnostique et pronostiques.

C et D : Pour valider l'inflammation.

Voir algorythme des nouveaux critères de Classification ACR/EULAR 2010 à la fin.

► **QRM 3**

Le tabagisme actif dans la polyarthrite rhumatoïde...

A ✓ est associé à un risque plus élevé de développer la maladie
B ✓ est associé à un risque plus élevé de mauvaise réponse aux traitements de fond
C ○ à des formes en général bénignes
D ○ à un sur-risque infectieux
E ○ seulement si associé au HLA-DR8

➥ **Réponse : A, B**

Commentaire : L'épitope partagé est porté par le HLA-DR4 ou DR1 ; il augmente le risque de PR ACPA positive, donc sévère, par 30 quand il est associé au tabagisme.

► **QRM 4**

Parmi les articulations suivantes, quelles sont celles qui sont fréquemment touchées dans la polyarthrite rhumatoïde ?

A ✓ métacarpophalangiennes
B ✓ interphalangiennes proximales
C ○ interphalangiennes distales
D ✓ poignets
E ○ articulaires postérieures lombaires

➥ **Réponse : A, B, D**

Commentaire : Les IPD, sont respectées, dans la PR, car différentes des autres articulations (pas de membrane synoviale).

▸ QRM 5

Voici une photographie des pieds de cet homme.

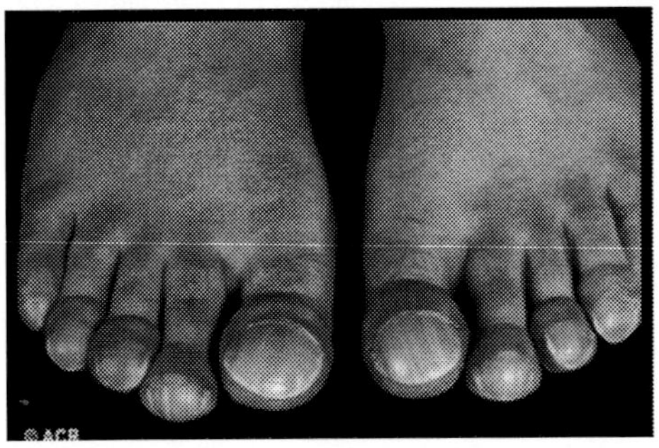

Quel est le signe d'examen à évoquer sur l'aspect de ses orteils ?

A ✓ un hippocratisme digital
B ○ orteils en saucisses
C ○ dactylite
D ✓ ostéoarthropathie pneumique hypertrophiante
E ○ orteils en lorgnette

➡ Réponse : A, D

Commentaire :

B = C, E : Spondyloarthrite, dont B plus particulièrement rhumatisme psoriasique très destructeur. Le doigt en lorgnette se voit fréquemment dans la sclérodermie.

▸ QRM 6

Quel examen radiographique est indispensable pour progresser sur le diagnostic étiologique de cette polyarthrite ?

A ✓ radiographie thoracique
B ○ radiographie des sacro-iliaques
C ○ IRM pan-rachidienne
D ○ scanner cérébral
E ○ radiographie du rachis thoraco-lombaire

➡ Réponse : A

Commentaire : Eliminer une atteinte pulmonaire (infectieuse, ou vasculitique, parfois associée à la PR).

▸ QRM 7

Vous avez demandé une radiographie thoracique.

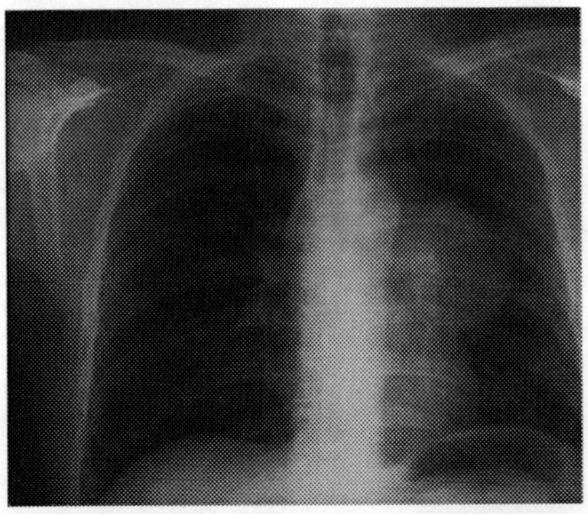

Quel(s) élément(s) sémiologique(s) radiologique(s) retenez-vous ?

A ○ épanchement pleural
B ○ masse médiastinale
C ○ tumeur de l'apex
D ○ cavernome
E ✓ opacité champ pulmonaire gauche

➡ Réponse : E

▸ QRM 8

Vous recevez le bilan biologique de votre patient. On observe les éléments suivants :
Vitesse de sédimentation : 72 mm première heure, protéine C réactive : 35 mg/L, calcémie : 2,6 mmol/L, numération formule sanguine normale, la fonction rénale est normale, le profil hépatique est normal.
Quels éléments biologiques vous manque-t-il pour interpréter la calcémie ? (plusieurs réponses possibles)

A ○ natrémie
B ○ kaliémie
C ○ créatininémie
D ✓ albuminémie
E ✓ protidémie

➡ Réponse : D, E

Commentaire : L'un ou l'autre pour calculer une calcémie corrigée.

▸ QRM 9

Vous recevez l'albuminémie qui est à 24 g/L.
La valeur de la calcémie corrigée est...

A ○ celle mesurée (2,6 mmol/L)
B ○ celle mesurée divisée par deux (divalence du calcium)
C ○ plus basse que celle mesurée
D ✓ plus élevée que celle mesurée
E ○ ininterprétable sur l'albuminémie seule, il faudrait la protidémie totale

➡ Réponse : D

Commentaire : On peut corriger sur l'albuminémie ou la protidémie.

▸ QRM 10

Vous retenez le diagnostic d'hypercalcémie maligne dans le cadre d'un cancer du poumon. Quels sont les principes du traitement d'urgence de cette hypercalcémie ?

A ✓ arrêt de tout traitement potentialisateur
B ✓ hydratation par voie intraveineuse
C ✓ diurétiques type furosémide

D ○ calcitonine

E ○ bisphosphonate intraveineux

➡ **Réponse : A, B, C**

Commentaire :

D et E : Au-dessus de 3 mmol/l ou si signes de complications de l'hypercalcémie, la calcitonine étant plus rapide que les bisphosphonates. La diurèse forcée se fait plutôt en soins intensifs (surveiller le scope).

▸ QRM 11

Le genou droit est le siège d'un épanchement douloureux que vous ponctionnez.
Quels examens pertinents demandez-vous sur le liquide synovial ?

A ○ dosage des protéines

B ✓ numération cellulaire

C ✓ bactériologie

D ✓ recherche de cristaux

E ○ dosage des lactates

➡ **Réponse : B, C, D**

Commentaire :

A : Aucun intérêt.

E : Valeur prédictive positive mauvaise dans ce contexte clinique.

▸ QRM 12

Dans la polyarthrite rhumatoïde, la dose classique de methotrexate est de...

A ✓ 10 à 20 mg par semaine

B ○ 10 à 20 mg par jour

C ○ 1 à 2 grammes par jour

D ○ 1 à 2 grammes par semaine

E ○ 1 à 2 grammes par mois

➡ **Réponse : A**

▸ QRM 13

Pourquoi donne-t-on de l'acide folique en association avec le méthotrexate ?

A ✓ contrecarrer les effets digestifs

B ○ contrecarrer la toxicité hépatique

C ✓ contrecarrer la toxicité médullaire

D ○ inhiber la synthèse des bases puriques

E ○ favoriser la synthèse des bases pyrimidiques

➡ **Réponse : A, C**

Commentaire :

B : Non, ou très débattu.

D et E : Rien à voir. L'acide folique doit être pris à distance du méthotrexate sinon il inhiberait son effet.

▸ QRM 14

La surveillance biologique, pour apprécier la tolérance d'un traitement par méthotrexate, associe les éléments suivants :

A ✓ numération formule sanguine

B ○ natrémie, kaliémie

C ✓ créatininémie avec clairance

D ✓ transaminases

E ○ vitesse de sédimentation et protéine C réactive

➡ **Réponse : A, C, D**

Commentaire :

E : Serait pour surveiller la maladie.

▸ QRM 15

Vous planifiez la surveillance de votre patient. Pour évaluer la réponse au traitement par méthotrexate que vous avez instauré, il est indispensable que vous revoyiez le patient dès :

A ○ 8 jours

B ○ 15 jours

C ○ 1 mois

D ✓ 3 mois

E ○ 6 mois

➡ **Réponse : D**

Commentaire : Réévaluation clinique à 3 mois, surveillance biologique en début de traitement à 15 J, 1 mois, puis mensuelle. Une évaluation spécialisée annuelle.

▸ QRM 16

La polyarthrite rhumatoïde présente une maladie chronique pour laquelle vous allez être amené à revoir le patient. Quelles propositions vous semblent adaptées ?

A ✓ mise en contact avec une association de patients

B ✓ programme d'éducation thérapeutique

C ✓ distribution de documents adaptés au patient sur la maladie et ses traitements

D ✓ information sur les médicaments et leurs effets secondaires

E ○ déclaration systématique en ALD30

➡ **Réponse : A, B, C, D**

Commentaire :

E : L'ALD30 ne concerne que la PR sévère, mais par exemple nécessaire si prescription de biothérapie.

Évaluation			Votre entraînement		
Questions	Réponses	Points	1er Tour	2e Tour	3e Tour
Q - 1	A - B - C - E	18,75			
Q - 2	A - B - C - D	18,75			
Q - 3	A - B	18,75			
Q - 4	A - B - D	18,75			
Q - 5	A - D	18,75			
Q - 6	A	18,75			
Q - 7	E	18,75			
Q - 8	D - E	18,75			
Q - 9	D	18,75			
Q - 10	A - B - C	18,75			
Q - 11	B - C - D	18,75			
Q - 12	A	18,75			
Q - 13	A - C	18,75			
Q - 14	A - C - D	18,75			
Q - 15	D	18,75			
Q - 16	A - B - C - D	18,75			
Total : 300					

▸ ITEMS CONCERNÉS

UE 7 - N° 192 Polyarthrite rhumatoïde
UE 9 - N° 306 Tumeurs du poumon, primitives et secondaires
UE 7 - N° 196 Douleur et épanchement articulaire. Arthrite d'évolution récente
UE 8 - N° 266 Hypercalcémie (avec le traitement)

POINTS CLÉS :

RECOMMANDATIONS DIAGNOSTIC PR : CRITÈRES ACR/ EULAR 2010

A : suivre l'algorythme suivant puis appliquer le tableau B pour la mise sous méthotrexate

1. **Algorythme A :**

Critères EULAR/ACR 2010 de diagnostic et classification de la PR

OBJECTIFS :

1. Reconnaître la polyarthrite :
   - Synovite clinique
   - Synovite échographique
2. Évoquer autre diagnostic :
   - Manifestations exta-articulaires :
3. Rechercher la sévérité
   - Lésions radiographiques
   - Taux de autoAC

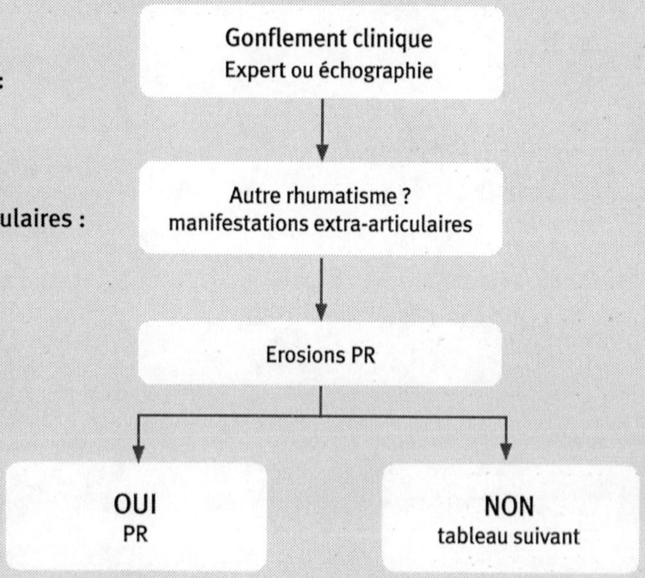

PR : Polyarthrite rhumatoïde ; AC : autoanticorps

Tableau B

PR ≥ 6/10	**Articulations atteintes (0-5)**	
	Une grosse articulation	0
	2-10 grosses articulations	1
	1-3 petites articulations (en dehors des grosses)	2
	4-10 petites articulations (en dehors des grosses)	3
	Plus de 10 articulations (dont une petite)	5
	Autoanticorps de (0-3)	
	FR et ACPA négatifs	0
	FR ou ACPA faiblement positifs	2
	FR et ACPA très positifs	3
	Durée des symptômes (0-1)	
	Moins de 6 semaines	0
	Plus de 6 semaines	1
	Inflammation biologique (0-1)	
	CRP et VS normales	0
	CRP ou VS anormale	1

FR : facteur rhumatoïde, ACPA : anticorps anti-protéines citrullinées, CRP / C réactive protéine, VS : vitesse de sédimentation

DP 8 Une vive douleur de la cheville droite

ÉNONCÉ :

Une femme de 53 ans a ressenti une vive douleur de la cheville droite lors d'un faux mouvement en varus forcé en effectuant une marche en montagne.

Le diagnostic d'entorse a été retenu par son médecin traitant qui a prescrit repos et AINS.

Elle a été ménopausée à l'âge de 39 ans après une hystérectomie totale pour kystes ovariens et fibrome et a subi une fracture du poignet il y a un an. Elle est fumeuse (un paquet par jour) depuis 20 ans.

Quinze jours après ce traumatisme il persiste un œdème inflammatoire du pied et la cheville à recrudescence nocturne avec difficultés à la marche, avec hypersudation.

L'état général est conservé, le poids est à 60 kg pour 1 m 69 ; la température est de 36°7.

L'examen clinique retrouve des points douloureux diffus sur le pied et la cheville et toute mobilisation réveille de vives douleurs (EVA = 7/10). VS et CR Protéine sont normales. Les radiographies sont également normales.

QRM 1

Quel diagnostic vous paraît le plus vraisemblable ? (une seule réponse possible)

A ❑ arthrite septique
B ❑ accès goutteux
C ❑ métastase osseuse d'un cancer viscéral
D ❑ tumeur primitive osseuse (sarcome)
E ❑ algodystrophie

QRM 2

Sur quel(s) argument(s) pouvez-vous retenir le diagnostic d'algodystrophie ? (une ou plusieurs réponses possibles)

A ❑ traumatisme préalable
B ❑ aspect clinique pseudo-inflammatoire
C ❑ VS et CRP normales
D ❑ radiographies normales
E ❑ tabagisme

QRM 3

Une scintigraphie osseuse est demandée. En cas d'algodystrophie quel serait le résultat ? (une ou plusieurs réponses possibles)

A ❑ hyperfixation de tout le squelette
B ❑ absence de fixation
C ❑ hyperfixation loco-régionale
D ❑ hyperfixation très localisée et punctiforme
E ❑ hypofixation avec hyperfixation adjacente (équivalent image en coquille d'œuf)

QRM 4

Vous retenez le diagnostic d'algodystrophie de la cheville, la scintigraphie étant en faveur. Quelles modalités thérapeutiques proposez-vous devant cette algodystrophie de la cheville ? (une ou plusieurs réponses possibles)

A ❑ kinésithérapie indolore
B ❑ immobilisation par botte en résine
C ❑ antalgiques
D ❑ physiothérapie, balnéothérapie
E ❑ immobilisation sous plâtre

QRM 5

Quelle est l'évolution de l'algodystrophie ? (une ou plusieurs réponses possibles)

A ❑ fractures de fatigue dans 50 % des cas
B ❑ évolution favorable dans seulement 50 % des cas
C ❑ évolution favorable dans 90 % des cas
D ❑ séquelles possibles à type de rétractions aponévrotiques ou troubles trophiques
E ❑ extension à toutes les articulations des membres inférieurs et membres supérieurs

QRM 6

Au troisième mois la patiente revient en consultation avec des radiographies.

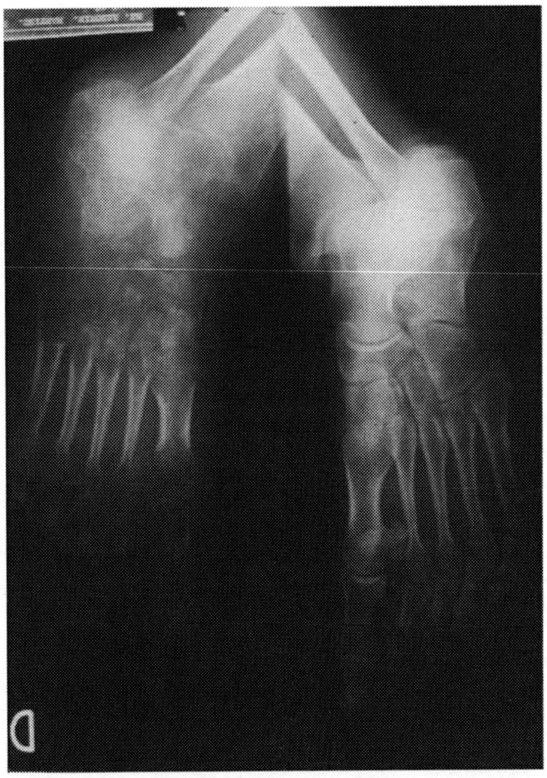

Quelle interprétation en faites-vous ? (une ou plusieurs réponses possibles)

A ❑ elles montrent avant tout une ostéolyse
B ❑ il s'agit d'une déminéralisation avec respect des interlignes articulaires
C ❑ l'aspect est celui d'arthrite érosive
D ❑ l'aspect est celui d'un œdème des parties molles
E ❑ l'aspect est celui d'une déminéralisation régionale

▸ QRM 7

La patiente vous interroge sur son risque fracturaire. Vous notez qu'il existe la notion d'une fracture du poignet, lors d'une chute de sa hauteur. Vous suivez la recommandation d'utiliser le FRAX. Quels facteurs d'ostéoporose chez cette patiente seront utilisés parmi les suivants, pour calculer le FRAX ? (une ou plusieurs réponses possibles) :

A ❑ l'âge
B ❑ tabac
C ❑ ménopause précoce
D ❑ antécédent maternel de fracture du col fémoral
E ❑ algodystrophie

▸ QRM 8

La densitométrie osseuse demandée révèle un T-score lombaire en L1-L4 à -2,4 et un T-score fémoral total à -2,5. Quelles modalités thérapeutiques envisagez-vous ?

A ❑ aucun traitement de l'ostéoporose
B ❑ un traitement par calcium uniquement
C ❑ des règles hygiéno-diététiques (arrêt tabac, activité sportive, ration alimentaire en calcium)
D ❑ un traitement spécifique (bisphosphonates, Raloxifène etc.)
E ❑ un traitement par vitamine D uniquement

▸ QRM 9

Chez cette patiente jeune en périménopause, sans signes fonctionnels par ailleurs, quel traitement spécifique de l'ostéoporose peut-on proposer ? (une ou plusieurs réponses possibles)

A ❑ denosumab
B ❑ bisphosphonates
C ❑ oestrogénothérapie substitutive
D ❑ raloxifène
E ❑ tériparatide

▸ QRM 10

Quels sont les principaux effets indésirables et contre-indications des bisphosphonates ?

A ❑ gastralgies dans les formes per os
B ❑ ostéonécrose de mâchoire
C ❑ association avec traitement anticoagulant par AVK
D ❑ fracture atypique sous-trochantérienne
E ❑ hypocalcémie

▸ QRM 11

Vous lui proposez un bisphosphonate. Elle est en cours de traitement dentaire et s'inquiète des risques. Quelles sont les propositions exactes ? (plusieurs réponses possibles)

A ❑ vous adressez un courrier à son dentiste pour connaître le type de soins dentaires
B ❑ vous la rassurez : elle ne court aucun risque quel que soit le soin
C ❑ vous déconseillez le bisphosphonate en cas de soins de carie dentaire
D ❑ vous déconseillez le bisphosphonate en cas d'extraction dentaire
E ❑ vous déconseillez le bisphosphonate en cas de pose d'implant

▸ QRM 12

Quelles sont les modalités de prise d'un bisphosphonate per os ? (plusieurs réponses possibles)

A ❑ avec un verre de lait ou un yaourt
B ❑ le matin à jeun 30 à 45 minutes avant le petit déjeuner
C ❑ au cours des repas
D ❑ à n'importe quel moment de la journée
E ❑ avec un comprimé de calcium

▸ **QRM 13**

Ce traitement sera prescrit pour une durée de 5 ans environ. Quelle surveillance est préconisée ? (une ou plusieurs réponses possibles)

A ❑ surveillance clinique (tolérance, nouvelles fractures)
B ❑ surveillance de la taille
C ❑ densitométrie osseuse tous les ans
D ❑ calcémie tous les 6 mois
E ❑ panoramique dentaire tous les deux ans

▸ **QRM 14**

La définition densitométrique de l'ostéoporose correspond à ? (une seule réponse possible)

A ❑ T-score < -3
B ❑ T-score < -2,5 uniquement en lombaire
C ❑ T-score < -2,5 uniquement en fémoral
D ❑ T-score < -2,5 en lombaire et fémoral
E ❑ T-score < -2,5 en lombaire ou fémoral

RÉPONSES

✓ Vrai ✓ Indispensable ○ Faux ● Inadmissible

▸ **QRM 1**

Quel diagnostic vous paraît le plus vraisemblable ? (une seule réponse possible)

A ○ arthrite septique
B ○ accès goutteux
C ○ métastase osseuse d'un cancer viscéral
D ○ tumeur primitive osseuse (sarcome)
E ✓ algodystrophie

➡ **Réponse : E**

▸ **QRM 2**

Sur quel(s) argument(s) pouvez-vous retenir le diagnostic d'algodystrophie ? (une ou plusieurs réponses possibles)

A ✓ traumatisme préalable
B ✓ aspect clinique pseudo-inflammatoire
C ✓ VS et CRP normales
D ○ radiographies normales
E ○ tabagisme

➡ **Réponse : A, B, C**

▸ **QRM 3**

Une scintigraphie osseuse est demandée. En cas d'algodystrophie quel serait le résultat ? (une ou plusieurs réponses possibles)

A ○ hyperfixation de tout le squelette
B ○ absence de fixation
C ✓ hyperfixation loco-régionale
D ○ hyperfixation très localisée et punctiforme
E ○ hypofixation avec hyperfixation adjacente (équivalent image en coquille d'œuf)

➡ **Réponse : C**

▸ **QRM 4**

Vous retenez le diagnostic d'algodystrophie de la cheville, la scintigraphie étant en faveur. Quelles modalités thérapeutiques proposez-vous devant cette algodystrophie de la cheville ? (une ou plusieurs réponses possibles)

A ✓ kinésithérapie indolore
B ○ immobilisation par botte en résine
C ✓ antalgiques
D ✓ physiothérapie, balnéothérapie
E ○ immobilisation sous plâtre

➡ **Réponse : A, C, D**

▸ **QRM 5**

Quelle est l'évolution de l'algodystrophie ? (une ou plusieurs réponses possibles)

A ○ fractures de fatigue dans 50 % des cas
B ○ évolution favorable dans seulement 50 % des cas
C ✓ évolution favorable dans 90 % des cas
D ✓ séquelles possible à type de rétractions aponévrotiques ou troubles trophiques
E ○ extension à toutes les articulations des membres inférieurs et membres supérieurs

➡ **Réponse : C, D**

▸ **QRM 6**

Au troisième mois la patiente revient en consultation avec des radiographies.

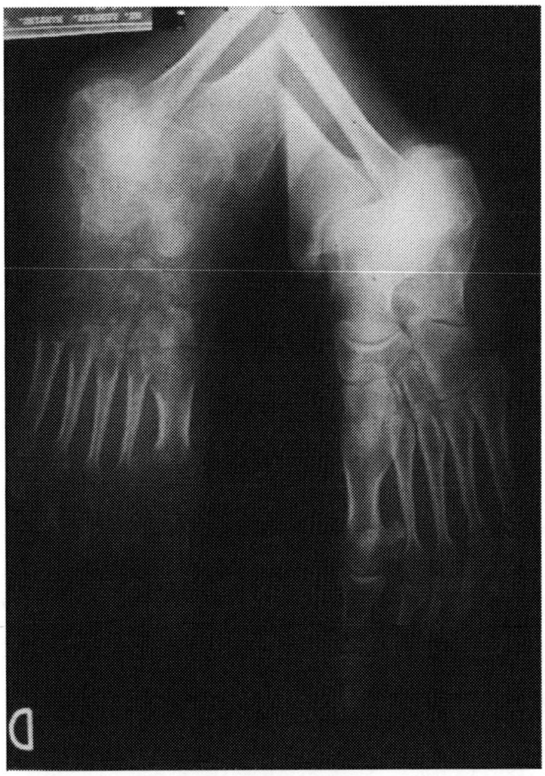

Quelle interprétation en faites-vous ? (une ou plusieurs réponses possibles)

A ○ elles montrent avant tout une ostéolyse
B ✓ il s'agit d'une déminéralisation avec respect des interlignes articulaires
C ○ l'aspect est celui d'arthrite érosive
D ○ l'aspect est celui d'un œdème des parties molles
E ✓ l'aspect est celui d'une déminéralisation régionale

➡ Réponse : B, E

▸ QRM 7

La patiente vous interroge sur son risque fracturaire. Vous notez qu'il existe la notion d'une fracture du poignet, lors d'une chute de sa hauteur. Vous suivez la recommandation d'utiliser le FRAX. Quels facteurs d'ostéoporose chez cette patiente seront utilisés parmi les suivants, pour calculer le FRAX ? (une ou plusieurs réponses possibles)

A ✓ l'âge
B ✓ tabac
C ✓ ménopause précoce
D ✓ antécédent maternel de fracture du col fémoral
E ○ algodystrophie

➡ Réponse : A, B, C, D

Commentaire : FRAX recommandations dépistage ostéoporose 2012, Revue du Rhumatisme, cf. à la fin.

▸ QRM 8

La densitométrie osseuse demandée révèle un T-score lombaire en L1-L4 à -2,4 et un T-score fémoral total à -2,5. Quelles modalités thérapeutiques envisagez-vous ?

A ○ aucun traitement de l'ostéoporose
B ○ un traitement par calcium uniquement
C ✓ des règles hygiéno-diététiques (arrêt tabac, activité sportive, ration alimentaire en calcium)
D ✓ un traitement spécifique (bisphosphonates, Raloxifene etc.)
E ○ un traitement par vitamine D uniquement

➡ Réponse : C, D

Commentaire : Le traitement est nécessaire compte-tenu de la fracture à traumatisme pauci-cinétique avec une densitométrie basse.

▸ QRM 9

Chez cette patiente jeune en périménopause, sans signes fonctionnels par ailleurs, quel traitement spécifique de l'ostéoporose peut-on proposer ? (une ou plusieurs réponses possibles)

A ○ denosumab
B ✓ bisphosphonates
C ○ oestrogénothérapie substitutive
D ✓ raloxifène
E ○ tériparatide

➡ Réponse : B, D

Commentaire : Pas d'oestrogénothérapie sans troubles du climatère ; le denosumab ou le tériparatide n'est pas indiqué ni remboursé dans cette indication. Le raloxifène est à proposer compte tenu de l'âge mais son action prioritaire est sur la perte osseuse trabéculaire.

▸ QRM 10

Quels sont les principaux effets indésirables et contre-indications des bisphosphonates ?

A ✓ gastralgies dans les formes per os
B ✓ ostéonécrose de mâchoire
C ○ association avec traitement anticoagulant par AVK
D ✓ fracture atypique sous-trochantérienne
E ✓ hypocalcémie

➡ Réponse : A, B, D, E

▸ QRM 11

Vous lui proposez un bisphosphonate. Elle est en cours de traitement dentaire et s'inquiète des risques. Quelles sont les propositions exactes? (plusieurs réponses possibles)

A ✓ vous adressez un courrier à son dentiste pour connaître le type de soins dentaires

B ○ vous la rassurez : elle ne court aucun risque quel que soit le soin

C ○ vous déconseillez le bisphosphonate en cas de soins de carie dentaire

D ✓ vous déconseillez le bisphosphonate en cas d'extraction dentaire

E ✓ vous déconseillez le bisphosphonate en cas de pose d'implant

➥ Réponse : A, D, E

Commentaire : Les bisphosphonates exposent au risque d'ostéonécrose mandibulaire (complication rare mais redoutée) en cas de traitement dentaire impliquant l'os mandibulaire mais pas sur carie simple.

▸ QRM 12

Quelles sont les modalités de prise d'un bisphosphonate per os ? (plusieurs réponses possibles)

A ○ avec un verre de lait ou un yaourt

B ✓ le matin à jeun 30 à 45 minutes avant le petit déjeuner

C ○ au cours des repas

D ○ à n'importe quel moment de la journée

E ○ avec un comprimé de calcium

➥ Réponse : B

Commentaire : On rappelle que tout traitement par bisphosphonate doit se faire chez une patiente avec supplémentation en vitamine D.

▸ QRM 13

Ce traitement sera prescrit pour une durée de 5 ans environ. Quelle surveillance est préconisée ? (une ou plusieurs réponses possibles)

A ✓ surveillance clinique (tolérance, nouvelles fractures)

B ✓ surveillance de la taille

C ○ densitométrie osseuse tous les ans

D ○ calcémie tous les 6 mois

E ○ panoramique dentaire tous les deux ans

➥ Réponse : A, B

Commentaire : La surveillance de la taille permet de dépister une fracture vertébrale si perte de plus de 3 cm entre deux mesures.

▸ QRM 14

La définition densitométrique de l'ostéoporose correspond à ? (une seule réponse possible)

A ○ T-score < -3

B ○ T-score < -2,5 uniquement en lombaire

C ○ T-score < -2,5 uniquement en fémoral

D ○ T-score < -2,5 en lombaire et fémoral

E ✓ T-score < -2,5 en lombaire ou fémoral

➥ Réponse : E

Évaluation			Votre entraînement		
Questions	Réponses	Points	1er Tour	2e Tour	3e Tour
Q - 1	E	21,42			
Q - 2	A - B - C	21,42			
Q - 3	C	21,42			
Q - 4	A - C - D	21,42			
Q - 5	C - D	21,42			
Q - 6	B - E	21,42			
Q - 7	A - B - C - D	21,42			
Q - 8	C - D	21,42			
Q - 9	B - D	21,42			
Q - 10	A - B - D - E	21,42			
Q - 11	A - D - E	21,42			
Q - 12	B	21,42			
Q - 13	A - B	21,42			
Q - 14	E	21,42			
Total : 300					

▶ ITEMS CONCERNÉS

UE 5 - N° 124. Ostéopathies fragilisantes
UE 7 - N° 195. Syndrome douloureux régional complexe

POINTS CLÉS :

DÉPISTAGE OSTÉOPOROSE

Repose sur le risque fracturaire (**tableau 1**) et l'estimation du risque de chute (**tableau 2**).

Tableau 1
Âge
Origine caucasienne
Ménopause avant 40 ans
Aménorrhée primaire ou secondaire
Antécédent familial de fracture par ostéopénie de déminéralisation
Antécédent personnel de fracture
Faible poids (IMC< 19)
Troubles de l'acuité visuelle
Troubles neuromusculaires
Immobilisation très prolongée
Tabagisme
Corticothérapie
Faible apport calcique (ex < 1 g/jour)
Carence en vitamine D (ex < 20 ng/ml)
Consommation excessive d'alcool (ex > 14 Unités d'alcool par semaine)

Tableau 2
Facteurs intrinsèques
Âge (plus de 80 ans)
Antécédent de chute dans l'année précédente
Troubles locomoteurs et neuromusculaires (ex : Diminution de la force musculaire des membres inférieurs ; Préhension manuelle réduite ; Difficultés à la marche ; Troubles de l'équilibre)
Baisse de l'acuité visuelle
Baisse de l'audition
Prise de psychotropes
Polymédication
Pathologies spécifiques (Maladie de Parkinson ; Démences ; Dépression ; Séquelles d'accident vasculaire cérébral ; Carence en vitamine D)
Facteurs extrinsèques
Consommation d'alcool
Sédentarité
Malnutrition
Facteurs environnementaux (Habitat mal adapté (escaliers, tapis) ; Utilisation ou non utilisation d'une aide à la marche ; Environnement public (trottoirs irréguliers, surfaces glissantes)
Mauvaise utilisation ou non utilisation d'une canne
Facteurs socio-économiques : éducation revenue, logement, intégration sociale

LE COUP DE POUCE DE L'ENSEIGNANT

- L'outil FRAX intègre les risque de fracture à la valeur de la densitométrie, et estime le risque fracturaie à 10 ans. Il propose alors un seuil d'intervention thérapeutique.
- **Outil FRAX :** www.sheffield.ac.uk/FRAX

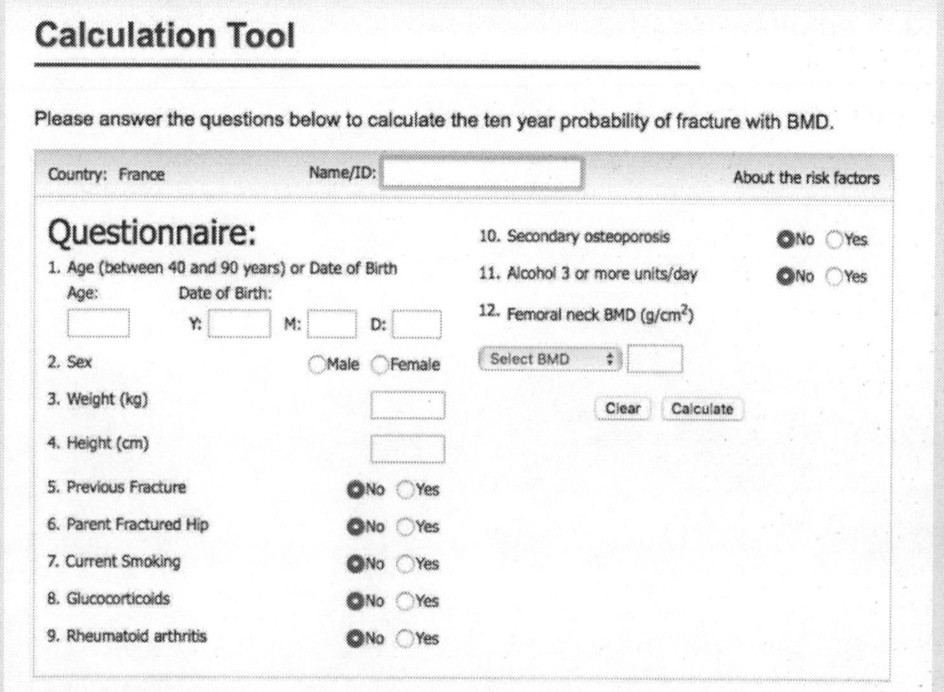

Référence

- Briot et al. Revue du Rhumatisme, Volume 79, 2012, Pages 264–274.

Recommandations

- Actualisation 2012 des recommandations françaises du traitement médicamenteux de l'ostéoporose post-ménopausique
- http://dx.doi.org.gate2.inist.fr/10.1016/j.rhum.2012.02.006

DP 9 Une douleur lancinante du genou droit et du pied droit

ÉNONCÉ :

M. G., âgé de 48 ans, cuisinier, consulte pour une douleur lancinante du genou droit et du pied droit, apparue brutalement la nuit précédente. Il vous signale que cette douleur est déclenchée par le moindre contact à tel point qu'il ne peut pas mettre sa chaussure droite. Il se souvient avoir déjà eu un épisode similaire au pied droit il y a trois ans. Son poids est de 98 kg pour 1,75 m. Sa température est à 38,1°C. Son état général est conservé. L'examen physique vous permet de mettre en évidence un choc rotulien du genou droit et de constater une augmentation de volume de l'avant-pied droit (voir figure ci-jointe) avec une douleur en regard de la première métatarso-phalangienne du pied droit. À l'exception d'une hypertension artérielle mal contrôlée par le furosémide, aucun autre antécédent n'est connu.

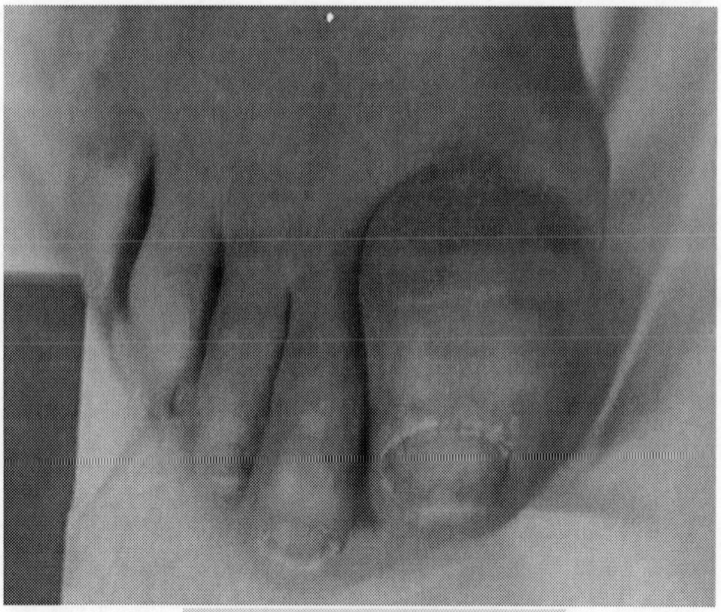

Voir image couleur dans le cahier en fin d'ouvrage

QRM 1

Quelle est votre première hypothèse diagnostique ?

A ❑ poussée congestive d'arthrose
B ❑ oligoarthrite septique
C ❑ oligoarthrite goutteuse
D ❑ oligoarthrite chondrocalcinosique
E ❑ polyarthrite rhumatoïde

QRM 2

Sur quels arguments spécifiques et discriminants retenez-vous le diagnostic d'accès goutteux ?

A ❑ localisation à la première métatarso-phalangienne
B ❑ caractère allodynique
C ❑ fièvre
D ❑ atteinte de deux articulations
E ❑ début brutal

QRM 3

Vous évoquez en premier lieu un accès de goutte. Vous recherchez des arguments indirects en faveur de ce diagnostic. Lesquels ?

A ❑ antécédent familial de goutte
B ❑ psoriasis
C ❑ tophus goutteux de la face antérieure des genoux
D ❑ tophus goutteux du pavillon des oreilles
E ❑ crise de colique néphrétique

QRM 4

Quels examens complémentaires spécifiques demandez-vous pour conforter votre diagnostic en première intention ?

A ❑ hémogramme
B ❑ uricémie
C ❑ uraturie

D ❑ ponction articulaire avec recherche de microcristaux d'urate de sodium
E ❑ ponction du tophus goutteux

▸ QRM 5

L'analyse du liquide de ponction articulaire révèle des microcristaux d'urate de sodium avec 15 961 leucocytes par mm³. L'uricémie est à 498 µmol/l (83 mg/l). Quelles sont les caractéristiques des cristaux d'urate de sodium ?

A ❑ fins
B ❑ courts
C ❑ fortement biréfringents à la lumière polarisée
D ❑ longs
E ❑ pointus

▸ QRM 6

Vous décidez de débuter un traitement. Que proposez-vous au patient pour traiter cet accès ?

A ❑ antalgiques
B ❑ méthotrexate
C ❑ colchicine
D ❑ inhibiteur de la xanthine oxydase (allopurinol ou febuxostat)
E ❑ glaçage des articulations douloureuses

▸ QRM 7

Quelles sont les deux étiologies les plus probables de cet accès goutteux chez votre patient ?

A ❑ syndrome de Lesh Nyhan
B ❑ diurétiques
C ❑ goutte primitive
D ❑ hémopathie
E ❑ insuffisance rénale

▸ QRM 8

Vous décidez de proposer un régime à votre patient pour diminuer les apports en purines. Quel(s) aliment(s) allez-vous lui déconseiller ?

A ❑ crustacés
B ❑ soda
C ❑ bière sans alcool
D ❑ charcuterie
E ❑ légumes grillés

▸ QRM 9

Quels sont les arguments qui justifient le traitement de l'hyper-uricémie chez ce malade ?

A ❑ intolérance à la colchicine
B ❑ existence de tophus
C ❑ plusieurs accès goutteux dans le passé
D ❑ signes d'arthropathie goutteuse
E ❑ âge du patient

▸ QRM 10

Vous décidez de traiter le patient pour sa goutte chronique. Que proposez-vous ?

A ❑ régime hypo-uricémiant seul
B ❑ colchicine seule
C ❑ allopurinol seule
D ❑ allopurinol + colchicine
E ❑ allopurinol + colchicine + régime hypo-uricémiant

▸ QRM 11

La prescription d'allopurinol doit être accompagnée au début de colchicine pour prévenir la survenue d'accès goutteux dus à la mobilisation des cristaux d'urate de sodium. Pendant combien de temps ?

A ❑ 1 semaine
B ❑ 3 à 6 mois au moins
C ❑ 1 an
D ❑ jusqu'à la normalisation des radiographies standard
E ❑ jusqu'à la disparition des tophus

▸ QRM 12

L'allopurinol doit être prescrit à ce malade en respectant :

A ❑ une posologie initiale élevée puis diminution progressive
B ❑ une augmentation progressive de la posologie en l'adaptant à l'uricémie
C ❑ un début du traitement pendant l'accès goutteux
D ❑ une association à une diurèse alcaline (eau de Vichy par exemple)
E ❑ le remplacement du diurétique par un autre traitement hypotenseur

▸ QRM 13

L'allopurinol peut être responsable d'effets secondaires. Lesquels ?

A ❑ Dress syndrome
B ❑ prise de poids
C ❑ survenue d'accès goutteux
D ❑ syndrome de Lyell
E ❑ fièvre isolée

▸ QRM 14

Quel est l'objectif thérapeutique que l'on doit se fixer avec le patient ?

A ❑ uricémie en dessous de 240 micromol/l
B ❑ uricémie en dessous de 280 micromol/l
C ❑ uricémie en dessous de 300 micromol/l
D ❑ uricémie en dessous de 360 micromol/l
E ❑ uricémie en dessous de 480 micromol/l

RÉPONSES

✓ Vrai ✓ Indispensable
○ Faux ● Inadmissible

▸ QRM 1

Quelle est votre première hypothèse diagnostique ?

A ○ poussée congestive d'arthrose
B ○ oligoarthrite septique
C ✓ oligoarthrite goutteuse
D ○ oligoarthrite chondrocalcinosique
E ○ polyarthrite rhumatoïde

➥ Réponse : C

▸ QRM 2

Sur quels arguments spécifiques et discriminants retenez-vous le diagnostic d'accès goutteux ?

A ✓ localisation à la première métatarso-phalangienne
B ✓ caractère allodynique
C ○ fièvre
D ○ atteinte de deux articulations
E ✓ début brutal

➥ Réponse : A, B, E

▸ QRM 3

Vous évoquez en premier lieu un accès de goutte. Vous recherchez des arguments indirects en faveur de ce diagnostic. Lesquels ?

A ✓ antécédent familial de goutte
B ○ psoriasis
C ○ tophus goutteux de la face antérieure des genoux
D ✓ tophus goutteux du pavillon des oreilles
E ✓ crise de colique néphrétique

➥ Réponse : A, D, E

▸ QRM 4

Quels examens complémentaires spécifiques demandez-vous pour conforter votre diagnostic en première intention ?

A ○ hémogramme
B ✓ uricémie
C ○ uraturie
D ✓ ponction articulaire avec recherche de microcristaux d'urate de sodium
E ○ ponction du tophus goutteux

➥ Réponse : B, D

Commentaire :

E : Surtout pas car trouble de la cicatrisation à prévoir. Mais si externalsiation de corps étranger, prélever (compresse) et analyser pour recherche de cristaux.

▸ QRM 5

L'analyse du liquide de ponction articulaire révèle des microcristaux d'urate de sodium avec 15 961 leucocytes par mm^3. L'uricémie est à 498 µmol/l (83 mg/l). Quelles sont les caractéristiques des cristaux d'urate de sodium ?

A ✓ fins
B ○ courts
C ✓ fortement biréfringents à la lumière polarisée
D ✓ longs
E ✓ pointus

➥ Réponse : A, C, D, E

▸ QRM 6

Vous décidez de débuter un traitement. Que proposez-vous au patient pour traiter cet accès ?

A ✓ antalgiques
B ○ méthotrexate
C ✓ colchicine
D ○ inhibiteur de la xanthine oxydase (allopurinol ou febuxostat)
E ✓ glaçage des articulations douloureuses

➥ Réponse : A, C, E

▸ QRM 7

Quelles sont les deux étiologies les plus probables de cet accès goutteux chez votre patient ?

A ○ syndrome de Lesh Nyhan
B ✓ diurétiques
C ✓ goutte primitive
D ○ hémopathie
E ○ insuffisance rénale

➥ Réponse : B, C

Commentaire :

A : goutte familiale chez les jeunes.

▸ QRM 8

Vous décidez de proposer un régime à votre patient pour diminuer les apports en purines. Quel(s) aliment(s) allez-vous lui déconseiller ?

A ✓ crustacés
B ✓ soda
C ✓ bière sans alcool
D ✓ charcuterie
E ○ légumes grillés

➡ Réponse : A, B, C, D

▸ QRM 9

Quels sont les arguments qui justifient le traitement de l'hyper-uricémie chez ce malade ?

A ○ intolérance à la colchicine
B ✓ existence de tophus
C ✓ plusieurs accès goutteux dans le passé
D ✓ signes d'arthropathie goutteuse
E ○ âge du patient

➡ Réponse : B, C, D

▸ QRM 10

Vous décidez de traiter le patient pour sa goutte chronique. Que proposez-vous ?

A ○ régime hypo-uricémiant seul
B ○ colchicine seule
C ○ allopurinol seule
D ○ allopurinol + colchicine
E ✓ allopurinol + colchicine + régime hypo-uricémiant

➡ Réponse : E

▸ QRM 11

La prescription d'allopurinol doit être accompagnée au début de colchicine pour prévenir la survenue d'accès goutteux dus à la mobilisation des cristaux d'urate de sodium. Pendant combien de temps ?

A ○ 1 semaine
B ✓ 3 à 6 mois au moins
C ○ 1 an
D ○ jusqu'à la normalisation des radiographies standard
E ✓ jusqu'à la disparition des tophus

➡ Réponse : B, E

▸ QRM 12

L'allopurinol doit être prescrit à ce malade en respectant :

A ○ une posologie initiale élevée puis diminution progressive
B ✓ une augmentation progressive de la posologie en l'adaptant à l'uricémie
C ○ un début du traitement pendant l'accès goutteux
D ✓ une association à une diurèse alcaline (eau de Vichy par exemple)
E ✓ le remplacement du diurétique par un autre traitement hypotenseur

➡ Réponse : B, D, E

▸ QRM 13

L'allopurinol peut être responsable d'effets secondaires. Lesquels ?

A ✓ Dress syndrome
B ○ prise de poids
C ✓ survenue d'accès goutteux
D ✓ syndrome de Lyell
E ○ fièvre isolée

➡ Réponse : A, C, D

▸ QRM 14

Quel est l'objectif thérapeutique que l'on doit se fixer avec le patient ?

A ○ uricémie en dessous de 240 micromol/l
B ○ uricémie en dessous de 280 micromol/l
C ○ uricémie en dessous de 300 micromol/l
D ✓ uricémie en dessous de 360 micromol/l
E ○ uricémie en dessous de 480 micromol/l

➡ Réponse : D

Évaluation			Votre entraînement		
Questions	Réponses	Points	1er Tour	2e Tour	3e Tour
Q - 1	C	21,42			
Q - 2	A, B, E	21,42			
Q - 3	A, D, E	21,42			
Q - 4	B, D	21,42			
Q - 5	A, C, D, E	21,42			
Q - 6	A, C, E	21,42			
Q - 7	B, C	21,42			
Q - 8	A, B, C, D	21,42			
Q - 9	B, C, D	21,42			
Q - 10	E	21,42			
Q - 11	B, E	21,42			
Q - 12	B, D, E	21,42			
Q - 13	A, C, D	21,42			
Q - 14	D	21,42			
Total : 300					

ITEMS CONCERNÉS

UE 7 - N°194. ARTHROPATHIE MICROCRISTALLINE
UE 7 - N°196. CAT ARTHRITE

Recommandations

- Diététique de la goutte

POINTS CLÉS :

DIÉTÉTIQUE DE LA GOUTTE : Réf UKgoutsociety.org, Lioté et al., traitement de la goutte. Revue du Rhumatisme 74 (2007) 160 –167

A proscrire	A limiter	Favorise élimination acide urique
1. Abats (ris de veau, rognons, foie, cervelle, langue, tripes, cœur) Saucisses et autres charcuteries Gibiers et viandes faisandées, Oie **2. Bière** (même SANS alcool) **3. Alcool :** apéritifs et digestifs **4. Sodas, jus fruits sucrés** 5. Bouillon de viandes etc.. 6. Anchois, sardines, harengs, maquereaux, moules, coquilles Saint-Jacques, autres crustacés, œufs de poisson	• Viandes de porc, de veau, d'agneau et de bœuf, volailles, lapin, jambon • Crevettes, crabes, coquillages, anguille, truite • Asperges, champignons, chou-fleur, épinards, pois secs, haricots secs, lentilles, potages de pois secs, fèves, lentilles • Germes de **blé, son**	• **Boire beaucoup d'eau** • **Cerise** • **Myrtille** • **Laitages** • Artichaud, oignon, courge céleri carotte

DP 10

Mme C., âgée de 66 ans a mal aux mains, aux genoux et à l'épaule droite

ÉNONCÉ :

Mme C., âgée de soixante-six ans, retraitée de la poste, consulte pour des douleurs des mains, de l'épaule droite et des genoux.

Elle a une douleur de l'épaule droite, depuis plusieurs mois, qui s'est installée progressivement. Elle est surtout gênée pour lever le bras mais elle aussi arrive quand même au bout du mouvement. Elle a depuis 1 mois une gêne douloureuse des deux mains, surtout des interphalangiennes proximales, notamment au réveil le matin, pendant dix minutes. Elle se plaint de douleurs des genoux à la montée et à la descente des escaliers.

Dans ses antécédents, elle est ménopausée depuis onze ans, sans substitution. Elle a fait une fracture du poignet droit il y a deux ans en chutant sur le verglas. La taille est de 168 cm et le poids de 45 kg. Elle fume un paquet de cigarettes par jour. Elle boit 30 g d'alcool par jour et ne fait pas de sport.

À l'examen :

L'épaule droite n'est limitée ni activement ni passivement mais elle est douloureuse et ne résiste pas du tout à la manœuvre de Jobe, douloureuse à celle de Yocum mais pas à celles de Patte, Gerber, palm-up, Hawkins et Neer.

Les genoux sont secs, mobiles, non limités, sans ressaut, et l'on note une douleur à la percussion rotulienne.

Les interphalangiennes proximales et distales des deux mains sont le siège de déformations, ainsi que les bases des pouces. On trouve des nodules sur les IPP.

La pression artérielle est à 130/80 mmHg.

Elle vous apporte aussi une radiographie du rachis thoracique de profil faite par son médecin traitant l'année précédente à l'occasion d'une dorsalgie post-traumatique (ivresse aiguë) qui montre deux fractures-tassements de L2 et L4.

QRM 1

Quelles sont les pathologies rhumatologiques que l'on peut suspecter en première intention ?

A ❑ arthrose digitale
B ❑ polyarthrite rhumatoïde du sujet âgé
C ❑ périarthrite des genoux
D ❑ périarthrite de l'épaule droite
E ❑ syndrome fémoro-patellaire

QRM 2

Quelle(s) pathologie(s) des mains est (sont) la (les) plus probable(s) ?

A ❑ polyarthrite rhumatoïde
B ❑ arthrose digitale
C ❑ chondrocalcinose articulaire
D ❑ algodystrophie
E ❑ rhumatisme psoriasique

QRM 3

Quels examens paracliniques sont nécessaires en première intention pour l'exploration des douleurs des mains de cette patiente ?

A ❑ radiographies des mains
B ❑ radiographie du thorax
C ❑ recherche de syndrome inflammatoire par dosage de la CRP
D ❑ dosage de l'uricémie
E ❑ dosage des phosphatases alcalines

QRM 4

Elle vous demande si un examen des os (ostéodensitométrie) ne serait pas nécessaire pour expliquer toutes ces douleurs. Que lui répondez-vous (plusieurs propositions exactes) ?

A ❑ elle a raison, les douleurs peuvent être liées à une densité minérale osseuse basse
B ❑ l'ostéodensitométrie est utile chez elle, compte tenu de son mode de vie
C ❑ l'ostéodensitométrie est utile chez elle, compte tenu de ses antécédents
D ❑ l'ostéodensitométrie est systématique après la ménopause
E ❑ il n'existe pas de parallélisme entre les douleurs osseuses et articulaires et la densité minérale osseuse

QRM 5

Quels principes de prise en charge des douleurs des mains proposez-vous ?

A ❑ paracétamol
B ❑ AINS

C ❑ orthèse digitale à porter la nuit
D ❑ infiltration des interphalangiennes
E ❑ AINS en topiques

QRM 6

Quel(s) diagnostic(s) pour les douleurs du genou ?

A ❑ syndrome de la queue de cheval
B ❑ syndrome de la patte d'oie
C ❑ syndrome méniscal
D ❑ syndrome fémoro-patellaire
E ❑ syndrome de Cockett

QRM 7

Quels sont les principes d'une prise en charge des douleurs du genou de cette patiente ?

A ❑ morphiniques
B ❑ rééducation
C ❑ orthèse
D ❑ infiltration
E ❑ AINS en topiques

QRM 8

Quel(s) est (sont) votre (vos) diagnostic(s) pour les douleurs de l'épaule ?

A ❑ douleur viscérale projetée
B ❑ douleur tendineuse
C ❑ omarthrose
D ❑ douleur plexique
E ❑ douleur conflit sous-acromial

QRM 9

Quels examens complémentaires pour évaluer l'épaule de la patiente en première intention ?

A ❑ radio des deux épaules
B ❑ échographie de l'épaule
C ❑ IRM
D ❑ arthroIRM
E ❑ arthroscanner

QRM 10

Quels sont les principes d'une prise en charge des douleurs de l'épaule de cette patiente ?

A ❑ médicaments opioïdes forts
B ❑ AINS par voie orale
C ❑ orthèse
D ❑ infiltration
E ❑ rééducation

QRM 11

L'enquête alimentaire vous apprend qu'elle n'aime pas le lait. Les seuls produits laitiers qu'elle consomme de façon journalière sont : à midi un yaourt et, le soir, deux petits suisses ; elle boit par ailleurs un demi-litre d'eau de Volvic. Concernant les apports alimentaires calciques de la patiente, quelles sont les propositions exactes ?

A ❑ ses apports calciques sont insuffisants
B ❑ elle devrait choisir une eau riche en calcium
C ❑ elle devrait avoir une supplémentation vitaminique D
D ❑ ses apports calciques recommandés sont au moins de 1200 mg/j
E ❑ ses apports calciques recommandés sont d'au moins de 900 mg/j

QRM 12

Les résultats biologiques sont les suivants :

- protides à 55 g/l avec une albuminémie à 35 g/l ;
- électrophorèse des protides normale et protéinurie nulle ;
- créatininémie et phosphorémie normales ;
- calcémie à 2,30 mmol/l et calciurie basse (1,12 mmol/24 h) ;
- 25 OH-vitamine D3 à 5 µg/l (N = 10-30 µg/l) et parathormone à 70 pg/ml (N = 15-60 pg/ml).

Quelle(s) anomalie(s) observez-vous ?

A ❑ hypoalbuminémie
B ❑ hyperparathyroïdie primaire
C ❑ hypovitaminose D réactionnelle
D ❑ hypocalcémie corrigée
E ❑ profil d'ostéomalacie

QRM 13

Quel(s) traitement(s) préconisez-vous pour corriger ces anomalies ?

A ❑ vitamine D per os, 10 gouttes par jour
B ❑ magnésium 1 g/j
C ❑ phosphore 200 gouttes par jour
D ❑ vitamine D per os 100 000 unités tous les 3 mois
E ❑ calcium 1 g/j

QRM 14

Quels facteurs de risque d'ostéoporose retrouvez-vous chez elle ?

A ❑ faible indice de masse corporelle
B ❑ pas d'activité physique
C ❑ présence d'arthrose
D ❑ tabagisme actif
E ❑ consommation d'alcool

▸ **QRM 15**

Quels conseils hygiéno-diététiques lui proposer pour améliorer son ostéoporose ?

A ❑ arrêt du tabac
B ❑ pratique de la natation
C ❑ pratique du vélo
D ❑ arrêt de l'alcool
E ❑ alimentation équilibrée

RÉPONSES

✓ Vrai ✓ Indispensable
○ Faux ● Inadmissible

▸ **QRM 1**

Quelles sont les pathologies rhumatologiques que l'on peut suspecter en première intention ?

A ✓ arthrose digitale
B ○ polyarthrite rhumatoïde du sujet âgé
C ○ périarthrite des genoux
D ✓ périarthrite de l'épaule droite
E ✓ syndrome fémoro-patellaire

➡ **Réponse : A, D, E**

Commentaire : Il s'agit probablement d'une atteinte mécanique (raideur matinale < 15 minutes, et exacerbation par les mouvements). Il faut donc surtout suspecter les atteintes mécaniques : arthrose, périarthrite des épaules, et un syndrome fémoro-patellaire typique (douleurs à la montée et descente des escaliers).

▸ **QRM 2**

Quelle(s) pathologie(s) des mains est (sont) la (les) plus probable(s) ?

A ○ polyarthrite rhumatoïde
B ✓ arthrose digitale
C ✓ chondrocalcinose articulaire
D ○ algodystrophie
E ○ rhumatisme psoriasique

➡ **Réponse : B, C**

Commentaire : La chondrocalcinose articulaire, dans une forme non inflammatoire peut être évoquée chez le sujet âgé avec arthrose sévère.

▸ **QRM 3**

Quels examens paracliniques sont nécessaires en première intention pour l'exploration des douleurs des mains de cette patiente ?

A ✓ radiographies des mains
B ○ radiographie du thorax
C ✓ recherche de syndrome inflammatoire par dosage de la CRP
D ○ dosage de l'uricémie
E ○ dosage des phosphatases alcalines

➡ **Réponse : A, C**

Commentaire : En première intention, l'imagerie standard et la recherche d'un syndrome inflammatoire sont suffisants. Le dosage de l'uricémie se fait pour la recherche de la goutte, plus fréquente chez l'homme, et sur des atteintes débutant aux orteils.

▸ **QRM 4**

Elle vous demande si un examen des os (ostéodensitométrie) ne serait pas nécessaire pour expliquer toutes ces douleurs. Que lui répondez-vous (plusieurs propositions exactes) ?

A ○ elle a raison, les douleurs peuvent être liées à une densité minérale osseuse basse
B ✓ l'ostéodensitométrie est utile chez elle, compte tenu de son mode de vie
C ✓ l'ostéodensitométrie est utile chez elle, compte tenu de ses antécédents
D ○ l'ostéodensitométrie est systématique après la ménopause
E ✓ il n'existe pas de parallélisme entre les douleurs osseuses et articulaires et la densité minérale osseuse

➡ **Réponse : B, C, E**

Commentaire : L'ostéoporose non fracturaire n'est pas responsable de douleurs. La patiente est à risque d'ostéoporose compte tenu de ses antécédents et des facteurs de risque, mais cela n'a, a priori, rien à voir avec les douleurs qu'elle présente.

▸ **QRM 5**

Quels principes de prise en charge des douleurs des mains proposez-vous ?

A ✓ paracétamol
B ✓ AINS

C ✓ orthèse digitale à porter la nuit
D ○ infiltration des interphalangiennes
E ✓ AINS en topiques

➥ Réponse : A, B, C, E

Commentaire : Les infiltrations des interphalangiennes ne se font pas classiquement, seulement en cas de poussée inflammatoire importante.

▸ QRM 6

Quel(s) diagnostic(s) pour les douleurs du genou ?

A ○ syndrome de la queue de cheval
B ○ syndrome de la patte d'oie
C ○ syndrome méniscal
D ✓ syndrome fémoro-patellaire
E ○ syndrome de Cockett

➥ Réponse : D

Commentaire : Le syndrome de Cockett est la compression de la veine iliaque commune par l'artère iliaque commune droite, qui peut provoquer des thromboses localisées.

▸ QRM 7

Quels sont les principes d'une prise en charge des douleurs du genou de cette patiente ?

A ○ morphiniques
B ✓ rééducation
C ○ orthèse
D ○ infiltration
E ✓ AINS en topiques

➥ Réponse : B, E

Commentaire : La rééducation est LE traitement du syndrome fémoro-patellaire. Les antalgiques tels que paracétamol ou AINS en application peuvent être utiles. Les opioïdes ne sont pas conseillés et les infiltrations n'ont pas d'effet.

▸ QRM 8

Quel(s) est (sont) votre (vos) diagnostic(s) pour les douleurs de l'épaule ?

A ○ douleur viscérale projetée
B ✓ douleur tendineuse
C ○ omarthrose
D ○ douleur plexique
E ✓ douleur conflit sous-acromial

➥ Réponse : B, E

Commentaire : La douleur évoque une atteinte tendineuse de l'épaule, compte tenu des manœuvres. La manœuvre de Jobe teste le supra-épineux, la manœuvre de Jocum teste le conflit sous-acromial et le conflit supéro-externe.

▸ QRM 9

Quels examens complémentaires pour évaluer l'épaule de la patiente en première intention ?

A ✓ radio des deux épaules
B ✓ échographie de l'épaule
C ✓ IRM
D ○ arthroIRM
E ○ arthroscanner

➥ Réponse : A, B, C

Commentaire : Le bilan d'imagerie médicale est essentiel, **en première intention, sans injection intra-articulaire.** Il explore les os, les tendons et les muscles. Le plus souvent, il combine la radiographie classique pour l'étude des os et la détection de calcifications périarticulaires et l'échographie pour l'analyse des structures périarticulaires (tendons, muscles, coiffe des rotateurs...), éventuellement une IRM.

Dans un deuxième temps, en fonction du cas particulier de chaque patient et si un geste chirurgical est envisagé, d'autres examens peuvent être demandés : une IRM, un arthroIRM ou un arthroscanner. Ce bilan avec injection intra-articulaire confirme le diagnostic et peut conduire à une éventuelle intervention chirurgicale.

▸ QRM 10

Quels sont les principes d'une prise en charge des douleurs de l'épaule de cette patiente ?

A ○ médicaments opioïdes forts
B ✓ AINS par voie orale
C ○ orthèse
D ✓ infiltration
E ✓ rééducation

➥ Réponse : B, D, E

Commentaire : L'infiltration peut être réalisée pour traiter la part inflammatoire, mais le traitement repose avant tout sur la rééducation du conflit sous-acromial.

▸ QRM 11

L'enquête alimentaire vous apprend qu'elle n'aime pas le lait. Les seuls produits laitiers qu'elle consomme de façon journalière sont : à midi un yaourt et, le soir, deux petits suisses ; elle boit par ailleurs un demi-litre d'eau de Volvic. Concernant les apports alimentaires calciques de la patiente, quelles sont les propositions exactes ?

A ✓ ses apports calciques sont insuffisants
B ✓ elle devrait choisir une eau riche en calcium
C ✓ elle devrait avoir une supplémentation vitaminique D

D ○ ses apports calciques recommandés sont au moins de 1200 mg/j

E ✓ ses apports calciques recommandés sont d'au moins de 900 mg/j

➥ Réponse : A, B, C, E

Commentaire : Les apports calciques sont ici insuffisants, aux alentours de 400 mg/j.

▸ QRM 12

Les résultats biologiques sont les suivants :

- protides à 55 g/l avec une albuminémie à 35 g/l ;
- électrophorèse des protides normale et protéinurie nulle ;
- créatininémie et phosphorémie normales ;
- calcémie à 2,30 mmol/l et calciurie basse (1,12 mmol/24 h) ;
- 25 OH-vitamine D3 à 5 µg/l (N = 10-30 µg/l) et parathormone à 70 pg/ml (N = 15-60 pg/ml).

Quelle(s) anomalie(s) observez-vous ?

A ○ hypoalbuminémie

B ○ hyperparathyroïdie primaire

C ○ hypovitaminose D réactionnelle

D ○ hypocalcémie corrigée

E ✓ profil d'ostéomalacie

➥ Réponse : E

Commentaire : Il n'y a pas d'hyperparathyroïdie primitive a priori, mais plutôt réactionnelle à une carence en vitamine D.

Calcémie corrigée : ca mesurée / (0,55 + P/160) avec ca mesurée en mmol/l et protidémie en g/l.

Calcémie corrigée : ca mesurée – 0.025 x (Alb-40).

▸ QRM 13

Quel(s) traitement(s) préconisez-vous pour corriger ces anomalies ?

A ○ vitamine D per os, 10 gouttes par jour

B ○ magnésium 1 g/j

C ○ phosphore 200 gouttes par jour

D ✓ vitamine D per os 100 000 unités tous les 3 mois

E ✓ calcium 1 g/j

➥ Réponse : D, E

Commentaire : Plusieurs mois jusqu'à normalisation de la vitamine D sérique et surtout de la PTH.

▸ QRM 14

Quels facteurs de risque d'ostéoporose retrouvez-vous chez elle ?

A ✓ faible indice de masse corporelle

B ✓ pas d'activité physique

C ○ présence d'arthrose

D ✓ tabagisme actif

E ✓ consommation d'alcool

➥ Réponse : A, B, D, E

Commentaire : IMC < 19 kg/m^2 est un facteur de risque d'ostéoporose.

▸ QRM 15

Quels conseils hygiéno-diététiques lui proposer pour améliorer son ostéoporose ?

A ✓ arrêt du tabac

B ○ pratique de la natation

C ✓ pratique du vélo

D ✓ arrêt de l'alcool

E ✓ alimentation équilibrée

➥ Réponse : A, C, D, E

Commentaire : La natation est un sport en apesanteur qui améliore l'état général mais pas l'ostéoporose.

Évaluation			Votre entraînement		
Questions	Réponses	Points	1er Tour	2e Tour	3e Tour
Q - 1	A, D, E	20			
Q - 2	B, C	20			
Q - 3	A, C	20			
Q - 4	B, C, E	20			
Q - 5	A, B, C, E	20			
Q - 6	D	20			
Q - 7	B, E	20			
Q - 8	B, E	20			
Q - 9	A, B, C	20			
Q - 10	B, D, E	20			
Q - 11	A, B, C, E	20			
Q - 12	E	20			
Q - 13	D, E	20			
Q - 14	A, B, D, E	20			
Q - 15	A, C, D, E	20			
Total : 300					

ITEMS CONCERNÉS

UE 5 - N°125. Arthrose
UE 5 - N°124. Ostéopathies fragilisantes
UE 11 - N°357. Lésions péri-articulaires et ligamentaires du genou, de la cheville et de l'épaule :
- Diagnostiquer une lésion péri-articulaire de l'épaule.

Recommandations

• HAS 2012, Mesures hygiéno-diététiques dans l'ostéoporose.

DP 11 Un gros genou, des douleurs thoraciques

ÉNONCÉ :

Un homme de 45 ans consulte pour des douleurs thoraciques et un gonflement du genou droit. Il est en bonne santé et indique que depuis une semaine son genou droit a gonflé avec des douleurs localisées au genou mais aussi dans les orteils et le thorax, qui le réveillent la nuit.
À l'examen : patient en bon état général, 90 kg pour 1,82 m, avec une fièvre à 38,5 °C, genou droit gonflé, un peu chaud, avec une mobilisation de l'articulation non limitée. Le gros orteil droit est également douloureux à la mobilisation.
Dans ses antécédents, on ne retrouve pas d'élément personnel ou familial notable.
Il est ancien rugbyman professionnel, reconverti dans le journalisme sportif. Il fume 10 cigarettes par jour depuis au moins 20 ans.

QRM 1

Parmi les suivantes, quelles sont les principales étiologies d'atteinte du genou à discuter en premier lieu ?

A ❑ arthrite infectieuse à germes banaux
B ❑ arthrite réactionnelle
C ❑ poussée d'arthrose sur séquelles de traumatisme de genou
D ❑ arthrite du VIH
E ❑ arthrite gonococcique

QRM 2

Quels examens complémentaires sont indispensables en première intention chez ce patient ?

A ❑ radiographies des genoux F+P en charge et schuss
B ❑ ponction articulaire du genou avec analyse bactériologique et cytologique
C ❑ recherche de FAN
D ❑ recherche de facteur rhumatoïde
E ❑ sérologie VIH

QRM 3

La ponction articulaire revient avec les résultats suivants :
10 000 éléments/mm^3 à prédominance de polynucléaires, pas de cristaux, analyse bactériologique négative à l'examen direct et en culture. Que pouvez-vous conclure ?

A ❑ c'est un rhumatisme inflammatoire très probable
B ❑ le diagnostic d'arthrite réactionnelle est éliminé
C ❑ le diagnostic de lupus doit être évoqué
D ❑ le tableau est très évocateur de polyarthrite rhumatoïde
E ❑ le diagnostic de goutte ne peut pas être écarté

QRM 4

À ce stade, pour avancer dans le diagnostic, quels examens complémentaires proposez-vous ?

A ❑ sérologie des hépatites
B ❑ radiographie des pieds face-profil et 3/4
C ❑ sérologie de Lyme
D ❑ recherche de l'haplotype HLA-B27
E ❑ radiographie du bassin de face

QRM 5

La radiographie des orteils est présentée ci-dessous. Que concluez-vous ?

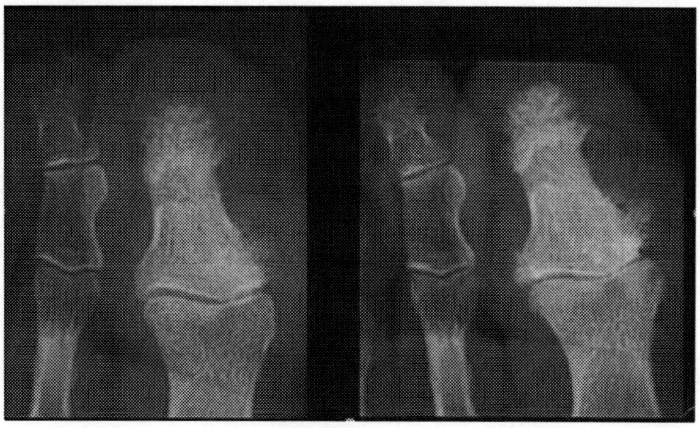

A ❑ c'est une atteinte typique d'arthrose métatarsophalangienne
B ❑ c'est un rhumatisme inflammatoire érosif
C ❑ c'est un rhumatisme inflammatoire érosif et constructeur
D ❑ c'est une atteinte rhumatoïde typique
E ❑ c'est une atteinte typique de goutte

▸ QRM 6

Compte tenu de l'atteinte clinique et radiologique, quelles sont les atteintes cliniques associées que l'on peut craindre et que l'on doit rechercher ?

A ❑ uvéite postérieure
B ❑ psoriasis cutané
C ❑ maladie de Behçet
D ❑ maladie de Crohn
E ❑ sarcoïdose

▸ QRM 7

Le diagnostic finalement retenu est celui de spondyloarthrite. Vous décidez de prescrire un AINS pour le soulager, quelle(s) recommandation(s) est (sont) valable(s) ?

A ❑ prescription d'IPP en association
B ❑ indication aux coxibs dans ce contexte de prise au long cours probable
C ❑ prescription limitée dans le temps compte tenu de son contexte à risque d'addiction
D ❑ éviter l'association au tramadol
E ❑ éviter le diclofénac

▸ QRM 8

Le patient est sous anti-inflammatoires non stéroïdiens à fortes doses (kétoprofène 200 mg/j) depuis 1 mois, avec un bon résultat global. Il se plaint toujours de douleurs thoraciques antérieures. Les douleurs ont récemment augmenté et elles sont maintenant bien localisées, latéro-sternales gauches, intenses (Échelle numérique 8/10). Quels diagnostics doit-on évoquer ?

A ❑ arthrite sterno-costale
B ❑ zona thoracique
C ❑ péricardite
D ❑ fracture de côte
E ❑ syndrome angineux

▸ QRM 9

L'examen clinique conclut au diagnostic d'arthrite sterno-costale dans le cadre de la spondyloarthrite. En plus de l'AINS déjà prescrit, quel traitement proposer pour cette poussée douloureuse thoracique liée à la spondyloarthrite ?

A ❑ infiltration locale de corticoïdes
B ❑ patch de lidocaïne (Versatis®)
C ❑ patch de fentanyl
D ❑ instauration de méthotrexate oral
E ❑ AINS en topique local

▸ QRM 10

Malgré les adaptations thérapeutiques pour traiter l'arthrite sterno-costale, le patient se plaint toujours de douleurs thoraciques. Les douleurs sont intenses, précordiales, très angoissantes, constrictives, déclenchées par la déglutition, durant quelques minutes et soulagées par la trinitrine. Quels sont les diagnostics possibles ?

A ❑ péricardite
B ❑ douleur angineuse
C ❑ embolie pulmonaire
D ❑ spasme œsophagien
E ❑ reflux gastro-œsophagien

▸ QRM 11

Le patient est actuellement très douloureux, avec plusieurs atteintes articulaires et tendineuses touchant les genoux, les talons, les orteils, liées à la spondyloarthrite. Le score de BASDAI est à 80/100. Quels traitements de fond peut-on envisager ?

A ❑ corticoïdes par voie générale
B ❑ anti-TNF
C ❑ morphinique fort
D ❑ méthotrexate
E ❑ salazopyrine

▸ QRM 12

Le patient considère qu'il a une maladie sévère et demande une prise en charge à 100 %, au titre d'ALD ; quelles modalités seront possibles pour obtenir l'ALD ?

A ❑ protocole de soin à rédiger par le médecin traitant et envoyé à l'Assurance Maladie
B ❑ accord après expertise par le médecin conseil de l'Assurance Maladie
C ❑ protocole de soins à rédiger par le rhumatologue et envoyé à l'Assurance Maladie
D ❑ un volet du protocole de soins est destiné au patient
E ❑ accord après expertise par le médecin de l'ARS

▸ QRM 13

Il décrit un épisode de gonflement aigu très douloureux du gros orteil, brutalement, malgré les AINS. Il existe une fébricule à 38,2°C et des signes inflammatoires locaux importants. Quels diagnostics sont à envisager ?

A ❑ arthrite septique
B ❑ poussée de rhumatisme psoriasique
C ❑ goutte associée

D ❑ fissure de fatigue
E ❑ algodystrophie / CRPS type 1

▸ **QRM 14**

Quels examens complémentaires sont utiles à ce stade pour avancer dans le diagnostic ?

A ❑ ponction du gros orteil en urgence
B ❑ dosage de l'uricémie
C ❑ imagerie standard de l'orteil
D ❑ échographie de l'orteil
E ❑ scintigraphie osseuse

▸ **QRM 15**

Le diagnostic retenu est celui de poussée de spondyloarthrite avec atteinte axiale. Le patient doit être traité par anti-TNF au long cours, quelles vaccinations lui seront interdites sous anti-TNF ?

A ❑ grippe
B ❑ fièvre jaune
C ❑ antipneumocoque
D ❑ varicelle-zona
E ❑ tétanos

RÉPONSES

✓ Vrai ✔ Indispensable
○ Faux ● Inadmissible

▸ **QRM 1**

Parmi les suivantes, quelles sont les principales étiologies d'atteinte du genou à discuter en premier lieu ?

A ✓ arthrite infectieuse à germes banaux
B ✓ arthrite réactionnelle
C ○ poussée d'arthrose sur séquelles de traumatisme de genou
D ○ arthrite du VIH
E ✔ arthrite gonococcique

➡ **Réponse : A, B, E**

Commentaire : L'arthrose ne donne jamais de fièvre l'arthrite du VIH, qui peut être contemporaine d'une séroconversion, n'est pas à évoquer en première intention.

▸ **QRM 2**

Quels examens complémentaires sont indispensables en première intention chez ce patient ?

A ✔ radiographies des genoux F+P en charge et schuss
B ✓ ponction articulaire du genou avec analyse bactériologique et cytologique
C ○ recherche de FAN
D ○ recherche de facteur rhumatoïde
E ○ sérologie VIH

➡ **Réponse : A, B**

▸ **QRM 3**

La ponction articulaire revient avec les résultats suivants :
10 000 éléments/mm^3 à prédominance de polynucléaires, pas de cristaux, analyse bactériologique négative à l'examen direct et en culture.
Que pouvez-vous conclure ?

A ✓ c'est un rhumatisme inflammatoire très probable
B ● le diagnostic d'arthrite réactionnelle est éliminé
C ○ le diagnostic de lupus doit être évoqué
D ○ le tableau est très évocateur de polyarthrite rhumatoïde
E ✓ le diagnostic de goutte ne peut pas être écarté

➡ **Réponse : A, E**

Commentaire : L'examen du liquide articulaire est fondamental dans l'analyse d'un épanchement articulaire et donne des éléments diagnostiques importants. La recherche de cristaux, notamment d'acide urique, n'est pas forcément réalisée, nécessite un microscope avec lumière polarisée. Négative, elle n'élimine pas une arthrite à microcristaux surtout si elle a été faite dans des conditions techniques inappropriées (liquide examiné de manière très différée).

▸ **QRM 4**

À ce stade, pour avancer dans le diagnostic, quels examens complémentaires proposez-vous ?

A ✓ sérologie des hépatites
B ✓ radiographie des pieds face-profil et 3/4
C ● sérologie de Lyme
D ✓ recherche de l'haplotype HLA-B27
E ✓ radiographie du bassin de face

➡ **Réponse : A, B, D, E**

Commentaire : L'atteinte articulaire de la maladie de Lyme est en général une atteinte chronique, non fébrile, qui fait suite à des atteintes cutanées.

▸ **QRM 5**

La radiographie des orteils est présentée ci-dessous. Que concluez-vous ?

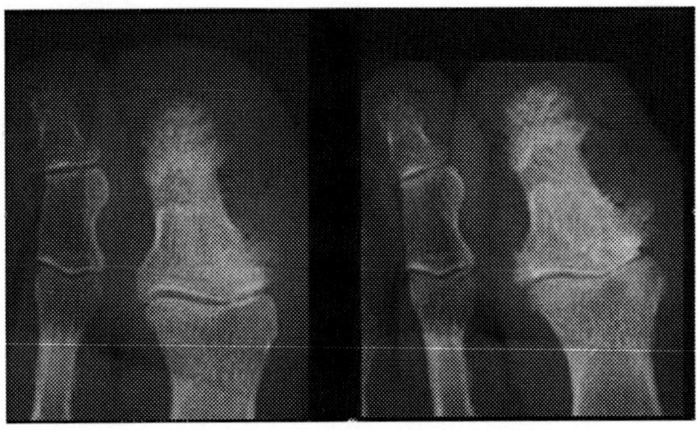

A ○ c'est une atteinte typique d'arthrose métatarsophalangienne
B ○ c'est un rhumatisme inflammatoire érosif
C ✓ c'est un rhumatisme inflammatoire érosif et constructeur
D ○ c'est une atteinte rhumatoïde typique
E ○ c'est une atteinte typique de goutte

➥ Réponse : C

Commentaire : Les clichés réalisés montrent des lésions destructrices avec pincement global de l'interligne de l'articulation métacarpophalangienne du gros orteil gauche et des images de constructions périostées.

▸ QRM 6

Compte tenu de l'atteinte clinique et radiologique, quelles sont les atteintes cliniques associées que l'on peut craindre et que l'on doit rechercher ?

A ○ uvéite postérieure
B ✓ psoriasis cutané
C ○ maladie de Behçet
D ✓ maladie de Crohn
E ○ sarcoïdose

➥ Réponse : B, D

Commentaire : Les rhumatismes « constructeurs » rentrent dans la catégorie des spondyloarthrites associées à des atteintes cutanées, digestives, ophtalmologiques (Psoriasis, MICI, uvéites, SAPHO).

▸ QRM 7

Le diagnostic finalement retenu est celui de spondyloarthrite. Vous décidez de prescrire un AINS pour le soulager, quelle(s) recommandation(s) est (sont) valable(s) ?

A ○ prescription d'IPP en association
B ○ indication aux coxibs dans ce contexte de prise au long cours probable
C ○ prescription limitée dans le temps compte tenu de son contexte à risque d'addiction
D ○ éviter l'association au tramadol
E ✓ éviter le diclofénac

➥ Réponse : E

Commentaire : Recommandations ANSM sur le bon usage des AINS.

▸ QRM 8

Le patient est sous anti-inflammatoires non stéroïdiens à fortes doses (kétoprofène 200 mg/j) depuis 1 mois, avec un bon résultat global. Il se plaint toujours de douleurs thoraciques antérieures. Les douleurs ont récemment augmenté et elles sont maintenant bien localisées, latéro-sternales gauches, intenses (Echelle numérique 8/10). Quels diagnostics doit-on évoquer ?

A ✓ arthrite sterno-costale
B ✓ zona thoracique
C ✓ péricardite
D ✓ fracture de côte
E ✓ syndrome angineux

➥ Réponse : A, B, C, D, E

Commentaire : Le syndrome angineux n'est pas typique mais il faut l'éliminer avant tout compte tenu de sa gravité et du caractère parfois intriqué avec d'autres douleurs.

▸ QRM 9

L'examen clinique conclut au diagnostic d'arthrite sterno-costale dans le cadre de la spondyloarthrite. En plus de l'AINS déjà prescrit, quel traitement proposer pour cette poussée douloureuse thoracique liée à la spondyloarthrite ?

A ✓ infiltration locale de corticoïdes
B ○ patch de lidocaïne (Versatis®)
C ○ patch de fentanyl
D ○ instauration de méthotrexate oral
E ○ AINS en topique local

➥ Réponse : A

Commentaire : Le Versatis® n'est pas actif sur les douleurs inflammatoires, les patches de morphiniques (fentanyl) ne sont pas très efficaces sur les douleurs inflammatoires, le méthotrexate est surtout actif sur les atteintes périphériques. Les AINS locaux sont efficaces en traumatologie.

▸ QRM 10

Malgré les adaptations thérapeutiques pour traiter l'arthrite sterno-costale, le patient se plaint toujours de douleurs thoraciques. Les douleurs sont intenses, précordiales, très angoissantes, constrictives, déclenchées par la déglutition, durant quelques minutes et soulagées par la trinitrine. Quels sont les diagnostics possibles ?

A ○ péricardite
B ✓ douleur angineuse

C ○ embolie pulmonaire
D ✓ spasme œsophagien
E ○ reflux gastro-œsophagien

➡ **Réponse : B, D**

Commentaire : La douleur précordiale constrictive doit faire évoquer bien sûr une douleur angineuse mais aussi un spasme œsophagien, aussi soulagé par la trinitrine.

▸ QRM 11

Le patient est actuellement très douloureux, avec plusieurs atteintes articulaires et tendineuses touchant les genoux, les talons, les orteils, liées à la spondyloarthrite. Le score de BASDAI est à 80/100. Quels traitements de fond peut-on envisager ?

A ○ corticoïdes par voie générale
B ✓ anti-TNF
C ○ morphinique fort
D ✓ méthotrexate
E ✓ salazopyrine

➡ **Réponse : B, D, E**

Commentaire : Dans une atteinte périphérique, on peut envisager les traitements de fond classiques et les anti-TNF.

▸ QRM 12

Le patient considère qu'il a une maladie sévère et demande une prise en charge à 100 %, au titre d'ALD ; quelles modalités seront possibles pour obtenir l'ALD ?

A ✓ protocole de soin à rédiger par le médecin traitant et envoyé à l'Assurance Maladie
B ✓ accord après expertise par le médecin conseil de l'Assurance Maladie
C ✓ protocole de soins à rédiger par le rhumatologue et envoyé à l'Assurance Maladie
D ✓ un volet du protocole de soins est destiné au patient
E ○ accord après expertise par le médecin de l'ARS

➡ **Réponse : A, B, C, D**

▸ QRM 13

Il décrit un épisode de gonflement aigu très douloureux du gros orteil, brutalement, malgré les AINS. Il existe une fébricule à 38,2°C et des signes inflammatoires locaux importants. Quels diagnostics sont à envisager?

A ✓ arthrite septique
B ✓ poussée de rhumatisme psoriasique
C ✓ goutte associée
D ○ fissure de fatigue
E ● algodystrophie / CRPS type 1

➡ **Réponse : A, B, C**

Commentaire : Pas de fièvre en cas de CRPS ou de fissure de fatigue.

▸ QRM 14

Quels examens complémentaires sont utiles à ce stade pour avancer dans le diagnostic ?

A ○ ponction du gros orteil en urgence
B ✓ dosage de l'uricémie
C ✓ imagerie standard de l'orteil
D ✓ échographie de l'orteil
E ○ scintigraphie osseuse

➡ **Réponse : B, C, D**

▸ QRM 15

Le diagnostic retenu est celui de poussée de spondyloarthrite avec atteinte axiale. Le patient doit être traité par anti-TNF au long cours, quelles vaccinations lui seront interdites sous anti-TNF ?

A ○ grippe
B ✓ fièvre jaune
C ○ antipneumocoque
D ✓ varicelle-zona
E ○ tétanos

➡ **Réponse : B, D**

Évaluation			Votre entraînement		
Questions	Réponses	Points	1er Tour	2e Tour	3e Tour
Q - 1	A - B - E	20			
Q - 2	A - B	20			
Q - 3	A - E	20			
Q - 4	A - B - D - E	20			
Q - 5	C	20			
Q - 6	B - D	20			
Q - 7	E	20			
Q - 8	A - B - C - D - E	20			
Q - 9	A	20			
Q - 10	B - D	20			
Q - 11	B - D - E	20			
Q - 12	A - B - C - D	20			
Q - 13	A - B - C	20			
Q - 14	B - C - D	20			
Q - 15	B - D	20			
Total : 300					

▸ ITEMS CONCERNÉS

UE 7 - N°193. Spondylarthrite inflammatoire
UE 11 - N°357. Lésions péri-articulaires et ligamentaires du genou, de la cheville et de l'épaule.
Savoir diagnostiquer et prendre en charge une lésion méniscale et ligamentaire du genou.
UE 7 - N°196. Douleur et épanchement articulaire. Arthrite d'évolution récente
UE 7 - N°197. Douleurs thoraciques et chroniques

▸ Recommandations

- Recommandations HAS : bonne pratiques d'usage des anti-TNF

DP 12 Douleur lombaire intense

ÉNONCÉ :

Une femme de 67 ans vous consulte en raison d'une douleur lombaire, très intense, apparue 15 jours auparavant, après un effort de soulèvement, d'horaire mécanique, irradiant en hémi-ceinture du côté droit, en regard du pubis, et mal soulagée par la prise de 3 comprimés par jour de Paracétamol 1 g. Elle est traitée pour une hypertension artérielle (HTA) par un inhibiteur de l'enzyme de conversion et a eu une phlébite un an auparavant. Une fracture du poignet gauche, survenue après une chute de sa hauteur il y a six ans, avait été traitée par plâtre.

La tension artérielle est à 13/7, le pouls à 70/mn. L'état général est conservé, le poids est à 69 kg pour 1 m 66 ; la température à 36°7.

L'examen clinique retrouve des points douloureux en regard de la charnière dorso-lombaire et l'examen neurologique est normal (absence de signe de compression médullaire ou d'un syndrome de la queue de cheval).

QRM 1

Quel(s) examen(s) complémentaire(s) est (sont) indiqué(s) en première ligne ?

- A ❑ une scintigraphie osseuse
- B ❑ une IRM
- C ❑ un scanner
- D ❑ des radiographies standard
- E ❑ un PET-scan

QRM 2

La patiente vous présente sa radiographie du rachis lombaire :

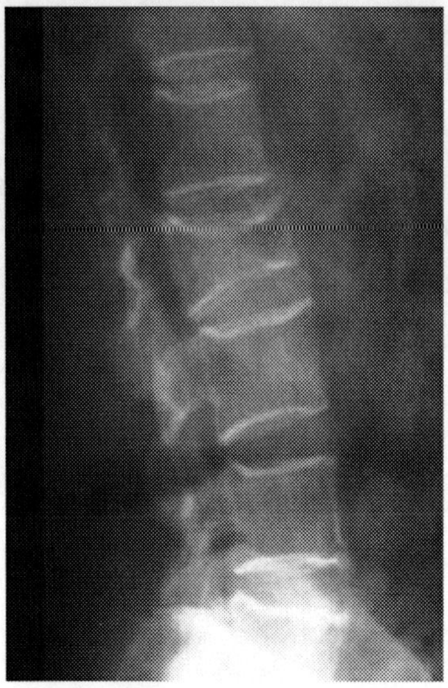

Interprétez le cliché de profil du rachis lombaire. Quelles anomalies retenez-vous ?

- A ❑ aspect déminéralisé avec plateaux vertébraux soulignés
- B ❑ syndesmophytes
- C ❑ fracture-tassement de T12 sans recul du mur postérieur
- D ❑ fracture-tassement de L2 sans recul du mur postérieur
- E ❑ spondylolisthésis

QRM 3

Vous envisagez un bilan biologique. Vous demandez notamment : (plusieurs réponses sont possibles)

- A ❑ électrophorèse des protéines sériques
- B ❑ calcémie
- C ❑ dosage de la vitamine D
- D ❑ clearance de la créatinine
- E ❑ CA 15-3

QRM 4

Le bilan biologique est normal. Vous n'avez aucun argument pour évoquer une ostéoporose secondaire (endocrinopatie, enterocolopathie, etc.). Vous retenez donc le diagnostic d'ostéoporose post-ménopausique. Dans un premier temps, quels traitements envisagez-vous afin de soulager la patiente :

- A ❑ repos complet au lit pendant plusieurs semaines
- B ❑ marche impérative avec un corset rachidien
- C ❑ antalgiques de palier 1 ou 2
- D ❑ vertébroplastie
- E ❑ chirurgie avec arthrodèse

QRM 5

Avant de prescrire un traitement de l'ostéoporose, vous attachez-vous aux règles hygiéno-diététiques ? Quelle est la ration alimentaire en calcium recommandée par l'OMS ? (une seule réponse possible) :

- A ❑ 500 mg/jour
- B ❑ 1500 mg/jour

C ❑ 2500 mg/jour

D ❑ 2000 mg/jour

E ❑ toutes les réponses précédentes proposées sont fausses

▸ QRM 6

La patiente vous présente sa densitométrie osseuse (mesure fémorale) :

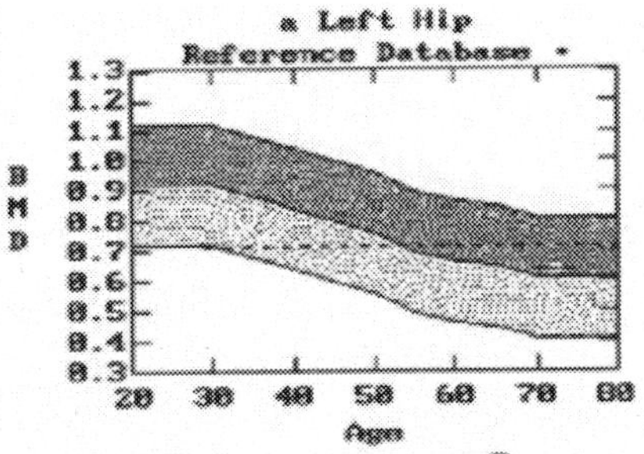

BMD(Neck[L]) = 0.631 g/cm²

Region	BMD	T	Z
Neck	0.631	-2.04 69% (29.0)	+0.26 104%
Troch	0.565	-1.97 74% (29.0)	+0.57 111%
Inter	0.960	-1.49 83% (29.0)	+0.86 113%
TOTAL	0.791	-2.03 80% (29.0)	+0.61 108%
Ward's	0.417	-3.04 52% (29.0)	+0.25 106%

Quelles sont vos conclusions :

A ❑ la densitométrie doit être interprétée en prenant en considération un deuxième site

B ❑ on recommande le site au poignet en cas de fracture du poignet

C ❑ la zone d'intérêt est la zone de Ward

D ❑ il faut toujours prendre en compte la mesure la plus basse

E ❑ il n'y a pas d'ostéopénie car seul le chiffre du Ward est inférieur à -3

▸ QRM 7

Un traitement médicamenteux s'impose en raison du risque fracturaire élevée. Quels médicaments pouvez-vous proposer ?

A ❑ biphosphonates – comprimés en prise hebdomadaire

B ❑ biphosphonates – comprimés en prise mensuelle

C ❑ biphosphonates – perfusion annuelle

D ❑ teriparatide

E ❑ denosumab

▸ QRM 8

Le dosage de vitamine D est revenu tardivement. Les valeurs sont abaissées : 10 nmol/l (normales > 70 nmol/l). Quelles sont les conséquences possibles de cette carence en vitamine D ?

A ❑ diminue l'absorption digestive du calcium

B ❑ favorise une ostéomalacie

C ❑ favorise les chutes par insuffisance musculaire

D ❑ favorise des vertiges

E ❑ entraîne une hypercalcémie secondaire

▸ QRM 9

Quelques mois plus tard la patiente revient en consultation en se plaignant de gonalgies droites, apparues assez brutalement, sans traumatisme. L'examen clinique retrouve un genou sans épanchement avec des douleurs en regard de l'interligne interne. Elle vous présente ses radiographies du genou :

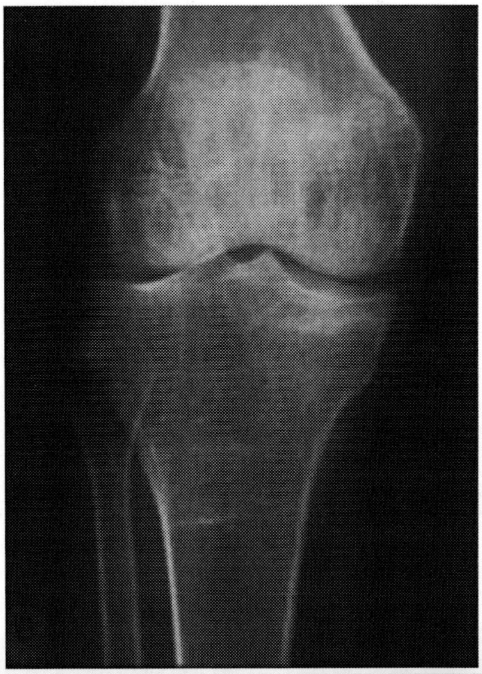

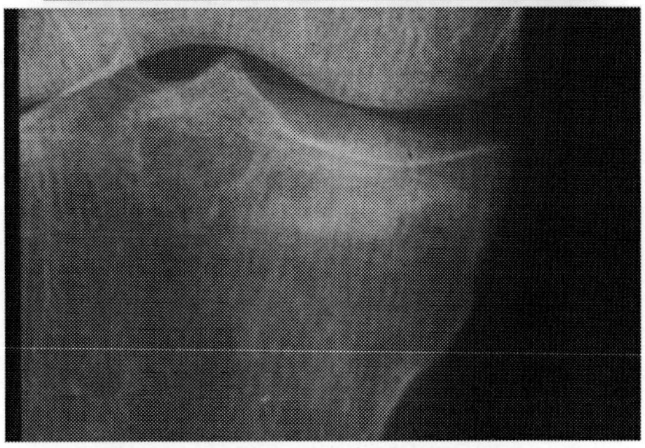

Quel diagnostic radiologique retenez-vous ?

A ❑ radiographies normales

B ❑ gonarthrose débutante

C ❑ fracture par insuffisance osseuse

D ❑ ostéonécrose

E ❑ algodystrophie

▸ **QRM 10**

Cette patiente souhaiterait que vous preniez en charge sa mère âgée de 89 ans qui a une ostéoporose et des tassements vertébraux multiples. Quelles sont les conséquences de tassements vertébraux multiples ? (une ou plusieurs réponses sont possibles)

A ❑ cyphose rachidienne
B ❑ perte de taille
C ❑ douleurs aigües et chroniques
D ❑ paraplégie fréquente
E ❑ arthrose rachidienne favorisée

RÉPONSES

✓ Vrai ✓ Indispensable
○ Faux ● Inadmissible

▸ **QRM 1**

Quel(s) examen(s) complémentaire(s) est (sont) indiqué(s) en première ligne ?

A ○ une scintigraphie osseuse
B ○ une IRM
C ○ un scanner
D ✓ des radiographies standard
E ○ un PET-scan

➥ **Réponse : D**

Commentaire : Seulement D car pas AEG, ni point d'appel.

▸ **QRM 2**

La patiente vous présente sa radiographie du rachis lombaire :

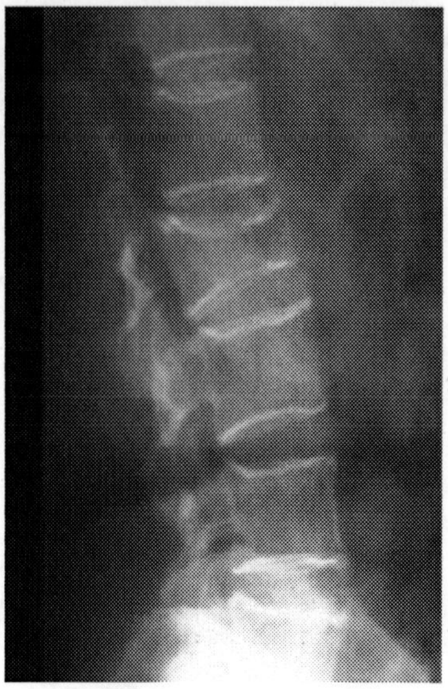

Interprétez le cliché de profil du rachis lombaire. Quelles anomalies retenez-vous ?

A ○ aspect déminéralisé avec plateaux vertébraux soulignés
B ○ syndesmophytes
C ✓ fracture-tassement de T12 sans recul du mur postérieur
D ○ fracture tassement de L2 sans recul du mur postérieur
E ○ spondylolisthésis

➥ **Réponse : C**

Commentaire : On reconnaît L2 car L5 est coupée par les crêtes illiaques

▸ **QRM 3**

Vous envisagez un bilan biologique. Vous demandez notamment :

A ✓ électrophorèse des protéines sériques
B ✓ calcémie
C ✓ dosage de la vitamine D
D ✓ clearance de la créatinine
E ○ CA 15-3

➥ **Réponse : A, B, C, D**

Commentaire : La réponse E n'a pas d'intérêt dans la démarche diagnostique.

▸ **QRM 4**

Le bilan biologique est normal. Vous n'avez aucun argument pour évoquer une ostéoporose secondaire (endocrinopatie, enterocolopathie, etc). Vous retenez donc le diagnostic d'ostéoporose post-ménopausique. Dans un premier temps, quels traitements envisagez-vous afin de soulager la patiente :

A ○ repos complet au lit pendant plusieurs semaines
B ✓ marche impérative avec un corset rachidien
C ✓ antalgiques de palier 1 ou 2
D ✓ vertébroplastie
E ○ chirurgie avec arthrodèse

➠ Réponse : B, C, D

Commentaire : Repos pour quelques jours, le temps de faire le corset.

▸ QRM 5

Avant de prescrire un traitement de l'ostéoporose, vous attachez-vous aux règles hygiéno-diététiques ? Quelle est la ration alimentaire en calcium recommandée par l'OMS ? (une seule réponse possible) :

A ○ 500 mg/jour
B ✓ 1500 mg/jour
C ○ 2500 mg/jour
D ○ 2000 mg/jour
E ○ toutes les réponses précédentes proposées sont fausses

➠ Réponse : B

▸ QRM 6

La patiente vous présente sa densitométrie osseuse (mesure fémorale) ?

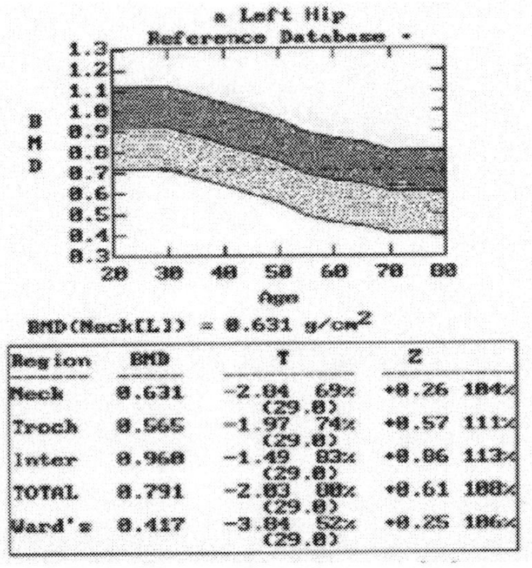

Quelles sont vos conclusions ?

A ✓ la densitométrie doit être interprétée en prenant en considération un deuxième site
B ○ on recommande le site au poignet en cas de fracture du poignet
C ○ la zone d'intérêt est la zone de Ward
D ○ il faut toujours prendre en compte la mesure la plus basse
E ○ il n'y a pas d'ostéopénie car seul le chiffre du Ward est inférieur à -3

➠ Réponse : A

Commentaire : La zone d'intérêt est la zone totale au fémur. Le deuxième site fréquemment demandé est le rachis lombaire (le poignet est utilisé en cas de multiples fractures ou hyperparathyroidie). Le Ward est toujours le plus bas, et ne représente pas un site prédictif de fracture (zone de non portance).

Un antécédent de fracture et une densitométrie à -2,03 en T score : il faut traiter (seuil thérapeutique à -1,5 en cas de fracture par traumastime peu cinétique).

▸ QRM 7

Un traitement médicamenteux s'impose en raison du risque fracturaire élevé. Quels médicaments pouvez-vous proposer ?

A ✓ biphosphonates – comprimés en prise hebdomadaire
B ✓ biphosphonates – comprimés en prise mensuelle
C ✓ biphosphonates – perfusion annuelle
D ○ teriparatide
E ○ denosumab

➠ Réponse : A, B, C

Commentaire :

D : Indiqué si plusieurs fractures.

E : Indiqué pour un remboursement après bisphosphonates.

▸ QRM 8

Le dosage de vitamine D est revenu tardivement. Les valeurs sont abaissées : 10 nmol/l (normales > 70 nmol/l). Quelles sont les conséquences possibles de cette carence en vitamine D ?

A ✓ diminue l'absorption digestive du calcium
B ✓ favorise une ostéomalacie
C ✓ favorise les chutes par insuffisance musculaire
D ○ favorise des vertiges
E ● entraîne une hypercalcémie secondaire

➠ Réponse : A, B, C

Commentaire : Attention, ce type de carence se corrige sur le principe du traitement de l'ostéomalacie : uvedose* 2 amp (200 000 UI de cholecalciferol) tous les mois, 3 mois. L'administration tous les 15 jours (recommandée, mais contestée depuis la parution des recommandations) ne permettrait pas un métabolisme osseux optimal.

▸ QRM 9

Quelques mois plus tard la patiente revient en consultation en se plaignant de gonalgies droites, apparues assez brutalement, sans traumatisme. L'examen clinique retrouve un genou sans épanchement avec des douleurs en regard de l'interligne interne. Elle vous présente ses radiographies du genou :

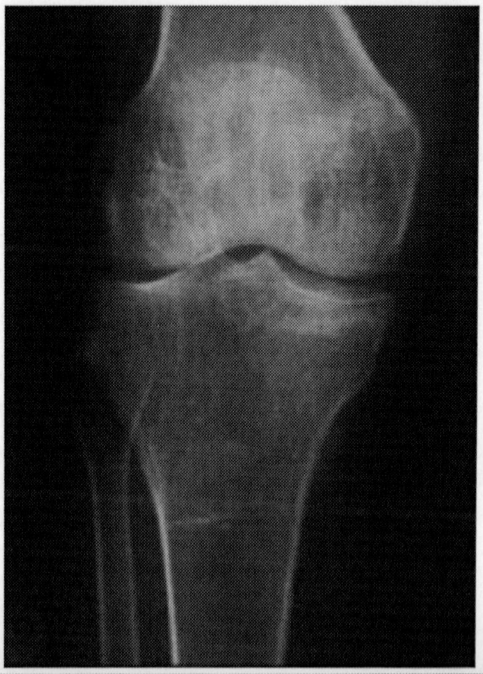

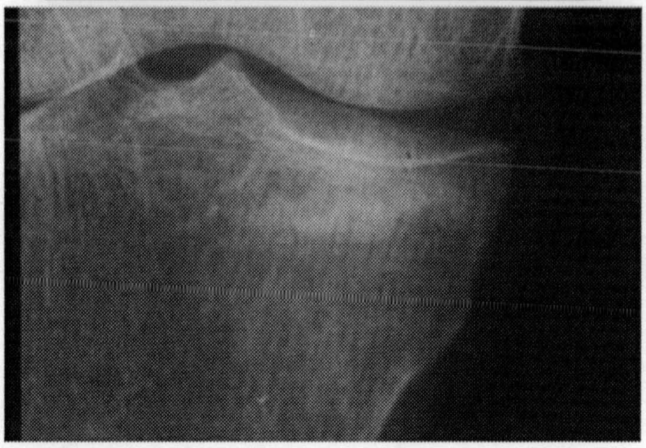

Quel diagnostic radiologique retenez-vous ?

A ○ radiographies normales
B ○ gonarthrose débutante
C ✓ fracture par insuffisance osseuse
D ○ ostéonécrose
E ○ algodystrophie

➥ Réponse : C

Commentaire : Ligne de condensation sous plateau.

▸ QRM 10

Cette patiente souhaiterait que vous preniez en charge sa mère âgée de 89 ans, qui a une ostéoporose et des tassements vertébraux multiples. Quelles sont les conséquences de tassements vertébraux multiples ?

A ✓ cyphose rachidienne
B ✓ perte de taille
C ✓ douleurs aigües et chroniques
D ○ paraplégie fréquente
E ○ arthrose rachidienne favorisée

➥ Réponse : A, B, C

Commentaire :

E : non, mais des tassements multiples peuvent faire décompenser une arthrose préexistante.

Évaluation			Votre entraînement		
Questions	Réponses	Points	1er Tour	2e Tour	3e Tour
Q - 1	D	30			
Q - 2	C	30			
Q - 3	A, B, C, D	30			
Q - 4	B, C, D	30			
Q - 5	B	30			
Q - 6	A	30			
Q - 7	A, B, C	30			
Q - 8	A, B, C	30			
Q - 9	C	30			
Q - 10	A, B, C	30			
Total : 300					

ITEMS CONCERNÉS

UE 5 - N° 124. Ostéopathies fragilisantes
UE 3 - N° 92. Rachialgie
N° 93. Radiculalgie et syndrôme canalaire

Recommandations

- Stratégie thérapeutique dans l'ostéoporose

Référence

- Briot *et al*, *Revue du Rhumatisme*, Volume 79, Issue 3, 2012, 264–274.

POINTS CLÉS :

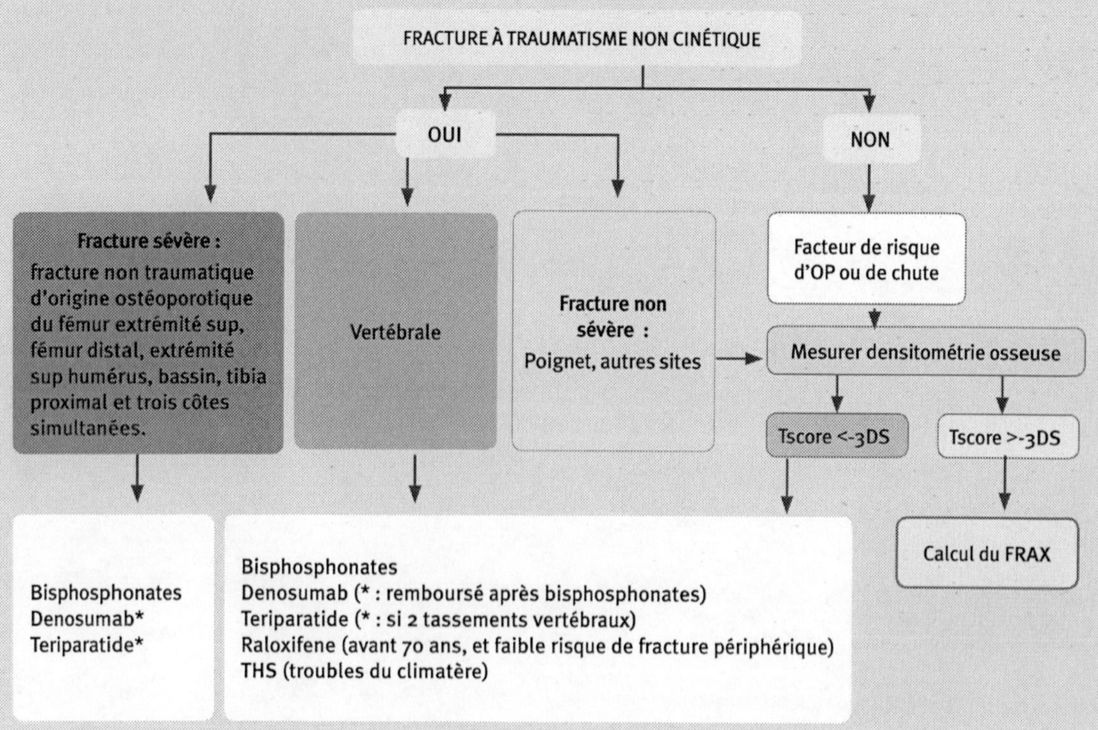

OP : ostéoporose ; DS : déviation standard

DP 13 M. S., 21 ans, une douleur du genou droit et de la cheville gauche

ÉNONCÉ :

M. S., 21 ans, vous consulte en raison d'une douleur du genou droit et de la cheville gauche évoluant depuis 4 jours. Ce patient présente comme seul antécédent une appendicectomie.
Ses douleurs sont apparues progressivement, s'accompagnent d'un gonflement du genou droit et de la cheville gauche et le réveillent la nuit. Il ne décrit pas de frissons ou de fièvre. Il ne vous signale pas de troubles respiratoires.
L'examen physique révèle un épanchement intra-articulaire du genou droit et un empâtement de la cheville gauche. La mobilisation du genou est possible mais douloureuse. Vous ne trouvez pas d'adénopathies inguinales ou axillaires et l'auscultation cardio-pulmonaire est normale.
Vous décidez de réaliser une ponction du genou droit qui permet de révéler un liquide articulaire jaune citrin. Il contient 42 g/l de protides et 24 600 leucocytes/mm³ avec une forte majorité de polynucléaires neutrophiles non altérés. Le liquide est aseptique et la recherche de microcristaux est négative.

QRM 1

En examinant votre patient vous trouvez un orteil augmenté de volume, incluant l'ensemble du rayon donc globalement inflammatoire, sans anomalie unguéale ni collection.

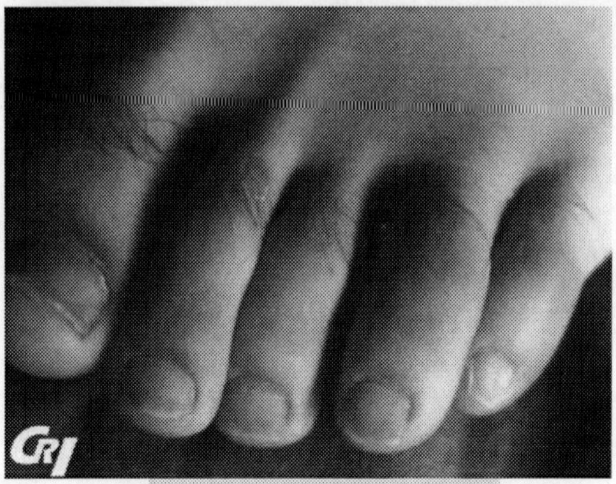

Voir image couleur dans le cahier en fin d'ouvrage

Quelles sont les conclusions sémiologiques que vous évoquez ?

A ❑ dactylite
B ❑ bi-arthrite infectieuse
C ❑ ostéoarthropathie hypoxémiante
D ❑ panaris
E ❑ enthésopathie inflammatoire et oligoarthrite

QRM 2

Quelle(s) hypothèse(s) diagnostique(s) pouvez-vous formuler à ce stade devant ce tableau clinique ?

A ❑ bi-arthrite à pyogène
B ❑ oligoarthrite réactionnelle
C ❑ rhumatisme psoriasique
D ❑ polyarthrite rhumatoïde
E ❑ lupus érythémateux disséminé

QRM 3

Vous poursuivez votre examen physique. Vous ne trouvez pas de lésion cutanée. L'examen des mains est normal. En revanche, le malade signale une diarrhée avec selles liquides depuis environ 1 semaine. Vous évoquez une gastro-entérite. Quel(s) examen(s) complémentaire(s) demandez-vous pour avancer sur la cause de ses plaintes articulaires ?

A ❑ PCR des urines à la recherche de *Chlamydia trachomatis*
B ❑ coproculture
C ❑ typage HLA B27
D ❑ prélèvement urétral à la recherche du gonocoque
E ❑ coloscopie

QRM 4

La PCR sur les urines revient négative mais la coproculture est positive. Dans ce contexte d'oligoarthrite, quels germes vous attendez-vous à retrouver ?

A ❑ *escherichia coli*
B ❑ *yersinia enterolitica*
C ❑ *salmonnella enteritidis*
D ❑ *campylobacter jejuni*
E ❑ *clostridum difficile*

QRM 5

La coproculture est positive à *Campylobacter jejuni.* Quel(s) traitement(s) proposez-vous pour traiter ce malade ?

A ❑ azithromycine
B ❑ sulfasalazine
C ❑ antalgiques
D ❑ corticothérapie
E ❑ anti-inflammatoires non stéroïdiens

QRM 6

Vous décidez de débuter un traitement par azithromycine pendant 5 jours. La diarrhée disparaît assez rapidement. Le malade vous consulte à nouveau 1 mois plus tard car il persiste une arthrite du genou droit. La cheville n'est plus douloureuse et n'est plus gonflée. En dehors du genou, le patient ne décrit aucune autre plainte. À ce stade, quel(s) traitement(s) pourriez-vous proposer pour cette arthrite réactionnelle ?

A ❑ fluoroquinolone
B ❑ anti-TNFα
C ❑ antalgiques
D ❑ anti-inflammatoires non stéroïdiens
E ❑ infiltration de corticoïdes dans le genou droit

QRM 7

Après une infiltration de corticoïdes dans le genou droit, la monoarthrite disparaît. Dix ans plus tard, le patient vous consulte en raison de dorso-lombalgies qui le réveillent en deuxième partie de nuit. Il vous raconte qu'il se sent mieux dans la deuxième partie de la matinée et que le repos n'améliore pas ses symptômes. Ces douleurs sont apparues progressivement depuis 3 à 4 ans, évoluent par poussées et ne sont pas déclenchées par les efforts. L'antécédent d'oligoarthrite réactionnelle et cette dorso-lombalgie inflammatoire vous font suspecter une spondyloarthrite. Quel(s) examen(s) complémentaire(s) d'imagerie demandez-vous en première intention ?

A ❑ radiographie de bassin de face
B ❑ radiographie de rachis dorso-lombaire face et profil
C ❑ tomodensitométrie des sacro-iliaques
D ❑ IRM des sacro-iliaques et du rachis dorso-lombaire
E ❑ scintigraphie osseuse

QRM 8

Le patient vous apporte la radiographie de bassin ci-jointe :

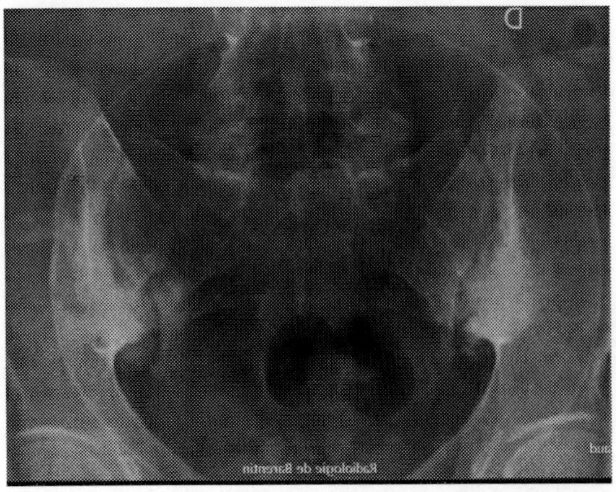

Quelle(s) est (sont) l'(les) anomalie(s) que vous observez ?

A ❑ ostéophytes du pied des sacro-iliaques
B ❑ condensation des sacro-iliaques
C ❑ ankylose des sacro-iliaques
D ❑ un pseudo-élargissement des sacro-iliaques
E ❑ érosion des sacro-iliaques

QRM 9

Vous examinez votre patient. À partir des photographies suivantes, quelles sont les anomalies morphologiques que vous observez ?

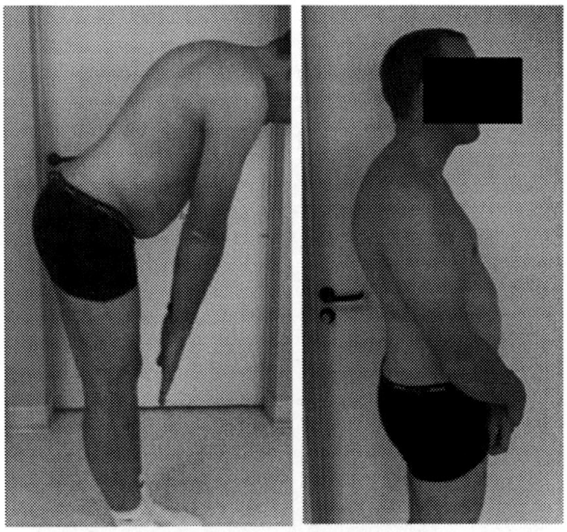

Voir image couleur
dans le cahier en fin d'ouvrage

A ❑ une hyperlordose lombaire
B ❑ une hypercyphose dorsale
C ❑ une hyperlordose dorsale
D ❑ une raideur rachidienne
E ❑ une cyphose cervicale

QRM 10

Quels sont les autres éléments cliniques que vous recherchez à l'interrogatoire et à l'examen physique ?

A ❑ une enthésite
B ❑ une lombosciatique S1
C ❑ une fessalgie
D ❑ un psoriasis
E ❑ un syndrome thoracique antérieur

QRM 11

Quelles sont les complications que vous connaissez dans les spondyloarthrites ?

A ❑ un trouble de conduction cardiaque (BAV)
B ❑ une fracture transcorporéale des vertèbres
C ❑ une endocardite
D ❑ une fibrose pulmonaire
E ❑ une amylose

▸ QRM 12

Vous décidez de débuter un traitement pour cette spondyloarthrite. Le patient décrit un dérouillage matinal de 2 heures, des réveils nocturnes, une douleur évaluée à 50/100 sur une échelle visuelle analogique. Le taux sérique de la protéine C réactive est de 12 mg/l. L'ampliation thoracique est limitée (1,5 cm). Le patient vous apprend qu'il ne prend qu'occasionnellement du paracatémol (1 g/j). Vous n'avez pas trouvé d'enthésite ou d'arthrite périphérique.
Quel(s) traitement(s) proposez-vous en sachant qu'il ne se plaint que de sa dorso-lombalgie ?

A ❑ paracétamol 4 g/j en prise systématique
B ❑ anti-inflammatoire non stéroïdien
C ❑ corticoïdes *per os*
D ❑ méthotrexate
E ❑ anti-TNFα

▸ QRM 13

Vous revoyez votre patient 3 semaines plus tard pour évaluer l'efficacité et la tolérance de votre traitement. Malheureusement, il vous apprend que l'anti-inflammatoire proposé est peu efficace. Il évalue l'amélioration à 30 % mais l'EVA douleur est à 60/100. Quelle(s) proposition(s) thérapeutique(s) faites-vous ?

A ❑ passage à un pallier II pour les antalgiques
B ❑ association d'un deuxième anti-inflammatoire non stéroïdien en plus du premier
C ❑ association de méthotrexate en plus d'un anti-inflammatoire non stéroïdien
D ❑ changement d'anti-inflammatoire non stéroïdien (autre classe)
E ❑ anti-TNFα

▸ QRM 14

Quelles autres mesures thérapeutiques ou administratives proposez-vous à ce patient banquier ?

A ❑ mise en invalidité
B ❑ déclaration en maladie professionnelle
C ❑ contre-indication de toute pratique sportive
D ❑ rééducation pour limiter les déformations
E ❑ kinésithérapie respiratoire

▸ QRM 15

Après 4 mois de traitement par AINS, le patient continue à être douloureux et gêné la nuit par sa dorso-lombalgie avec un dérouillage matinal d'environ 1 heure. Vous décidez d'introduire un traitement par anti-TNFα. Vous faites une déclaration d'affection longue durée. Quel(s) examen(s) complémentaire(s) prescrivez-vous dans le cadre du bilan pré-thérapeutique ?

A ❑ radiographie standard du thorax
B ❑ sérologie hépatite B, hépatite C et VIH
C ❑ ECG
D ❑ protéine C réactive
E ❑ IDR ou Quantiféron®

RÉPONSES

✓ Vrai ✔ Indispensable
○ Faux ● Inadmissible

▸ QRM 1

En examinant votre patient vous trouvez un orteil augmenté de volume, incluant l'ensemble du rayon donc globalement inflammatoire, sans anomalie unguéale ni collection.

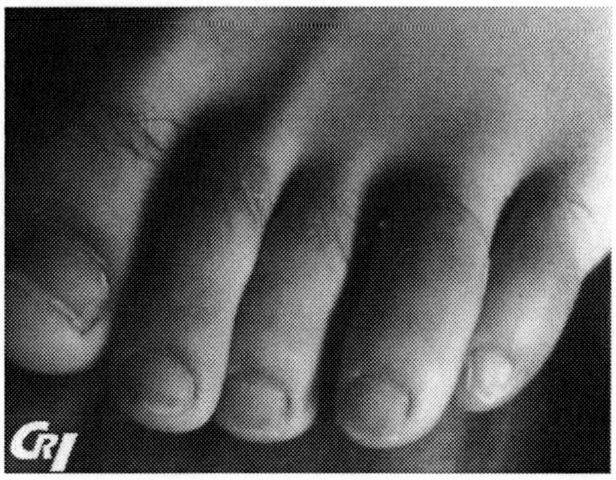

Quelles sont les conclusions sémiologiques que vous évoquez ?

A ✓ dactylite
B ○ bi-arthrite infectieuse
C ○ ostéoarthropathie hypoxémiante
D ○ panaris
E ✓ enthésopathie inflammatoire et oligoarthrite

➥ Réponse : A, E

▸ QRM 2

Quelle(s) hypothèse(s) diagnostique(s) pouvez-vous formuler à ce stade devant ce tableau clinique ?

A ○ bi-arthrite à pyogène
B ✓ oligoarthrite réactionnelle

C ✓ rhumatisme psoriasique
D ○ polyarthrite rhumatoïde
E ○ lupus érythémateux disséminé

➥ **Réponse : B, C**

▸ QRM 3

Vous poursuivez votre examen physique. Vous ne trouvez pas de lésion cutanée. L'examen des mains est normal. En revanche, le malade signale une diarrhée avec selles liquides depuis environ 1 semaine. Vous évoquez une gastro-entérite. Quel(s) examen(s) complémentaire(s) demandez-vous pour avancer sur la cause de ses plaintes articulaires ?

A ✓ PCR des urines à la recherche de *Chlamydia trachomatis*
B ✓ coproculture
C ✓ typage HLA B27
D ○ prélèvement urétral à la recherche du gonocoque
E ○ coloscopie

➥ **Réponse : A, B, C**

Commentaire : On ne fera les explorations digestives qu'en cas de diarrhée chronique ou autres symptômes évoquant une MICI (glairo-sanglantes). La recherche du gonocoque se fera si écoulement uretéral et contexte de monarthrite postinfectieuse avec rapport contaminant.

▸ QRM 4

La PCR sur les urines revient négative mais la coproculture est positive. Dans ce contexte d'oligoarthrite, quels germes vous attendez-vous à retrouver ?

A ○ *escherichia coli*
B ✓ *yersinia enterolitica*
C ✓ *salmonnella enteritidis*
D ✓ *campylobacter jejuni*
E ● *clostridum difficile*

➥ **Réponse : B, C, D**

Commentaire : Germes entéropathogènes associés aux arthrites réactionnelles.

▸ QRM 5

La coproculture est positive à *Campylobacter jejuni*. Quel(s) traitement(s) proposez-vous pour traiter ce malade ?

A ✓ azithromycine
B ○ sulfasalazine
C ✓ antalgiques
D ○ corticothérapie
E ○ anti-inflammatoires non stéroïdiens

➥ **Réponse : A, C**

▸ QRM 6

Vous décidez de débuter un traitement par azithromycine pendant 5 jours. La diarrhée disparaît assez rapidement. Le malade vous consulte à nouveau 1 mois plus tard car il persiste une arthrite du genou droit. La cheville n'est plus douloureuse et n'est plus gonflée. En dehors du genou, le patient ne décrit aucune autre plainte. À ce stade, quel(s) traitement(s) pourriez-vous proposer pour cette arthrite réactionnelle ?

A ● fluoroquinolone
B ○ anti-TNFα
C ✓ antalgiques
D ✓ anti-inflammatoires non stéroïdiens
E ✓ infiltration de corticoïdes dans le genou droit

➥ **Réponse : C, D, E**

Commentaire :

A : N'a pas d'intérêt dans les arthrites réactionnelles, maladies inflamatoires immunes.

B : Trop tôt uniquement en cas d'échec traitement fond (Salazopyrine ou méthotréxate), voir recommandations arbre thérapeutique SPA en annexe.

▸ QRM 7

Après une infiltration de corticoïdes dans le genou droit, la monoarthrite disparaît. Dix ans plus tard, le patient vous consulte en raison de dorso-lombalgies qui le réveillent en deuxième partie de nuit. Il vous raconte qu'il se sent mieux dans la deuxième partie de la matinée et que le repos n'améliore pas ses symptômes. Ces douleurs sont apparues progressivement depuis 3 à 4 ans, évoluent par poussées et ne sont pas déclenchées par les efforts. L'antécédent d'oligoarthrite réactionnelle et cette dorso-lombalgie inflammatoire vous font suspecter une spondyloarthrite. Quel(s) examen(s) complémentaire(s) d'imagerie demandez-vous en première intention ?

A ✓ radiographie de bassin de face
B ✓ radiographie de rachis dorso-lombaire face et profil
C ○ tomodensitométrie des sacro-iliaques
D ○ IRM des sacro-iliaques et du rachis dorso-lombaire
E ○ scintigraphie osseuse

➥ **Réponse : A, B**

Commentaire : On demandera D si radiographies normales.

▸ QRM 8

Le patient vous apporte la radiographie de bassin ci-jointe :

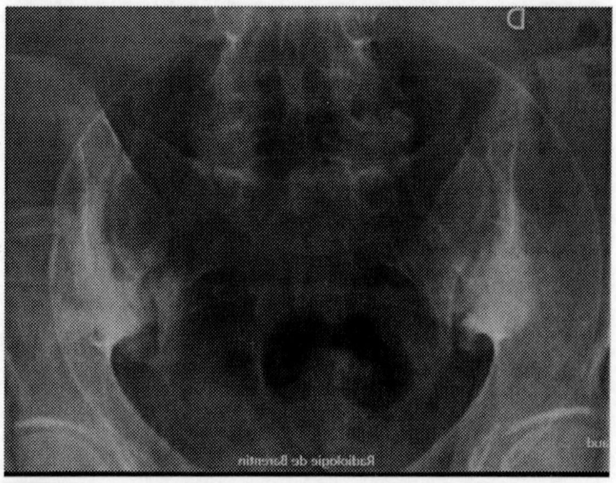

Quelle(s) est (sont) l'(les) anomalie(s) que vous observez ?

A ○ ostéophytes du pied des sacro-iliaques
B ✓ condensation des sacro-iliaques
C ○ ankylose des sacro-iliaques
D ✓ un pseudo-élargissement des sacro-iliaques
E ✓ érosion des sacro-iliaques

➥ **Réponse : B, D, E**

Commentaire : Stade 3 des critères de New York.

▸ QRM 9

Vous examinez votre patient. À partir des photographies suivantes, quelles sont les anomalies morphologiques que vous observez ?

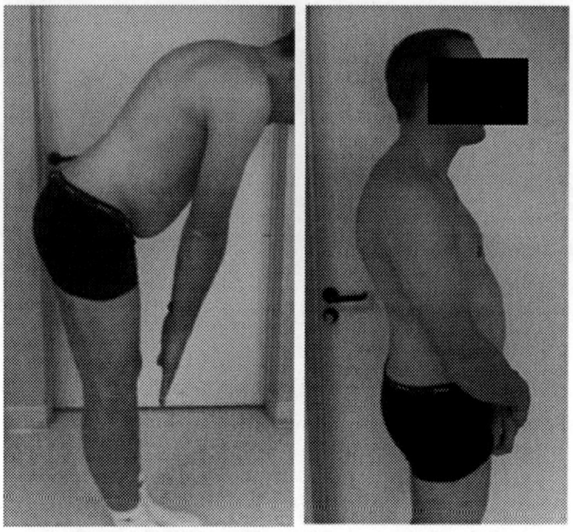

A ○ une hyperlordose lombaire
B ✓ une hypercyphose dorsale
C ○ une hyperlordose dorsale
D ✓ une raideur rachidienne
E ○ une cyphose cervicale

➥ **Réponse : B, D**

▸ QRM 10

Quels sont les autres éléments cliniques que vous recherchez à l'interrogatoire et à l'examen physique ?

A ✓ une enthésite
B ○ une lombosciatique S1
C ✓ une fessalgie
D ✓ un psoriasis
E ✓ un syndrome thoracique antérieur

➥ **Réponse : A, C, D, E**

▸ QRM 11

Quelles sont les complications que vous connaissez dans les spondyloarthrites ?

A ✓ un trouble de conduction cardiaque (BAV)
B ✓ une fracture transcorporéale des vertèbres
C ○ une endocardite
D ✓ une fibrose pulmonaire
E ✓ une amylose

➥ **Réponse : A, B, D, E**

Commentaire : D et E sont rares.

▸ QRM 12

Vous décidez de débuter un traitement pour cette spondyloarthrite. Le patient décrit un dérouillage matinal de 2 heures, des réveils nocturnes, une douleur évaluée à 50/100 sur une échelle visuelle analogique. Le taux sérique de la protéine C réactive est de 12 mg/l. L'ampliation thoracique est limitée (1,5 cm). Le patient vous apprend qu'il ne prend qu'occasionnellement du paracétemol (1 g/j). Vous n'avez pas trouvé d'enthésite ou d'arthrite périphérique.
Quel(s) traitement(s) proposez-vous en sachant qu'il ne se plaint que de sa dorso-lombalgie ?

A ✓ paracétamol 4 g/j en prise systématique
B ✓ anti-inflammatoire non stéroïdien
C ○ corticoïdes *per os*
D ● méthotrexate
E ○ anti-TNFα

➥ **Réponse : A, B**

Commentaire :
C : Non. D si arthrite, pas le cas actuellement.
E : Si échec AINS, voir annexe.

▸ QRM 13

Vous revoyez votre patient 3 semaines plus tard pour évaluer l'efficacité et la tolérance de votre traitement. Malheureusement, il vous apprend que l'anti-inflammatoire proposé est peu efficace. Il évalue l'amélioration à 30 % mais l'EVA douleur est à 60/100. Quelle(s) proposition(s) thérapeutique(s) faites-vous ?

A ✓ passage à un pallier II pour les antalgiques
B ● association d'un deuxième anti-inflammatoire non stéroïdien en plus du premier
C ○ association de méthotrexate en plus d'un anti-inflammatoire non stéroïdien
D ✓ changement d'anti-inflammatoire non stéroïdien (autre classe)
E ○ anti-TNFα

➠ **Réponse : A, D**

Commentaire : Voir annexe.

▸ QRM 14

Quelles autres mesures thérapeutiques ou administratives proposez-vous à ce patient banquier ?

A ○ mise en invalidité
B ○ déclaration en maladie professionnelle
C ○ contre-indication de toute pratique sportive
D ✓ rééducation pour limiter les déformations
E ✓ kinésithérapie respiratoire

➠ **Réponse : D, E**

▸ QRM 15

Après 4 mois de traitement par AINS, le patient continue à être douloureux et gêné la nuit par sa dorso-lombalgie avec un dérouillage matinal d'environ 1 heure. Vous décidez d'introduire un traitement par anti-TNFα. Vous faites une déclaration d'affection longue durée. Quel(s) examen(s) complémentaire(s) prescrivez-vous dans le cadre du bilan pré-thérapeutique ?

A ✓ radiographie standard du thorax
B ✓ sérologie hépatite B, hépatite C et VIH
C ○ ECG
D ✓ protéine C réactive
E ✓ IDR ou Quantiféron®

➠ **Réponse : A, B, D, E**

Évaluation			Votre entraînement		
Questions	Réponses	Points	1er Tour	2e Tour	3e Tour
Q - 1	A - E	20			
Q - 2	B - C	20			
Q - 3	A - B - C	20			
Q - 4	B - C - D	20			
Q - 5	A - C	20			
Q - 6	C - D - E	20			
Q - 7	A - B	20			
Q - 8	B - D - E	20			
Q - 9	B - D	20			
Q - 10	A - C - D - E	20			
Q - 11	A - B - D - E	20			
Q - 12	A - B	20			
Q - 13	A - D	20			
Q - 14	D - E	20			
Q - 15	A - B - D - E	20			
	Total : 300				

▶ ITEMS CONCERNÉS

UE 7 - N°193 : Spondylarthrite inflammatoire.
UE 7 - N°196 : Douleur et épanchement articulaire. Arthrite d'évolution récente. CAT arthrite

▶ Annexe

- Recommandations sur utilisation des biothérapies dans la spondylarthrite.

INDICATIONS DES BIOTHÉRAPIES DANS LA SPONDYLOARTHRITE :

SPA axiale
- Réponse AINS insuffisante
- BASDAI $ > 40/100
- ASDAS > 2,1

SPA périphérique
- Réponse AINS insuffisante
- Malgré DMARD (salazopyrine ou méthrotrexate)
- NAD et/ou NAD ≥ 3*

SPA enthésopathique
- Réponse AINS insuffisante
- ± Infiltration

ET
- Inflammation objectivée : CRP élevée, synovite ou à imagerie (IRM)
- Ou avis d'expert (intégrant inflammation extra-squelettique (uvéite, MICI, etc.), progression maladie et handicap)

$: BASDAI, ASDAS, NAG, NAD, CRP : évaluation au moins 2 fois à un mois d'intervalle * : Si coxite ou arthrite destructrice : NAG ou NAD = 1

Recommandations de la Société française de rhumatologie (SFR) pour la prise en charge en pratique courante des malades atteints de spondyloarthrite, Wengling *et al.* Revue du Rhumatisme, Volume 81, Issue 1, 2014, 6-15.

DP 14 Mme D., 58 ans, des douleurs des épaules depuis 1 mois

ÉNONCÉ :

Mme D., 58 ans, consulte pour l'apparition de douleurs des épaules survenue depuis 1 mois. Les douleurs prédominent le matin avec un dérouillage matinal de 45 minutes. Depuis 1 semaine, les douleurs touchent aussi les poignets et les métacarpophalangiennes. La patiente est asthénique et a maigri de 2 kilogrammes (poids 64 kg pour une taille de 1 m 65).

Dans ses antécédents personnels vous notez : un diabète non insulino-dépendant et la pose d'un pacemaker. Elle est ménopausée depuis l'âge de 45 ans et est tabagique depuis l'âge de 20 ans (environ 40 paquets/années).

À l'examen clinique, la mobilité active des épaules est limitée à 120° d'élévation antérieure alors que la mobilité passive est douloureuse mais non limitée. Vous retrouvez des synovites des métacarpophalangiennes.

▸ QRM 1

Devant ce tableau clinique, quels examens biologiques à visée diagnostique faites-vous ?

A ❑ une numération formule sanguine
B ❑ des anticorps anti-protéines cycliques citrullinés
C ❑ une C réactive protéine
D ❑ une calcémie
E ❑ une protéinurie

▸ QRM 2

Les examens biologiques retrouvent une protéine C réactive (CRP) à 4 mg/l et des anti-CCP à 30 U/ml (normal < à 5 U/ml). Quels examens radiologiques demandez-vous ?

A ❑ une radiographie de poumons (face profil)
B ❑ des radiographies d'épaule droite et gauche, face
C ❑ une IRM de l'épaule la plus douloureuse
D ❑ une radiographie des pieds face et 3/4
E ❑ une scintigraphie osseuse

▸ QRU 3

Quel est le diagnostic ?

A ❑ un rhumatisme à hydroxyapatite
B ❑ une chondrocalcinose
C ❑ une pseudo-polyarthrite rhizomélique
D ❑ une tendinite bilatérale de la coiffe
E ❑ une polyarthrite rhumatoïde

▸ QRM 4

Chez cette patiente, vous n'auriez pas pu évoquer le diagnostic pseudo-polyarthrite rhizomélique car :

A ❑ la patiente a moins de 60 ans
B ❑ la CRP est à 4 mg/l
C ❑ il existe une atteinte des métacarpophalangiennes
D ❑ sur la radiographie des pieds il y a des érosions du cinquième métatarsien
E ❑ elle n'a pas de douleur du bassin

▸ QRM 5

La polyarthrite rhumatoïde :

A ❑ ne peut pas survenir avant 30 ans
B ❑ est favorisée par le tabac
C ❑ est associée au HLA-B27
D ❑ peut s'améliorer pendant la grossesse
E ❑ est un facteur de risque cardio-vasculaire

▸ QROC 6

Vous revoyez la patiente avec l'ensemble de son bilan. L'examen retrouve 10 synovites et 15 articulations douloureuses. Combien de facteurs de mauvais pronostic au total sont présents chez cette patiente ?

....

....

▸ QRM 7

Devant cette polyarthrite rhumatoïde avec facteur de mauvais pronostic vous pouvez proposer à la patiente comme traitement de fond en première intention :

A ❑ du méthotrexate à dose hebdomadaire *per os*
B ❑ du méthotrexate (hedbomadaire) en sous-cutané
C ❑ une corticothérapie à 1 mg/kg
D ❑ un traitement par anti-TNF en association avec du méthotrexate
E ❑ un traitement par rituximab

▸ QRM 8

Le bilan pré-thérapeutique :

A ❑ du méthotrexate comprend les sérologies CMV et EBV
B ❑ des anti-TNF comprend les sérologies HBV et HIV
C ❑ des anti-TNF comprend les anticorps anti-nucléaires
D ❑ du rituximab comprend le dosage pondéral des immunoglobulines
E ❑ du méthotrexate comprend le dosage des chaînes légères

▸ QRM 9

La patiente accepte de prendre un traitement de fond par méthotrexate. Quels effets secondaires peuvent être directement liés à ce traitement ?

A ❑ une cytolyse hépatique
B ❑ une pancytopénie
C ❑ un cancer digestif
D ❑ une pneumoathie interstielle
E ❑ un lupus induit

▸ QRM 10

Vous décidez d'associer au traitement de fond un traitement par corticoïdes. Quels sont les effets secondaires de ce traitement ?

A ❑ infections
B ❑ ostéomalacie
C ❑ hypertension artérielle
D ❑ amaigrissement
E ❑ ostéonécrose aseptique

▸ QROC 11

Quel antécédent, chez cette patiente, est une contre-indication relative à l'utilisation des corticoïdes ?

....

....

▸ QRM 12

Qu'attendez-vous du traitement mis en place ?

A ❑ une amélioration importante des douleurs après 6 semaines de traitement
B ❑ une rémission
C ❑ une guérison
D ❑ une absence de progression radiologique
E ❑ une normalisation de la VS mais pas de la CRP

▸ QRM 13

Pour évaluer l'activité de la polyarthrite rhumatoïde :

A ❑ vous faites un BASDAI
B ❑ vous comptez les articulations tuméfiées
C ❑ vous faites des radiographies mains/poignets/pieds tous les 6 mois les deux premières années
D ❑ vous contrôlez le facteur rhumatoïde tous les ans
E ❑ vous faites une radiographie pulmonaire tous les 2 ans

▸ QRM 14

Après 3 mois de traitement par méthotrexate et 10 mg/j de prednisone, le DAS28 est supérieur à 5 et le méthotrexate a dû être arrêté pour cytolyse. Vous décidez de traiter par une biothérapie, quelle(s) est (sont) la (les) réponse(s) juste(s) parmi les suivantes :

A ❑ vous ne pouvez pas car la patiente a un diabète
B ❑ seuls les anti-TNF α ont une indication dans ce cas
C ❑ vous lui proposez un traitement par interféron bêta
D ❑ l'étanercept fait partie des anti-TNF
E ❑ l'abatacept est un inhibiteur de la co-activation des lymphocytes T

RÉPONSES

✓ Vrai ✓ Indispensable
○ Faux ● Inadmissible

▸ QRM 1

Devant ce tableau clinique, quels examens biologiques à visée diagnostique faites-vous ?

A ✓ une numération formule sanguine
B ✓ des anticorps anti-protéines cycliques citrullinés
C ✓ une C réactive protéine
D ○ une calcémie
E ✓ une protéinurie

➥ Réponse : A, B, C, E

Commentaire : Le bilan biologique dans une polyarthrite débutante est NFS, VS, BHC, créatinine, protéinurie. Le bilan immunologique est indispensable en raison de la suspicion de PR (FR, anti-CCP et AAN).

La calcémie n'a pas d'intérêt.

▸ QRM 2

Les examens biologiques retrouvent une protéine C réactive (CRP) à 4 mg/dl et des anti-CCP à 30 U/ml (normal < à 5 U/ml). Quels examens radiologiques demandez-vous ?

A ✓ une radiographie de poumons (face ? profil ?)
B ✓ des radiographies d'épaule droite et gauche, face
C ○ une IRM de l'épaule la plus douloureuse
D ✓ une radiographie des pieds, face et 3/4
E ○ une scintigraphie osseuse

➥ Réponse : A, B, D

Commentaire : L'IRM est contre-indiquée à cause du pacemaker et de toute façon n'aurait pas été utile dans le contexte.

Les radiographies d'épaule sont utiles pour le diagnostic différentiel avec une arthropathie microcristalline.

La radiographie des pieds de face et de 3/4 doit être faite dans le cadre d'une suspicion de PR.

▸ QRU 3

Quel est le diagnostic ?

A ○ un rhumatisme à hydroxyapatite
B ○ une chondrocalcinose
C ○ une pseudo-polyarthrite rhizomélique
D ○ une tendinite bilatérale de la coiffe
E ✓ une polyarthrite rhumatoïde

➥ Réponse : E

Commentaire : Les 3 diagnostics possibles étaient : PPR (attention la CRP était en mg/dl soit 40 mg/l), puis la PR et une chondrocalcinose articulaire. La présence des anti-CCP et les érosions rendent le diagnostic de PR hautement probable.

▸ QRM 4

Chez cette patiente, vous n'auriez pas pu évoquer le diagnostic pseudo-polyarthrite rhizomélique car :

A ○ la patiente a moins de 60 ans
B ○ la CRP est à 4 mg/dl
C ○ il existe une atteinte des métacarpophalangiennes
D ✓ sur la radiographie des pieds il y a des érosions du cinquième métatarsien
E ○ elle n'a pas de douleur du bassin

➥ Réponse : D

Commentaire : La PPR commence après 50 ans, la CRP à 4 mg/dl signe un syndrome inflammatoire, les douleurs du bassin ne sont pas systématiques et les érosions sont typiques de la PR.

▸ QRM 5

La polyarthrite rhumatoïde :

A ○ ne peut pas survenir avant 30 ans
B ✓ est favorisée par le tabac
C ○ est associée au HLA-B27
D ✓ peut s'améliorer pendant la grossesse
E ✓ est un facteur de risque cardio-vasculaire

➥ Réponse : B, D, E

▸ QROC 6

Vous revoyez la patiente avec l'ensemble de son bilan. L'examen retrouve 10 synovites et 15 articulations douloureuses. Combien de facteurs de mauvais pronostic au total sont présents chez cette patiente ?

➥ Réponse : 4

Commentaire : Les facteurs de mauvais pronostic sont : le caractère inflammatoire clinique (10 synovites), le syndrome inflammatoire (40 mg/l de CRP), les érosions initiales et les anti-CCP à plus de 3 fois la normale.

▸ QRM 7

Devant cette polyarthrite rhumatoïde avec facteur de mauvais pronostic vous pouvez proposer à la patiente comme traitement de fond en première intention :

A ✓ du méthotrexate à dose hebdomadaire *per os*
B ✓ du méthotrexate (hedbomadaire) en sous-cutané
C ○ une corticothérapie à 1 mg/kg
D ✓ un traitement par anti-TNF en association avec du méthotrexate
E ○ un traitement par rituximab

➠ Réponse : A, B, D

Commentaire : Le méthotrexate est le traitement de référence PO ou en SC. Il est nécessaire d'insister sur le rythme de la prise.

Les anti-TNF en association avec le MTX ont l'AMM dans la PR dite sévère.

Le rituximab a l'AMM après échec des anti-TNF.

Les corticoïdes ne sont pas un traitement de fond et ne sont jamais prescrits à cette posologie.

▸ QRM 8

Le bilan pré-thérapeutique :

A ○ du méthotrexate comprend les sérologies CMV et EBV
B ✓ des anti-TNF comprend les sérologies HBV et HIV
C ✓ des anti-TNF comprend les anticorps anti-nucléaires
D ✓ du rituximab comprend le dosage pondéral des immunoglobulines
E ○ du méthotrexate comprend le dosage des chaînes légères

➠ Réponse : B, C, D

▸ QRM 9

La patiente accepte de prendre un traitement de fond par méthotrexate. Quels effets secondaires peuvent être directement liés à ce traitement ?

A ✓ une cytolyse hépatique
B ✓ une pancytopénie
C ○ un cancer digestif
D ✓ une pneumoathie interstielle
E ○ un lupus induit

➠ Réponse : A, B, D

Commentaire : Les effets secondaires du méthotrexate sont : atteinte hépatique, hématologique, pulmonaire. C'est un traitement tératogène, une contraception est nécessaire.

▸ QRM 10

Vous décidez d'associer au traitement de fond un traitement par corticoïdes. Quels sont les effets secondaires de ce traitement ?

A ✓ infections
B ○ ostéomalacie
C ✓ hypertension artérielle
D ○ amaigrissement
E ✓ ostéonécrose aseptique

➠ Réponse : A, C, E

▸ QROC 11

Quel antécédent chez cette patiente, est une contre-indication relative à l'utilisation des corticoïdes ?

➠ Réponse : Diabète

▸ QRM 12

Qu'attendez-vous du traitement mis en place ?

A ✓ une amélioration importante des douleurs après 6 semaines de traitement
B ✓ une rémission
C ○ une guérison
D ✓ une absence de progression radiologique
E ○ une normalisation de la VS mais pas de la CRP

➠ Réponse : A, B, D

Commentaire : La PR ne guérit pas (ou rarement), par contre, l'objectif rémission est l'objectif à atteindre avec la diminution voire disparition des douleurs, des synovites, du syndrome inflammatoire et une absence de progression radiographique.

▸ QRM 13

Pour évaluer l'activité de la polyarthrite rhumatoïde :

A ○ vous faites un BASDAI
B ✓ vous comptez les articulations tuméfiées
C ✓ vous faites des radiographies mains/poignets/pieds tous les 6 mois les deux premières années
D ○ vous contrôlez le facteur rhumatoïde tous les ans
E ○ vous faites une radiographie pulmonaire tous les 2 ans

➠ Réponse : B, C

Commentaire : L'évaluation de la PR est clinique (compte des articulations douloureuses et tuméfiées, EVA douleur, OG de la maladie, HAQ) biologique (CRP) et radiologique (mains/poignets/pieds). Les délais sont indicatifs. Il n'y a pas d'intérêt à suivre les taux d'anticorps (sauf anticorps nucléaires sous anti-TNF).

Le BASDAI est un indice fonctionnel pour la spondylarthrite.

▸ **QRM 14**

Après 3 mois de traitement par méthotrexate et 10 mg/j de prednisone, le DAS28 est supérieur à 5 et le méthotrexate a dû être arrêté pour cytolyse. Vous décidez de traiter par une biothérapie, quelle(s) est (sont) la (les) réponse(s) juste(s) parmi les suivantes :

A ○ vous ne pouvez pas car la patiente a un diabète
B ○ seuls les anti-TNF α ont une indication dans ce cas
C ○ vous lui proposez un traitement par interféron bêta
D ✓ l'étanercept fait partie des anti-TNF
E ✓ l'abatacept est un inhibiteur de la co-activation des lymphocytes T

➥ Réponse : D, E

Commentaire : Le diabète n'est pas une contre-indication à la mise en route des biothérapies.

Le traitement par interféron bêta n'est pas indiqué en rhumatologie.

Le rituximab est la seule biothérapie à ne pas être indiquée dans ce cas (indication en cas d'échec d'un anti-TNF).

Le choix n'est pas au programme, mais les effets secondaires des biothérapies doivent être sus : voir recommandations du CRI, détaillées mais référence actualisée.

Évaluation			Votre entraînement		
Questions	Réponses	Points	1er Tour	2e Tour	3e Tour
Q - 1	A - B - C - E	21,42			
Q - 2	A - B - D	21,42			
Q - 3	E	21,42			
Q - 4	D	21,42			
Q - 5	B - D - E	21,42			
Q - 6	Cf. réponse	21,42			
Q - 7	A - B - D	21,42			
Q - 8	B - C - D	21,42			
Q - 9	A - B - D	21,42			
Q - 10	A - C - E	21,42			
Q - 11	Cf. réponse	21,42			
Q - 12	A - B - D	21,42			
Q - 13	B - C	21,42			
Q - 14	D - E	21,42			
Total : 300					

▸ **ITEMS CONCERNÉS**

UE7 - N° 192. Polyarthrite rhumatoïde

UE7 - N° 191. Artérite à cellules géantes : Diagnostiquer une maladie de Horton, une pseudo-polyarthrite rhizomélique, une maladie de Takayasu.

UE 10 - N° 326. Prescription et surveillance des classes de médicaments les plus courantes chez l'adulte et chez l'enfant. Connaître pour chacune les mécanismes d'action de classe et des produits individuels, les principes du bon usage, les critères de choix d'un médicament en première intention, les causes d'échec, les principaux effets indésirables et interactions : Anti-inflammatoires stéroïdiens et non stéroïdiens

DP 15 Douleurs articulaires apparues il y a 2 semaines

ÉNONCÉ :

Mme S., 55 ans, consulte pour des douleurs articulaires apparues il y a 2 semaines, s'aggravant progressivement. Les douleurs intéressent les épaules, les mains, les poignets, les chevilles. Elles la réveillent vers 3 h du matin, avec une raideur douloureuse le matin s'améliorant partiellement au bout d'une heure.

À l'examen, ces articulations sont douloureuses à la mobilisation passive et à la palpation ; il existe un gonflement des poignets, de plusieurs articulations métacarpo-phalangiennes (MCP) et interphalangiennes (IPP) proximales. Elle n'est pas soulagée par du paracétamol qu'elle a pris en automédication. Elle estime sa douleur à 6/10 à l'échelle numérique.

Elle pèse 87 kg pour 1 m 75.

Antécédents :

- Psoriasis des coudes
- Ménopause depuis 2 ans
- Hypercholestérolémie

Traitement actuel :

- Simvastatine 20 mg/j

QRM 1

Quel ou quels diagnostics envisagez-vous à l'origine des douleurs de Mme S ?

A ❑ rhumatisme psoriasique
B ❑ goutte
C ❑ polyarthrite rhumatoïde
D ❑ pseudo-polyarthrite rhizomélique
E ❑ lupus érythémateux systémique

QRM 2

Quel ou quels examens biologiques parmi les suivants est/sont utiles pour préciser le diagnostic ?

A ❑ NFS
B ❑ calcémie
C ❑ anticorps anti-nucléaires
D ❑ anticorps anti-peptides citrullinés
E ❑ typage HLA classe 1

QRM 3

La ou lesquelles des propositions suivantes concernant le facteur rhumatoïde est (sont) exacte(s) ?

A ❑ il s'agit d'un auto-anticorps dirigé contre les immunoglobulines humaines
B ❑ sa positivité est un argument de poids en faveur du diagnostic de polyarthrite rhumatoïde
C ❑ il est fréquemment retrouvé aussi dans le rhumatisme psoriasique
D ❑ sa négativité écarte a priori le diagnostic de polyarthrite rhumatoïde
E ❑ son taux baisse lorsque le traitement de la maladie est efficace

QRM 4

En l'absence de contre-indication, quel(s) traitement(s) ci-dessous prescririez-vous, seul ou en association, pour soulager la patiente ?

A ❑ une association de paracétamol 3 g - tramadol 150 mg/j
B ❑ une association de paracétamol 3 g – morphine 30 mg/j
C ❑ du ketoprofène 200 mg x 2 fois/j
D ❑ du naproxène 550 mg x 2 fois/j
E ❑ de la prednisone 1 mg/kg/j

QRM 5

Le bilan biologique retrouve :

- VS 45 mm à la 1e h, CRP 50 mg/l,
- Hémogramme : normal
- Ionogramme Na, K, Cl : normal
- Transaminases, gamma-GT : normales
- Créatinine 65 micromol/l (DFG MDRD 83 ml/mn)
- Glycémie à jeun 0.9 g/l
- Facteur rhumatoïde 80 UI/ml (seuil positivité : > 20 UI/ml)
- Ac anti CCP 60 UI/ml (seuil positivité : > 30 UI/ml)
- Ac antinucléaires négatifs
- Ac anti-DNA négatifs

Les radiographies des mains, poignets, épaules, chevilles, pieds sont normales. Quelle(s) attitude(s) thérapeutique(s) ci-dessous vous paraît (paraissent) appropriée(s) ?

A ❑ un traitement de fond sera nécessaire seulement en cas de douleurs persistantes malgré le traitement symptomatique

B ❑ un traitement de fond par hydroxychloroquine 200 mg x 2/j doit être institué
C ❑ un traitement de fond par méthotrexate 15 mg/j par voie orale doit être institué
D ❑ un traitement de fond par méthotrexate 15 mg/semaine par voie orale doit être institué
E ❑ un traitement à long terme par prednisone 10 mg/j doit être institué

QRM 6

Quel(s) examen(s) doit (doivent) être réalisé(s) chez Mme S. avant un traitement par méthotrexate ?

A ❑ NFS
B ❑ anticorps anti-nucléaires
C ❑ sérologie du VIH
D ❑ radio du thorax
E ❑ EFR

QRM 7

Vous revoyez Mme S.. Depuis 1 an, elle a un traitement par MTX 15 mg/sem par voie orale, associé à prednisone 10 mg/j bien toléré sur le plan clinique.
Il n'y a pas de gonflement articulaire à part la MCP 2 de la main Dte, seules les MCP sont sensibles à la pression. Il n'y a plus de réveil nocturne et le dérouillage matinal est passé de 1 h à 20 minutes, la patiente dit ne pas être gênée dans sa vie quotidienne.
Parmi les examens suivants, le ou lesquels sont nécessaires au suivi de Mme S. lors de cette visite ?

A ❑ dosage des transaminases
B ❑ dosage de la cortisolémie
C ❑ dosage de l'hémoglobine glyquée
D ❑ sérologies hépatites B et C
E ❑ dosage du facteur rhumatoïde

QRM 8

Parmi les examens suivants, le ou lesquels sont nécessaires au suivi de Mme S. lors de cette visite ?

A ❑ radio du thorax
B ❑ exploration fonctionnelle respiratoire
C ❑ radiographies des mains, des poignets et des pieds
D ❑ ostéodensitométrie
E ❑ aucun de ces examens

QRM 9

Vous revoyez Mme S. avec les examens prescrits (pour mémoire, « depuis 1 an, elle a un traitement par méthotrexate 15 mg par voie orale/sem, associé à prednisone 10 mg/j bien toléré sur le plan clinique. Il n'y a pas de gonflement articulaire à part la MCP 2 de la main droite, seules les MCP sont sensibles à la pression. Il n'y a plus de réveil nocturne et le dérouillage matinal est passé de 1h à 20 minutes, la patiente dit ne pas être gênée dans sa vie quotidienne »).

La biologie montre une VS à 25 mm à la 1re h, CRP 18 mg/l, ionogramme, glycémie à jeun, ionogramme, transaminases, NFS sont normaux.
Les radiographies sont normales. Quelle(s) attitude(s) thérapeutique(s) serai(en)t justifiée(s) chez Mme S. ?

A ❑ maintien du même schéma thérapeutique
B ❑ maintien du méthotrexate et baisse progressive de la prednisone
C ❑ augmentation du méthotrexate à 20 mg/sem sans modification de la prednisone dans l'immédiat
D ❑ remplacement du méthotrexate par du leflunomide sans modification de la prednisone dans l'immédiat
E ❑ arrêt du méthotrexate et de la prednisone et mise en place d'une biothérapie

QRM 10

Chez cette patiente, quelle(s) proposition(s) s'applique(nt) à un traitement par bisphosphonate par voie orale ?

A ❑ un tel traitement serait indiqué
B ❑ il serait indiqué seulement en cas de T-score < -3 DS au rachis ou à la hanche à l'ostéodensitométrie
C ❑ il nécessiterait une évaluation bucco-dentaire initiale
D ❑ en cas de prescription, on recommanderait de le prendre au moment d'un repas.
E ❑ la prise d'un bisphosphonate expose au risque d'ostéonécrose de la tête fémorale

QRM 11

Vous avez perdu de vue Mme S. depuis 2 ans (elle a 58 ans), son médecin a poursuivi le traitement par méthotrexate 15 mg par voie orale/sem, associé à prednisone 10 mg/j. Elle a un gonflement et des douleurs modérés des poignets et de certaines MCP.
La biologie montre une VS à 20 mm à la 1re h, CRP 15 mg/l, ionogramme, glycémie à jeun, ionogramme, transaminases, NFS sont normaux.
Les radiographies sont les suivantes :

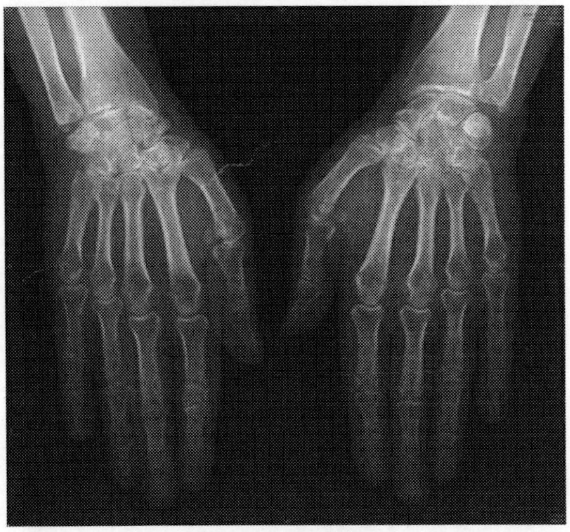

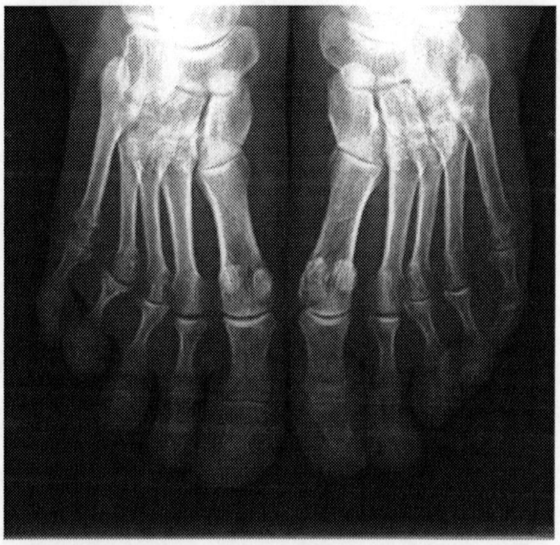

Qu'observez-vous sur ces radiographies ?

A ❑ un pincement de l'interligne radiocarpien droit
B ❑ des érosions sur plusieurs articulations métacarpo-phalangiennes (MCP)
C ❑ un pincement de l'interligne articulaire de la 1re MCP gauche
D ❑ des érosions de certaines articulations métacarpo-phalangiennes (MTP)
E ❑ un pincement de l'interligne articulaire de la 3e MTP gauche

▸ QRM 12

Laquelle des attitudes thérapeutiques suivantes est la mieux adaptée chez Mme S. ?

A ❑ maintien du même schéma thérapeutique
B ❑ augmentation du méthotrexate à 20 mg/sem puis ajustement de la prednisone en fonction du résultat clinique
C ❑ remplacement du méthotrexate par du leflunomide puis ajustement de la prednisone en fonction du résultat clinique
D ❑ remplacement du méthotrexate par un anti-TNF puis ajustement de la prednisone en fonction du résultat clinique
E ❑ maintien du methotrexate et ajout d'un anti-TNF puis ajustement de la prednisone en fonction du résultat clinique

▸ QRM 13

La patiente est maintenant traitée par anti-TNF (etanercept), méthotrexate et prednisone 5 mg/j avec une excellente réponse clinique. Elle est considérée comme en rémission. Elle a maintenant 60 ans.
Suite à une chute sur les fesses il y a 1 semaine, elle souffre beaucoup des fesses et de la face postérieure des cuisses, rendant difficiles la marche et la station debout. Elle n'est bien qu'allongée. Il n'y a pas d'anomalie neurologique clinique. Elle s'est rendue hier aux Urgences, où des radiographies du rachis et un scanner lombaire ont montré seulement un peu d'arthrose. Quel(s) examen(s) paraclinique(s) serai(en)t indiqué(s) ?

A ❑ de nouvelles radiographies dans 1 mois si la douleur persiste
B ❑ un scanner du sacrum et des sacro-iliaques
C ❑ une scintigraphie osseuse
D ❑ une IRM lombaire
E ❑ aucun de ces examens

▸ QRM 14

Il s'avère que Mme S. s'est fait une fracture du sacrum, et le bilan biologique réalisé montre :
VS 10 mm à la 1e h, CRP 5 mg/l, créatinine 60 micromol/l, calcémie 2,3 mmol/l, 25-OH-D 8 ng/ml (20 mmol/l). Quelle(s) mesure(s) thérapeutique(s) serai(en)t recommandée(s) dans l'immédiat ?

A ❑ perte de poids par un régime hypocalorique
B ❑ apports calciques quotidiens d'au moins 1000 mg/j
C ❑ apports en vitamine D 100 000 UI toutes les 2 semaines pendant 2 mois
D ❑ un traitement par risedronate 35 mg/semaine
E ❑ arrêter immédiatement la prednisone

▸ QRM 15

On a fait l'ostéodensitométrie. Interprétez ces résultats :

Rachis lombaire :
- T-score -2.6 déviation standard (DS)
- Z-score -1.7 DS

Hanche totale :
- T-score -2.1 DS
- Z-score -1.0 DS

A ❑ la DMO de cette patiente est inférieure à celle d'une femme de même âge
B ❑ il existe une ostéoporose densitométrique au rachis lombaire
C ❑ il existe une ostéoporose densitométrique à la hanche
D ❑ pour évaluer le statut osseux de cette patiente, on doit faire la moyenne des chiffres au rachis et à la hanche
E ❑ l'examen n'est pas interprétable car les valeurs au rachis et au col fémoral ne sont pas concordantes

▸ QRM 16

Mme S. va bien. Elle a 62 ans. Son traitement actuel comporte un anti-TNF (etanercept), méthotrexate 15 mg/semaine, pravastatine, risedronate, calcium, vitamine D, amitriptyline, ibuprofène en cas de douleur. Elle vous signale qu'elle a souvent soif et ressent une sécheresse de la bouche. La ou lesquelles des propositions suivantes doit-on évoquer ?

A ❑ un effet indésirable du méthotrexate
B ❑ un effet indésirable du risedronate
C ❑ un effet indésirable de l'amitriptyline
D ❑ une manifestation auto-immune en lien avec la PR
E ❑ un diabète sucré

RÉPONSES

✓ Vrai ✓ Indispensable
○ Faux ● Inadmissible

▸ QRM 1

Quel ou quels diagnostics envisagez-vous à l'origine des douleurs de Mme S. ?

A ✓ rhumatisme psoriasique
B ○ goutte
C ✓ polyarthrite rhumatoïde
D ○ pseudo-polyarthrite rhizomélique
E ✓ lupus érythémateux systémique

➠ Réponse : A, C, E

Commentaires :

B : Localisation plus distale et monoarticualire, plus fréquente chez l'homme.

D : Patiente jeune, avec arthromyalgies des ceintures.

▸ QRM 2

Quel ou quels examens biologiques parmi les suivants est/sont utiles pour préciser le diagnostic ?

A ○ NFS
B ○ calcémie
C ✓ anticorps anti-nucléaires
D ✓ anticorps anti-peptides citrullinés
E ○ typage HLA classe 1

➠ Réponse : C, D

Commentaires :

A : Demander une NFS n'est pas une faute, mais cet examen n'orientera en rien le diagnostic étiologique.

B : Idem.

C : Pour rechercher une connectivite, notamment un lupus.

D : Indispensable : c'est un marqueur présent dans 70 % des polyarthrites rhumatoïdes avec une bonne spécificité.

E : Le typage classe 1 recherche un Ag B27, il aurait un intérêt devant un tableau plus axial, ou en deuxième intention si le bilan immunologique est négatif.

▸ QRM 3

La ou lesquelles des propositions suivantes concernant le facteur rhumatoïde est (sont) exacte(s) ?

A ✓ il s'agit d'un auto-anticorps dirigé contre les immunoglobulines humaines
B ✓ sa positivité est un argument de poids en faveur du diagnostic de polyarthrite rhumatoïde
C ○ il est fréquemment retrouvé aussi dans le rhumatisme psoriasique
D ○ sa négativité écarte a priori le diagnostic de polyarthrite rhumatoïde
E ○ son taux baisse lorsque le traitement de la maladie est efficace

➠ Réponse : A, B

Commentaires :

B : Il est présent dans environ 75 % des PR. Bien que non spécifique, il oriente fortement le diagnostic vers une PR.

C : Il n'y a pas d'auto-anticorps spécifique dans le rhumatisme psoriasique.

D : Environ 25 % des PR sont négatives, sans autoanticorps.

E : Le taux de facteur rhumatoïde est peu modifié par les traitements, ce n'est pas un examen utile au suivi.

▸ QRM 4

En l'absence de contre-indication, quel(s) traitement(s) ci-dessous prescririez-vous, seul ou en association, pour soulager la patiente ?

A ✓ une association de paracétamol 3 g - tramadol 150 mg/j
B ○ une association de paracétamol 3 g – morphine 30 mg/j
C ○ du ketoprofène 200 mg x 2 fois/j
D ✓ du naproxène 550 mg x 2 fois/j
E ○ de la prednisone 1 mg/kg/j

➠ Réponse : A, D

Commentaires :

A : Palier 2 parait justifié par l'importance des douleurs.

B : Pas un palier 3 en première intention.

C : La posologie à ne pas dépasser est 200 mg/j.

D : Au cours d'un rhumatisme inflammatoire, dans la phase diagnostique si pas de contre-indication, la prescription d'un AINS pour soulager la douleur est possible, et cette posologie est correcte.

E : La prescription de prednisone serait envisageable, mais cette posologie est excessive et non dénuée d'effets secondaires. Dans la PR on utilise 0,1 à 0,2mg/kg.

▸ QRM 5

Le bilan biologique retrouve :

- VS 45 mm à la 1e h, CRP 50 mg/l,
- Hémogramme : normal
- Ionogramme Na, K, Cl : normal
- Transaminases, gamma-GT : normales
- Créatinine 65 micromol/l (DFG MDRD 83 ml/mn)
- Glycémie à jeun 0.9 g/l
- Facteur rhumatoïde 80 UI/ml (seuil positivité :

> 20 UI/ml)
• Ac anti CCP 60 UI/ml (seuil positivité : > 30 UI/ml)
• Ac antinucléaires négatifs
• Ac anti-DNA négatifs

Les radiographies des mains, poignets, épaules, chevilles, pieds sont normales. Quelle(s) attitude(s) thérapeutique(s) ci-dessous vous paraît (paraissent) appropriée(s) ?

A ○ un traitement de fond sera nécessaire seulement en cas de douleurs persistantes malgré le traitement symptomatique
B ○ un traitement de fond par hydroxychloroquine 200 mg x 2/j doit être institué
C ● un traitement de fond par méthotrexate 15 mg/j par voie orale doit être institué
D ✓ un traitement de fond par méthotrexate 15 mg/semaine par voie orale doit être institué
E ○ un traitement à long terme par prednisone 10 mg/j doit être institué

➥ Réponse : D

C : Inadmissible.

Commentaires :

A : Il s'agit clairement d'une PR, et un traitement de fond doit être instauré le plus tôt possible, dès le diagnostic posé.

B : Ne fait pas partie des traitements de référence de monothérapie.

C : Le MTX se prend de façon hebdomadaire et non pas quotidienne.

D : Le MTX est le traitement de fond à privilégier en première intention.

E : La prednisone 10 mg/j pourrait accompagner le MTX, mais pendant peu de temps, le temps d'attendre l'efficacité du traitement. On doit s'efforcer d'éviter la corticothérapie au long cours.

▸ QRM 6

Quel(s) examen(s) doit (doivent) être réalisé(s) chez Mme S. avant un traitement par méthotrexate ?

A ✓ NFS
B ○ anticorps anti-nucléaires
C ○ sérologie du VIH
D ✓ radio du thorax
E ○ EFR

➥ Réponse : A, D

Commentaires : L'EFR peut s'organiser mais ne doit pas retarder la mise en route du traitement. La radiographie de thorax est obligatoire.

▸ QRM 7

Vous revoyez Mme S., depuis 1 an, elle a un traitement par MTX 15 mg/sem par voie orale, associé à prednisone 10 mg/j bien toléré sur le plan clinique.
Il n'y a pas de gonflement articulaire à part la MCP 2 de la main Dte, seules les MCP sont sensibles à la pression. Il n'y a plus de réveil nocturne et le dérouillage matinal est passé de 1 h à 20 minutes, la patiente dit ne pas être gênée dans sa vie quotidienne.
Parmi les examens suivants, le ou lesquels sont nécessaires au suivi de Mme S. lors de cette visite ?

A ✓ dosage des transaminases
B ○ dosage de la cortisolémie
C ○ dosage de l'hémoglobine glyquée
D ○ sérologies hépatites B et C
E ○ dosage du facteur rhumatoïde

➥ Réponse : A

A : Indispensable.

Commentaires :

A : Fait partie du suivi biologique du MTX.

C : La glycémie à jeun peut être utile pour rechercher un diabète cortico-induit, mais l'Hb glyquée n'a d'intérêt qu'en cas de diabète avéré.

D : Cet examen est fait avant de débuter le MTX, il n'y a pas lieu de le répéter de façon systématique.

E : Le facteur rhumatoïde se modifie peu sous traitement est n'est pas un élément utile au suivi.

▸ QRM 8

Parmi les examens suivants, le ou lesquels sont nécessaires au suivi de Mme S. lors de cette visite ?

A ○ radio du thorax
B ○ exploration fonctionnelle respiratoire
C ✓ radiographies des mains, des poignets et des pieds
D ✓ ostéodensitométrie
E ● aucun de ces examens

➥ Réponse : C, D

C, D : Indispensable.

E : Inadmissible.

Commentaires :

A : Non nécessaire à moins de symptômes pulmonaires.

B : Idem.

C : Il faut un suivi annuel des articulations cibles : mains, poignets, pieds + éventuellement les autres articulations symptomatiques.

D : Cette patiente est sous prednisone depuis 1 an, sans traitement.

▸ QRM 9

Vous revoyez Mme S. avec les examens prescrits (pour mémoire, « depuis 1 an, elle a un traitement par méthotrexate 15 mg par voie orale/sem, associé à prednisone 10 mg/j bien toléré sur le plan clinique. Il n'y a pas de gonflement articulaire à part la MCP 2 de la main droite, seules les MCP sont sensibles à la pression. Il n'y a plus de réveil nocturne et le dérouil-

lage matinal est passé de 1h à 20 minutes, la patiente dit ne pas être gênée dans sa vie quotidienne »).
La biologie montre une VS à 25 mm à la 1re h, CRP 18 mg/l, ionogramme, glycémie à jeun, ionogramme, transaminases, NFS sont normaux.
Les radiographies sont normales. Quelle(s) attitude(s) thérapeutique(s) serai(en)t justifiée(s) chez Mme S. ?

A ● maintien du même schéma thérapeutique
B ○ maintien du méthotrexate et baisse progressive de la prednisone
C ✓ augmentation du méthotrexate à 20 mg/sem sans modification de la prednisone dans l'immédiat
D ✓ remplacement du méthotrexate par du leflunomide sans modification de la prednisone dans l'immédiat
E ○ arrêt du méthotrexate et de la prednisone et mise en place d'une biothérapie

➠ Réponse : C, D

A : Inadmissible.

Commentaires :

A : Cette patiente n'est pas en rémission et la corticothérapie au long cours n'est pas souhaitable.

B : La patiente n'est pas en rémission : on ne peut donc diminuer la prednisone sans contrepartie.

C : En l'absence de facteurs prédictifs de sévérité (signes radiographiques, forte activité de la maladie, taux élevé de FR/ACPA), le recours à une biothérapie n'est pas obligatoire. L'augmentation du MTX peut permettre une amélioration supplémentaire, mais il faudra attendre de constater l'efficacité réelle de la mesure avant de diminuer la prednisone.

D : A ce stade, le léflunomide est une alternative au MTX, et là encore il faudra constater l'efficacité avant de réduire la prednisone.

E : D'une part le recours à une biothérapie n'est pas indispensable en l'absence de critère de sévérité (mais néanmoins c'est une possibilité recevable), d'autre part surtout, cela se ferait en association au MTX et en différant la baisse de la prednisone. L'association au MTX est est conseillée avec toutes les biothérapies à moins d'une contre-indication ou intolérance.

▸ QRM 10

Chez cette patiente, quelle(s) proposition(s) s'applique(nt) à un traitement par bisphosphonate par voie orale ?

A ✓ un tel traitement serait indiqué
B ○ il serait indiqué seulement en cas de T-score < -3 DS au rachis ou à la hanche à l'ostéodensitométrie
C ✓ il nécessiterait une évaluation bucco-dentaire initiale
D ● en cas de prescription, on recommanderait de le prendre au moment d'un repas.
E ○ la prise d'un bisphosphonate expose au risque d'ostéonécrose de la tête fémorale

➠ Réponse : A, C

A: Indispensable.

D : Inadmissible.

Commentaires :

A : En prévention de l'ostéoporose cortico-induite, un BP est indiqué chez la femme après la ménopause (ou l'homme après 50 ans) pour des doses de prednisone ≥ 7.5 mg/j (indépendamment de tout autre critère).

C : Il nécessiterait une évaluation bucco-dentaire initiale

D : La biodisponibilité orale est extrêmement faible et devient nulle en cas de prise alimentaire concomitante.

E : Elle expose au risque (exceptionnel) d'ostéonécrose de la mâchoire uniquement.

▸ QRM 11

Vous avez perdu de vue Mme S. depuis 2 ans (elle a 58 ans), son médecin a poursuivi le traitement par méthotrexate 15 mg par voie orale/sem, associé à prednisone 10 mg/j. Elle a un gonflement et des douleurs modérés des poignets et de certaines MCP.
La biologie montre une VS à 20 mm à la 1re h, CRP 15 mg/l, ionogramme, glycémie à jeun, ionogramme, transaminases, NFS sont normaux.
Les radiographies sont les suivantes :

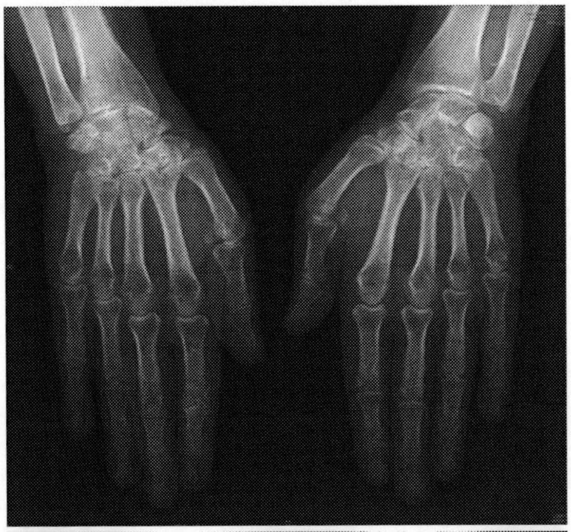

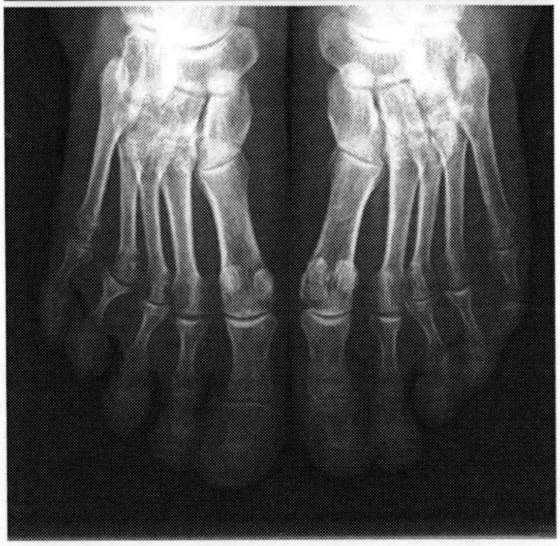

Qu'observez-vous sur ces radiographies ?

A ✓ un pincement de l'interligne radiocarpien droit

B ○ des érosions sur plusieurs articulations métacarpo-phalangiennes (MCP)

C ✓ un pincement de l'interligne articulaire de la 1re MCP gauche

D ✓ des érosions de certaines articulations métacarpo-phalangiennes (MTP)

E ✓ un pincement de l'interligne articulaire de la 3e MTP gauche

➥ Réponse : A, C, D, E

▸ QRM 12

Laquelle des attitudes thérapeutiques suivantes est la mieux adaptée chez Mme S. ?

A ● maintien du même schéma thérapeutique

B ○ augmentation du méthotrexate à 20 mg/sem puis ajustement de la prednisone en fonction du résultat clinique

C ○ remplacement du méthotrexate par du leflunomide puis ajustement de la prednisone en fonction du résultat clinique

D ○ remplacement du méthotrexate par un anti-TNF puis ajustement de la prednisone en fonction du résultat clinique

E ✓ maintien du methotrexate et ajout d'un anti-TNF puis ajustement de la prednisone en fonction du résultat clinique

➥ Réponse : E

E : Indispensable.

A : Inadmissible.

Commentaires :

A : Il y a manifestement une dégradation radiologique malgré un état clinique peu inflammatoire, il faut modifier le traitement pour stopper cette évolution, et aussi permettre la décroissance et si possible le sevrage de la corticothérapie au long cours.

B : On est maintenant en présence de facteur de sévérité, et avec insuffisance du MTX à dose associé aux corticoïdes : il y a indication à une biothérapie.

C : Idem.

D : Le traitement anti-TNF doit être associé au MTX à moins d'une contrindication/intolérance.

▸ QRM 13

La patiente est maintenant traitée par anti-TNF (etanercept), méthotrexate et prednisone 5 mg/j avec une excellente réponse clinique. Elle est considérée comme en rémission. Elle a maintenant 60 ans.
Suite à une chute sur les fesses il y a 1 semaine, elle souffre beaucoup des fesses et de la face postérieure des cuisses, rendant difficiles la marche et la station debout. Elle n'est bien qu'allongée. Il n'y a pas d'anomalie neurologique clinique.Elle s'est rendue hier aux Urgences, où des radiographies du rachis et un scanner lombaire ont montré seulement un peu d'arthrose. Quel(s) examen(s) paraclinique(s) serai(en)t indiqué(s) ?

A ○ de nouvelles radiographies dans 1 mois si la douleur persiste

B ✓ un scanner du sacrum et des sacro-iliaques

C ✓ une scintigraphie osseuse

D ○ une IRM lombaire

E ● aucun de ces examens

➥ Réponse : B, C

C : Indispensable.

E : Inadmissible.

Commentaires :

A : Dans ce contexte de corticothérapie au long cours, sans prévention pharmacologique de l'ostéoporose, le diagnostic est celui de fracture du sacrum jusqu'à preuve du contraire. Ce type de fracture est exceptionnellement visible sur des radiographies standard. Il se fait sur le scanner ou l'IRM du sacrum ou à la scintigraphie osseuse.

D : On ne visualise que peu le sacrum sur une IRM lombaire.

▸ QRM 14

Il s'avère que Mme S. s'est fait une fracture du sacrum, et le bilan biologique réalisé montre :
VS 10 mm à la 1e h, CRP 5 mg/l, créatinine 60 micromol/l, calcémie 2,3 mmol/l, 25-OH-D 8 ng/ml (20 mmol/l). Quelle(s) mesure(s) thérapeutique(s) serai(en)t recommandée(s) dans l'immédiat ?

A ○ perte de poids par un régime hypocalorique

B ✓ apports calciques quotidiens d'au moins 1000 mg/j

C ✓ apports en vitamine D 100 000 UI toutes les 2 semaines pendant 2 mois

D ✓ un traitement par risedronate 35 mg/semaine

E ● arrêter immédiatement la prednisone

➥ Réponse : B, C, D

C : Indispensable.

E : Inadmissible.

Commentaires :

A : Une perte de poids est peut-être souhaitable de façon générale mais n'a aucun intérêt d'une part pour améliorer l'ostéoporose, d'autre part pour améliorer la situation dans l'immédiat.

C : Cette patiente a une carence vraie en vit D (définie par un taux de 25-OH-D < 10 ng/ml ou < 25 mmol/l).

D : Un traitement de l'ostéoporose n'a été ici que trop tardif. Le traitement de première intention est habituellement un bisphosphonate, le risédronate en est un.

E : L'arrêt de la prednisone, souhaitable en effet, doit impérativement être progressif.

▸ **QRM 15**

On a fait l'ostéodensitométrie. Interprétez ces résultats :
Rachis lombaire :
- T-score -2.6 déviation standard (DS)
- Z-score -1.7 DS

Hanche totale :
- T-score -2.1 DS
- Z-score -1.0 DS

A ✓ la DMO de cette patiente est inférieure à celle d'une femme de même âge

B ✓ il existe une ostéoporose densitométrique au rachis lombaire

C ○ il existe une ostéoporose densitométrique à la hanche

D ○ pour évaluer le statut osseux de cette patiente, on doit faire la moyenne des chiffres au rachis et à la hanche

E ○ l'examen n'est pas interprétable car les valeurs au rachis et au col fémoral ne sont pas concordantes

Réponse : A, B

B : Indispensable.

Commentaires :

A : C'est le Z-score qui nous l'indique.

B : La définition d'ostéoporose densitométrique (différente de celle d'ostéoporose clinique, qui repose sur la notion de fracture de fragilité) est un T-score < -2.5 DS.

D : C'est le chiffre le plus bas qu'on prend en compte.

▸ **QRM 16**

Mme S. va bien. Elle a 62 ans. Son traitement actuel comporte un anti-TNF (etanercept), méthotrexate 15 mg/semaine, pravastatine, risedronate, calcium, vitamine D, amitriptyline, ibuprofène en cas de douleur. Elle vous signale qu'elle a souvent soif et ressent une sécheresse de la bouche. La ou lesquelles des propositions suivantes doit-on évoquer ?

A ○ un effet indésirable du méthotrexate

B ○ un effet indésirable du risedronate

C ✓ un effet indésirable de l'amitriptyline

D ✓ une manifestation auto-immune en lien avec la PR

E ○ un diabète sucré

Évaluation			Votre entraînement		
Questions	Réponses	Points	1er Tour	2e Tour	3e Tour
Q - 1	A - C - E	18,75			
Q - 2	C - D	18,75			
Q - 3	A - B	18,75			
Q - 4	A - D	18,75			
Q - 5	D	18,75			
Q - 6	A - D	18,75			
Q - 7	A	18,75			
Q - 8	C - D	18,75			
Q - 9	C - D	18,75			
Q - 10	A - C	18,75			
Q - 11	A - C - D - E	18,75			
Q - 12	E	18,75			
Q - 13	B - C	18,75			
Q - 14	B - C - D	18,75			
Q - 15	A - B	18,75			
Q - 16	C - D	18,75			
Total : 300					

▸ **ITEMS CONCERNÉS**

UE7 - N° 192. Polyarthrite rhumatoïde
UE 5 - N° 124. Ostéopathies fragilisantes

DP 16 Lombalgies chroniques chez un homme de 30 ans

ÉNONCÉ :

Un homme de 30 ans vient vous consulter pour des lombalgies chroniques évoluant depuis 18 mois.
Il a de plus en plus mal et les douleurs deviennent rebelles au paracétamol qu'il prend maintenant à raison de 3 g/jour ; il est obligé de prendre de l'aspirine à raison de 3 g/jour qui le calme très efficacement.
Les douleurs siègent à la jonction lombo-sacrée. La nuit, il est parfois réveillé par des rachialgies au petit matin, et a du mal le matin à se mouvoir durant 45 minutes en raison d'une raideur rachidienne incommodante.
Il est représentant en vins et spiritueux et fait environ 80 000 km par an en voiture pour son travail. Il est célibataire.
Dans ses antécédents, vous notez une infection génitale il y a 3 ans et quelques brûlures mictionnelles. Il voyage fréquemment en Europe centrale pour son travail.
Son poids est de 93 kg pour une taille de 1,78 m.

QRM 1

Quels sont les arguments pour une lombalgie commune ?

A ❑ lombalgies chroniques
B ❑ surcharge pondérale
C ❑ 80 000 km/an en voiture
D ❑ réveil par des rachialgies
E ❑ raideur rachidienne de 45 minutes

QRM 2

Quels sont les arguments pour une spondylarthrite ankylosante ?

A ❑ homme de 30 ans
B ❑ antécédent d'infection génitale
C ❑ efficacité de l'aspirine à raison de 3 g/j
D ❑ réveil par des rachialgies
E ❑ raideur rachidienne de 45 minutes

QRM 3

Quelles données d'interrogatoire pourraient étayer le diagnostic de spondylarthrite ankylosante ?

A ❑ antécédent de psoriais
B ❑ antécédent de maladie cæliaque
C ❑ antécédent d'uvéite
D ❑ antécédent de spondyloarthropathie dans la famille
E ❑ douleurs fessières à bascule

QRM 4

Quelles données d'examen clinique pourraient étayer le diagnostic de spondylarthrite ankylosante ?

A ❑ indice de Schöber à 10 + 1 cm
B ❑ ampliation thoracique diminuée
C ❑ déformation des mains en coup de vent ulnaire
D ❑ douleur à la palpation des articulations sterno-costales
E ❑ talalgies inférieures

QRM 5

Quel est le retard diagnostic moyen habituel d'une spondylarthrite ankylosante actuellement ?

A ❑ 6 semaines
B ❑ 12 semaines
C ❑ 6 mois
D ❑ 2 ans
E ❑ 6 ans

QRM 6

Quelles sont les incidences radiologiques à demander chez ce patient pour le diagnostic positif ?

A ❑ bassin de face
B ❑ mains et poignets de face
C ❑ rachis lombaire F+P
D ❑ rachis thoracique F+P
E ❑ radiographie pulmonaire F+P

QRM 7

Quelles données biologiques sont utiles à rechercher pour le diagnostic positif ?

A ❑ vitesse de sédimentation à la première heure
B ❑ dosage de la protéine C réactive
C ❑ recherche de l'antigène HLAB27
D ❑ dosage des facteurs rhumatoïdes
E ❑ dosage des anticorps anti peptides citrullinés

▸ QRM 8

Interprétez cette radiographie :

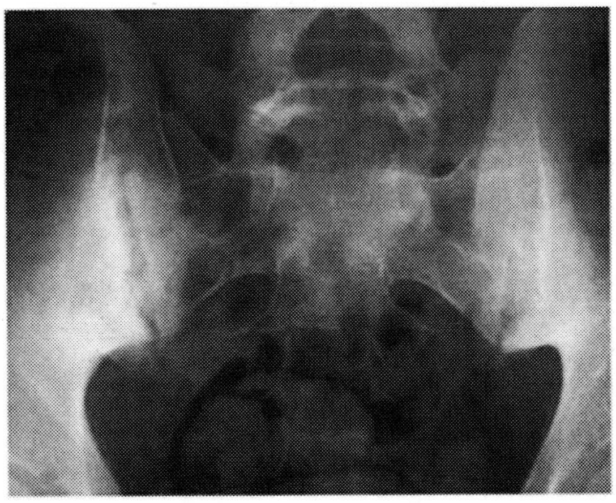

Cochez les items justes :

A ❑ sacroiliite bilatérale
B ❑ condensation sous-chondrale des sacroiliaques
C ❑ enthesophytes sacroiliaques
D ❑ érosions sous-chondrales sacroiliaques
E ❑ flou des berges sacroiliaques

▸ QRM 9

Interprétez cette imagerie par résonnance magnétique (image A et image B), cochez les réponses justes :

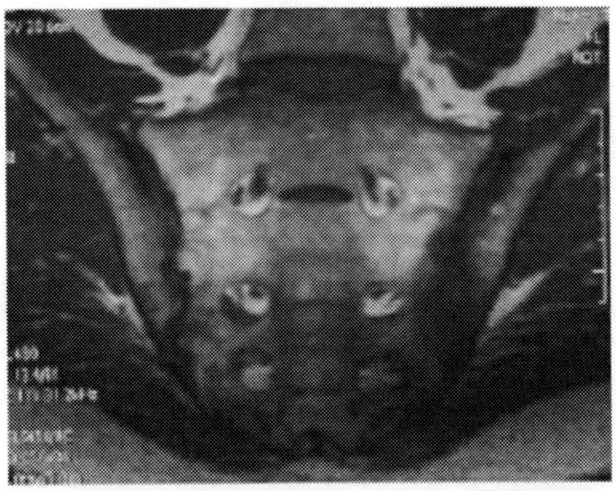

A

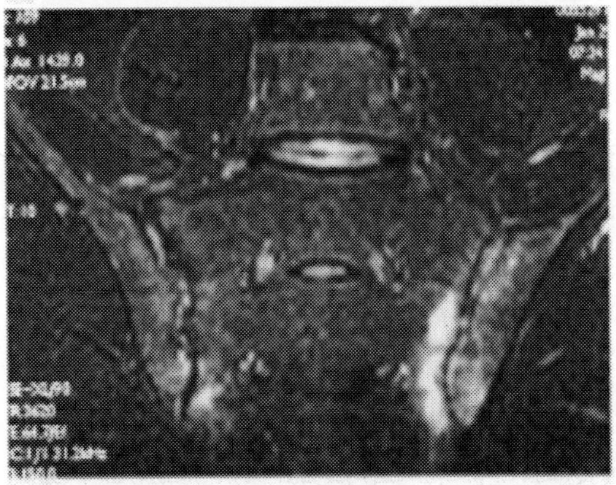

B

A ❑ il s'agit de coupes sagittales du bassin
B ❑ l'hypersignal osseux du pied de la sacro-iliaque droite visible en T2 signe un signal graisseux de cicatrisation
C ❑ l'hyposignal T1 de la sacro-iliaque gauche est en faveur de l'inflammation
D ❑ l'hypersignal osseux en regard de la sacro-iliaque gauche est lié à l'œdème osseux
E ❑ l'hypersignal sur l'image A est un signal graisseux d'atteinte sacro-iliaque ancienne

▸ QRM 10

Quelles sont les affections rentrant dans le cadre nosologique des spondyloarthrites ?

A ❑ rhumatisme psoriasique
B ❑ entéro-colopathies inflammatoires (maladie de Crohn ou de recto-colite)
C ❑ arthrites réactionnelles
D ❑ spondylarthrite ankylosante
E ❑ pseudo-polyarthrite rhizomélique

▸ QRM 11

Quels sont les principes de base du traitement médicamenteux de première intention de la spondyloarthrite ?

A ❑ anti-inflammatoires non stéroïdiens
B ❑ antalgiques
C ❑ biothérapies
D ❑ corticoïdes
E ❑ méthotrexate

▸ QRM 12

Quel est le principe de base du traitement non médicamenteux des spondyloarthropathies à forme axiale ?

A ❑ sophrologie
B ❑ kinésithérapie
C ❑ Taï Chi
D ❑ acupuncture
E ❑ relaxation

▸ QRM 13

Quels sont les enthèses aisément évaluables cliniquement ?

A ❑ épicondyles latéraux ou médiaux
B ❑ ligaments patellaires
C ❑ tendons rotuliens
D ❑ aponévroses plantaires
E ❑ psoas iliaque

▸ **QRM 14**

Quels moyens d'imagerie sont spécifiques et sensibles pour détecter des enthèsites ?

A ❑ radiographie standard
B ❑ tomodensitométrie par scanner X
C ❑ imagerie par résonnance magnétique
D ❑ échographie
E ❑ scintigraphie osseuse au technecium 99

▸ **QRM 15**

La surveillance des anti-inflammatoires non stéroïdiens doit porter sur les organes suivants :

A ❑ le rein
B ❑ le cœur
C ❑ le tube digestif
D ❑ l'œil
E ❑ le poumon

RÉPONSES

✓ Vrai ✔ Indispensable
○ Faux ● Inadmissible

▸ **QRM 1**

Quels sont les arguments pour une lombalgie commune ?

A ○ lombalgies chroniques
B ✓ surcharge pondérale
C ✓ 80 000 km/an en voiture
D ○ réveil par des rachialgies
E ○ raideur rachidienne de 45 minutes

➥ **Réponse : B, C**

Commentaires :

B, C : sont des facteurs de risque de pathologie dégénérative.

D, E : correspondent à des douleurs inflammatoires.

▸ **QRM 2**

Quels sont les arguments pour une spondylarthrite ankylosante ?

A ✓ homme de 30 ans
B ✓ antécédent d'infection génitale
C ✓ efficacité de l'aspirine à raison de 3 g/j
D ✓ réveil par des rachialgies
E ✓ raideur rachidienne de 45 minutes

➥ **Réponse : A, B, C, D, E**

▸ **QRM 3**

Quelles données d'interrogatoire pourraient étayer le diagnostic de spondylarthrite ankylosante ?

A ✓ antécédent de psoriais
B ○ antécédent de maladie cœliaque
C ✓ antécédent d'uvéite
D ✓ antécédent de spondyloarthropathie dans la famille
E ✓ douleurs fessières à bascule

➥ **Réponse : A, C, D, E**

Commentaires :

B : non, pas directement ; on retient les MICI.

Voir critères diagnostiques de l'ASAS, en fin de correction.

▸ **QRM 4**

Quelles données d'examen clinique pourraient étayer le diagnostic de spondylarthrite ankylosante ?

A ✓ indice de Schöber à 10 + 1 cm
B ✓ ampliation thoracique diminuée
C ● déformation des mains en coup de vent ulnaire
D ✓ douleur à la palpation des articulations sterno-costales
E ✓ talalgies inférieures

➥ **Réponse : A, B, D, E**

Commentaires :

C : Inadmissible (polyarthrite rhumatoïde bien sûr).

▸ **QRM 5**

Quel est le retard diagnostic moyen habituel d'une spondylarthrite ankylosante actuellement ?

A ○ 6 semaines
B ○ 12 semaines
C ○ 6 mois
D ○ 2 ans
E ✓ 6 ans

➥ **Réponse : E**

▸ **QRM 6**

Quelles sont les incidences radiologiques à demander chez ce patient pour le diagnostic positif ?

A ✓ bassin de face
B ✓ mains et poignets de face
C ✓ rachis lombaire F+P
D ✓ rachis thoracique F+P
E ○ radiographie pulmonaire F+P

➥ **Réponse : A, B, C, D**

Commentaires :

B : utile également pour le diasgnostic d'arthrite.

E : utile pour le bilan préthérapeutique.

▸ QRM 7

Quelles données biologiques sont utiles à rechercher pour le diagnostic positif ?

A ✓ vitesse de sédimentation à la première heure
B ✓ dosage de la protéine C réactive
C ✓ recherche de l'antigène HLAB27
D ○ dosage des facteurs rhumatoïdes
E ○ dosage des anticorps anti peptides citrullinés

➠ **Réponse : A, B, C**

▸ QRM 8

Interprétez cette radiographie :

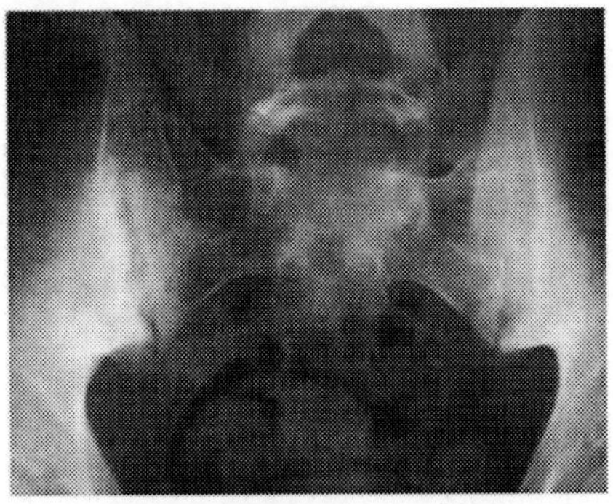

Cochez les items justes :

A ✓ sacroiliite bilatérale
B ✓ condensation sous-chondrale des sacroiliaques
C ○ enthesophytes sacroiliaques
D ✓ erosions sous-chondrales sacroiliaques
E ✓ flou des berges sacroiliaques

➠ **Réponse : A, B, D, E**

▸ QRM 9

Interprétez cette imagerie par résonnance magnétique (image A et image B), cochez les réponses justes :

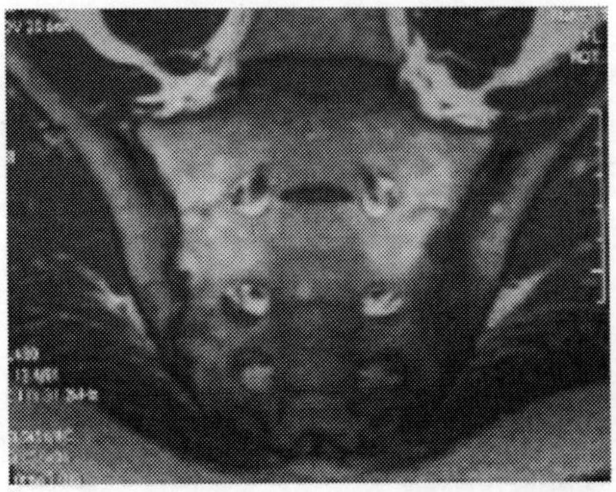

A

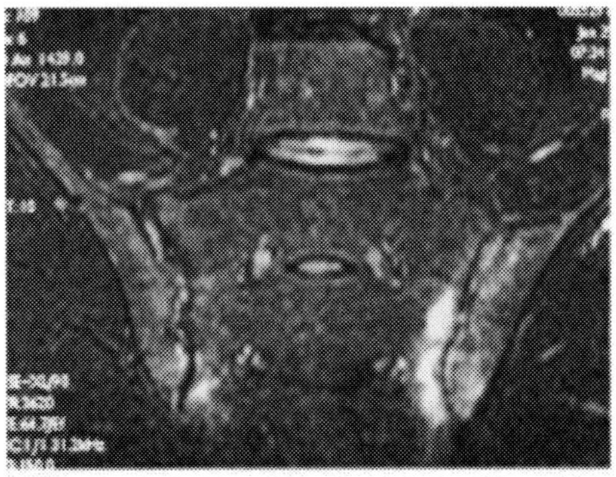

B

A ○ il s'agit de coupes sagittales du bassin
B ○ l'hypersignal osseux du pied de la sacro-iliaque droite visible en T2 signe un signal graisseux de cicatrisation
C ✓ l'hyposignal T1 de la sacro-iliaque gauche est en faveur de l'inflammation
D ✓ l'hypersignal osseux en regard de la sacro-iliaque gauche est lié à l'œdème osseux
E ✓ l'hypersignal sur l'image A est un signal graisseux d'atteinte sacro-iliaque ancienne

➠ **Réponse : C, D, E**

Commentaires :

A : faux, car coupes frontales ou corronales.

B : non, signal inflammatoire.

C: oui.

D: typique de la Spondyloarthrite.

E : oui, signaux de cicatrisation typiques (à noter confluents, près de l'articulation).

▸ QRM 10

Quelles sont les affections rentrant dans le cadre nosologique des spondyloarthrites ?

A ✓ rhumatisme psoriasique
B ✓ entéro-colopathies inflammatoires (maladie de Crohn ou de recto-colite)
C ✓ arthrites réactionnelles
D ✓ spondylarthrite ankylosante
E ○ pseudo-polyarthrite rhizomélique

➠ **Réponse : A, B, C, D**

▸ QRM 11

Quels sont les principes de base du traitement médicamenteux de première intention de la spondyloarthrite ?

A ✓ anti-inflammatoires non stéroïdiens
B ✓ antalgiques
C ● biothérapies
D ○ corticoïdes
E ○ méthotrexate

➥ Réponse : A, B

A : Indispensable.

C : Inadmissible.

▸ QRM 12

Quel est le principe de base du traitement non médicamenteux des spondyloarthropathies à forme axiale ?

A ○ sophrologie
B ✓ kinésithérapie
C ○ Taï Chi
D ○ acupuncture
E ○ relaxation

➥ Réponse : B

▸ QRM 13

Quels sont les enthèses aisément évaluables cliniquement ?

A ✓ épicondyles latéraux ou médiaux
B ✓ ligaments patellaires
C ✓ tendons rotuliens
D ✓ aponévroses plantaires
E ○ psoas iliaque

➥ Réponse : A, B, C, D

▸ QRM 14

Quels moyens d'imagerie sont spécifiques et sensibles pour détecter des enthèsites ?

A ○ radiographie standard
B ○ tomodensitométrie par scanner X
C ✓ imagerie par résonnance magnétique
D ✓ échographie
E ○ scintigraphie osseuse au technecium 99

➥ Réponse : C, D

▸ QRM 15

La surveillance des anti-inflammatoires non stéroïdiens doit porter sur les organes suivants :

A ✓ le rein
B ✓ le cœur
C ✓ le tube digestif
D ○ l'œil
E ○ le poumon

➥ Réponse : A, B, C

A, B, C : Indispensable.

Évaluation			Votre entraînement		
Questions	Réponses	Points	1er Tour	2e Tour	3e Tour
Q - 1	B - C	20			
Q - 2	A - B - C - D - E	20			
Q - 3	A - C - D - E	20			
Q - 4	A - B - D - E	20			
Q - 5	E	20			
Q - 6	A - B - C - D	20			
Q - 7	A - B - C	20			
Q - 8	A - B - D - E	20			
Q - 9	C - D - E	20			
Q - 10	A - B - C - D	20			
Q - 11	A - B	20			
Q - 12	B	20			
Q - 13	A - B - C - D	20			
Q - 14	C - D	20			
Q - 15	A - B - C	20			
Total : 300					

▸ ITEMS CONCERNÉS

UE 7 - N°193. Spondyloarthrite inflammatoire

• Critères diagnostic SPA axiale

POINTS CLÉS :

STRATÉGIE DIAGNOSTIQUE DANS LES SPONDYLOARTHRITES (TERME INTERNATIONAL RETENU)

CRITÈRES DE CLASSIFICATION POUR LES SPONDYLOARTHRITES AXIALES

(Patients avec lombalgie ≥ à 3 mois et âge au début < 45 ans)
Critères ASAS (Assessment of SpondyloArthritis International Society)

Sacro-iliite + 1 signe, ou plus, de SPA***

HLA-B27 + au moins 2 autres signes de SPA*

*** Signes de spondyloarthrite :**
- Rachialgie inflammatoire
- Arthrite
- Enthésite
- Uvéite
- Dactylite
- Psoriasis
- Maladie de Crohn
- Bonne réponse aux AINS
- Histoire familiale de SPA
- HLA-B27
- CRP augmentée

****Sacro-iliite :**
- Inflammation hautement compatible avec une sacro-iliite à l'IRM ou une sacro-iliite radiographique définie suivant les critères de New York modifiés.

- Sensibilité : 82,9 %
- Spécificité : 84,4 %

Rudwaleit M. *et al.* Ann Rheum Dis. 2009 ; 68 : 770-6 ; et 777-83.

CRITÈRES ASAS DE SPONDYLOARTHRITE PÉRIPHÉRIQUE

Arthrite ou enthésite ou dactylite chez un sujet de moins de 45 ans

≥ 1 parmi :
- Uvéite
- Psoriasis
- MICI

≥ 2 parmi :
- Lombalgie inflammatoire
- antécédents familiaux de SpA
- Infection
- HLA-B27
- sacro-iliite IRM

- Sensibilité : 75 %
- Spécificité : 82 %

Rudwaleit M. ; ARD 2011.

DP 17 33 ans, fatigue et douleurs articulaires des mains et des poignets

ÉNONCÉ :

Une jeune femme âgée de 33 ans consulte pour une fatigue associée à des douleurs articulaires des mains et des poignets, ainsi qu'une fièvre à 38,5°C. Elle n'a aucun antécédent en dehors d'une appendicectomie dans l'enfance. L'examen physique permet d'observer des adénopathies cervicales et des tuméfactions des articulations métacarpophalangiennes, des carpes. Son poids est de 50 kg pour une taille de 160 cm.

▸ QRM 1

Quels sont les éléments cliniques d'orientation manquant à l'interrogatoire et indispensables à préciser en cas de douleur articulaire ? (plusieurs propositions exactes)

A ❑ durée d'évolution des symptômes
B ❑ présence d'un craquement articulaire
C ❑ durée du dérouillage matinal
D ❑ existence d'une synovite
E ❑ nombre d'articulations atteintes

▸ QRM 2

L'examen détaillé de la peau permet d'observer un éxanthème du haut du dos (base du cou, sur la ligne des épaules) chez cette patiente qui affirme n'avoir pris aucun médicament. À propos de cette manifestation cutanée, vous diriez dans ce contexte que cela : (plusieurs propositions exactes)

A ❑ survient en zone qui semble photo-exposée
B ❑ oriente le diagnostic étiologique
C ❑ signe chez cette patiente une toxidermie médicamenteuse
D ❑ requiert de pratiquer l'examen des muqueuses
E ❑ doit faire éliminer une allergie de contact

▸ QRM 3

Vous observez sur les examens biologiques une Hb à 8,7 g/dl, VGM : 110 µm³, GB : 8,5 g/L dont neutrophiles : 4 g/L ; Lymphocytes : 0,850 g/L, plaquettes : 175 g/L. CRP : 11 mg/l. Natrémie : 140 mmol/l ; kaliémie : 4,1 mmol/l, créatininémie : 57 µmol/l. Concernant l'anémie, quel(s) examen(s) est (sont) indispensable(s) pour établir le diagnostic?

A ❑ test de COOMBS érythrocytaire
B ❑ bilirubine conjuguée
C ❑ TSH
D ❑ réticulocytes
E ❑ haptoglobine

▸ QRM 4

Les réticulocytes sont à 210 g/L, la bilirubine totale est à 45 µmol/l, non-conjuguée à 35 µmol/l, l'haptoglobine est indosable, enfin le test de COOMBS est positif +++, de type IgG. Qualifiez l'anémie : (plusieurs réponses possibles)

A ❑ arégénérative
B ❑ hémolytique
C ❑ régénérative
D ❑ par carence martiale
E ❑ autoimmune

▸ QRM 5

Quel(s) examen(s) biologique(s) vous semble(nt) nécessaire(s) au diagnostic étiologique en première intention ?

A ❑ anticorps antinucléaires
B ❑ anticorps anti-transglutaminases
C ❑ anticorps anticytoplasme des polynucléaires
D ❑ anticorps anti-DNA natif
E ❑ anticorps anti-Sm

▸ QRM 6

Vous confirmez l'hypothèse d'une anémie hémolytique associée à lupus érythémateux systémique. Avant de débuter le traitement, quelle exploration est indispensable dans le bilan lésionnel de la maladie?

A ❑ radiographie de thorax
B ❑ recherche d'une cryoglobulinémie
C ❑ échographie cardiaque
D ❑ bandelette urinaire
D ❑ recherche d'anticorps anti-cardiolipine

▸ QRM 7

Il n'y a pas d'autres atteintes de la maladie et la dose de corticothérapie retenue est de 1 mg/kg. Que devez-vous associer à ce traitement donné à cette dose ?

A ❑ supplémentation potassique
B ❑ régime sans gluten
C ❑ supplémentation en vitamine D et calcium
D ❑ protection solaire
E ❑ régime pauvre en sucres d'absorption rapide

▶ QRM 8

La patiente consulte ensuite dans le cadre du suivi de la maladie lupique. Elle a été mise sous immunomodulateur (Hydroxychloroquine) et poursuit une corticothérapie faible dose (prednisone 5 mg/j). Sa priorité est désormais d'avoir un enfant. Quels éléments retenez-vous pour organiser son suivi ?

A ❑ nombre de frères et sœurs
B ❑ nombre de fausses couches
C ❑ positivité des anti-SSA
D ❑ statut mariée ou non
E ❑ allergie à l'aspirine

▶ QRM 9

La patiente a eu 4 fausses couches, se sent bien grâce à votre traitement et elle n'a plus aucun symptôme articulaires, ni cutané. Vous avez jugé son dernier bilan normal et compatible avec une rémission. La patiente demande une organisation pour concevoir un enfant au plus tôt. Que proposez-vous ?

A ❑ arrêter l'hydroxychloroquine dans la perspective de la grossesse
B ❑ rechercher des causes anatomiques de fausses couches prématurées
C ❑ maintenir la corticothérapie
D ❑ recommander une contraception mécanique le temps du bilan
E ❑ préconiser une adoption compte-tenu du fait que le pic de fertilité est passé et qu'elle a une maladie autoimmune

▶ QRM 10

Dans le cadre du projet conceptionnel, quel(s) est/sont le(s) examen(s) indispensable(s) à votre prise en charge ?

A ❑ bandelette urinaire
B ❑ recherche d'une cryoglobulinémie
C ❑ dosage des fractions du complémentaires C3, C4, CH50
D ❑ recherche des anticorps anti-phospholipides
E ❑ créatininémie

▶ QRM 11

Parmi les auto-anticorps suivant, quel(s) est/sont celui/ceux qui est/sont directement pathogène(s) sur le fœtus ?

A ❑ anticorps anti-centromères
B ❑ anticorps anti-SSA
C ❑ anticorps anti-RNP
D ❑ anticorps anti-Sm
E ❑ anticorps anti-DNA natif

▶ QRM 12

A la consultation suivante, la bandelette urinaire est positive avec des globules rouges à ++, et des protéines à +++ . De plus, vous observez les résultats biologiques suivants : Hb : 12 g/dl, VGM : 95 um^3 ; plaquettes : 180 G/L, GB : 5,5 G/L (Neutrophiles : 4 G/L : Lymphocytes : 0.6 G/L) – TCA : 50/32, TCA : Plasma + témoin : 45/32, Créatininémie : 100 µmol/l. Quelle est votre attitude ? (plusieurs propositions exactes)

A ❑ rechercher des anticorps anti-B2GP-1
B ❑ demander un ECBU
C ❑ rechercher des anticorps muscles lisses
D ❑ proposer une ponction biopsie rénale
E ❑ décaler le projet conceptionnel pour l'instant

▶ QRM 13

La ponction biopsie rénale montre une prolifération cellulaire glomérulaire de plus de 50 % des glomérules. De quel type d'atteinte rénale s'agt-il ?

A ❑ d'une atteinte tubulointerstitielle de type III
B ❑ d'une glomérulonéphrite lupique de classe V
C ❑ d'un rein de cryoglobuline
D ❑ d'une atteinte rénale dans le cadre d'un syndrome des antiphospholipides
E ❑ d'une glomérulonéphrite (GN) lupique de classe IV

▶ QRM 14

Un traitement est nécessaire. Quelles sont les options prioritaires parmi les traitements suivants, pour cette glomérulonéphrite ? (plusieurs propositions exactes)

A ❑ azathioprine
B ❑ hydroxyclhoroquine
C ❑ bolus de cyclophosphamide
D ❑ bolus de solumédrol
E ❑ anticorps anti-CD20

RÉPONSES

✓ Vrai ✓ Indispensable
○ Faux ● Inadmissible

▸ QRM 1

Quels sont les éléments cliniques d'orientation manquant à l'interrogatoire et indispensables à préciser en cas de douleur articulaire ? (plusieurs propositions exactes)

A ✓ durée d'évolution des symptômes
B ○ présence d'un craquement articulaire
C ✓ durée du dérouillage matinal
D ✓ existence d'une synovite
E ✓ nombre d'articulations atteintes

➥ Réponse : A, C, D, E

Commentaires : le diagnostic d'arthrite doit différencier les atteintes aiguës et chroniques (plus de 3 mois d'évolution en cas d'atteinte chronique), la durée du dérouillage matinal (plus de 15 minutes), la présence de synovites (tuméfaction articulaire), une atteinte mono, oligo (< 4 atteintes articulaires) ou poly (> 3) articulaire.

Le craquement articulaire est plus souvent observé en cas d'arthrose mais n'a pas de spécificité.

▸ QRM 2

L'examen détaillé de la peau permet d'observer un exanthème du haut du dos (base du cou, sur la ligne des épaules) chez cette patiente qui affirme n'avoir pris aucun médicament. À propos de cette manifestation cutanée, vous diriez dans ce contexte que cela : (plusieurs propositions exactes)

A ✓ survient en zone qui semble photo-exposée
B ✓ oriente le diagnostic étiologique
C ○ signe chez cette patiente une toxidermie médicamenteuse
D ✓ requiert de pratiquer l'examen des muqueuses
E ✓ doit faire éliminer une allergie de contact

➥ Réponse : A, B, D, E

▸ QRM 3

Vous observez sur les examens biologiques une Hb à 8,7 g/dl, VGM : 110 µm³, GB : 8,5 g/L dont neutrophiles : 4 g/L ; Lymphocytes : 0,850 g/L, plaquettes : 175 g/L. CRP : 11 mg/l. Natrémie : 140 mmol/l ; kaliémie : 4,1 mmol/l, créatininémie : 57 µmol/l. Concernant l'anémie, quel(s) examen(s) est (sont) indispensable(s) pour établir le diagnostic?

A ✓ test de COOMBS érythrocytaire
B ○ bilirubine conjuguée
C ○ TSH
D ✓ réticulocytes
E ✓ haptoglobine

➥ Réponse : A, D, E

▸ QRM 4

Les réticulocytes sont à 210 g/L, la bilirubine totale est à 45 µmol/l, non-conjuguée à 35 µmol/l, l'haptoglobine est indosable, enfin le test de COOMBS est positif +++, de type IgG. Qualifiez l'anémie : (plusieurs réponses possibles)

A ● arégénérative
B ✓ hémolytique
C ✓ régénérative
D ○ par carence martiale
E ✓ autoimmune

➥ Réponse : B, C, E

A : Inadmissible.

▸ QRM 5

Quel(s) examen(s) biologique(s) vous semble(nt) nécessaire(s) au diagnostic étiologique en première intention ?

A ✓ anticorps antinucléaires
B ○ anticorps anti-transglutaminases
C ○ anticorps anticytoplasme des polynucléaires
D ✓ anticorps anti-DNA natif
E ✓ anticorps anti-Sm

➥ Réponse : A, D, E

Commentaire : AAN, anti-DNA et Ac-Sm sont les anticorps associés au lupus, maladie suspectée ici. Les anti-transglutaminases sont associés à la maladie coeliaque, les anticorps anticytoplasme des polynucléaires sont associés aux vascularites, deux atteintes qui ne sont pas à évoquer en première intention ici.

▸ QRM 6

Vous confirmez l'hypothèse d'une anémie hémolytique associée à lupus érythémateux systémique. Avant de débuter le traitement, quelle exploration est indispensable dans le bilan lésionnel de la maladie?

A ○ radiographie de thorax
B ○ recherche d'une cryoglobulinémie
C ○ échographie cardiaque
D ✓ bandelette urinaire
E ○ recherche d'anticorps anti-cardiolipine

➥ Réponse : D

D : Il faut recherche une atteinte rénale, une glomerulonéphrite

Commentaire : dans le lupus, les atteintes les plus sévères sont les atteintes rénales et neuro-psychiatriques, à dépister en priorité.

▸ QRM 7

Il n'y a pas d'autres atteintes de la maladie et la dose de corticothérapie retenue est de 1 mg/kg. Que devez-vous associer à ce traitement donné à cette dose ?

A ✓ supplémentation potassique
B ○ régime sans gluten
C ✓ supplémentation en vitamine D et calcium
D ✓ protection solaire
E ✓ régime pauvre en sucres d'absorption rapide

➥ Réponse : A, C, D, E

Commentaire : Les règles hygiéno-diététiques sont importantes lors d'une corticothérapie prolongée à forte dose : pour éviter l'ostéoporose, les troubles glycémiques, l'hypokaliémie.

▸ QRM 8

La patiente consulte ensuite dans le cadre du suivi de la maladie lupique. Elle a été mise sous immunomodulateur (Hydroxychloroquine) et poursuit une corticothérapie faible dose (prednisone 5 mg/j). Sa priorité est désormais d'avoir un enfant. Quels éléments retenez-vous pour organiser son suivi ?

A ○ nombre de frères et sœurs
B ✓ nombre de fausses couches
C ✓ positivité des anti-SSA
D ○ statut mariée ou non
E ✓ allergie à l'aspirine

➥ Réponse : B, C, E

Commentaires :

B : associé à un anticoagulant circulant, favorise les fausses couches.

C : nécessite un suivi fœtal (BAV).

D : ne change rien d'un point de vue médical.

E : contre-indique la prise d'aspirine qui diminue le nombre d'évènements hyeprcoagulabilité notamment pour les grossesses lupiques.

▸ QRM 9

La patiente a eu 4 fausses couches, se sent bien grâce à votre traitement et elle n'a plus aucun symptôme articulaires, ni cutané. Vous avez jugé son dernier bilan normal et compatible avec une rémission. La patiente demande une organisation pour concevoir un enfant au plus tôt. Que proposez-vous ?

A ○ arrêter l'hydroxychloroquine dans la perspective de la grossesse
B ✓ rechercher des causes anatomiques de fausses couches prématurées
C ✓ maintenir la corticothérapie
D ✓ recommander une contraception mécanique le temps du bilan
E ○ préconiser une adoption compte-tenu du fait que le pic de fertilité est passé et qu'elle a une maladie autoimmune

➥ Réponse : B, C, D

Commentaires :

A : non car innocuité et service rendu maximal chez les femmes lupiques.

C : il faut maintenir le traitement pour éviter tout risque de rechute ou poussée.

D : absolument nécessaire : BAV chez fœtus.

E : le pic de fertilité est 33 ans, mais la maladie autoimmune ne contre-indique pas la conception, surtout si elle est en rémission.

▸ QRM 10

Dans le cadre du projet conceptionnel, quel(s) est/sont le(s) examen(s) indispensable(s) à votre prise en charge ?

A ✓ bandelette urinaire
B ○ recherche d'une cryoglobulinémie
C ✓ dosage des fractions du complémentaires C3, C4, CH50
D ✓ recherche des anticorps anti-phospholipides
E ✓ créatininémie

➥ Réponse : A, C, D, E

Commentaires :

A : recherche atteinte rénale.

C : reflète activité de la maladie.

D : risque de fausse couche maximal et de thrombose chez la mère.

▸ QRM 11

Parmi les auto-anticorps suivant, quel(s) est/sont celui/ceux qui est/sont directement pathogène(s) sur le fœtus ?

A ○ anticorps anti-centromères
B ✓ anticorps anti-SSA
C ○ anticorps anti-RNP
D ○ anticorps anti-Sm
E ○ anticorps anti-DNA natif

➥ Réponse : B

Commentaire : risque de BAV néo-natal par toxicité directe.

▸ **QRM 12**

A la consultation suivante, la bandelette urinaire est positive avec des globules rouges à ++, et des protéines à +++ . De plus, vous observez les résultats biologiques suivants : Hb : 12 g/dl, VGM : 95 um^3 ; plaquettes : 180 G/L, GB : 5,5 G/L (Neutrophiles : 4 G/L : Lymphocytes : 0.6 G/L) – TCA : 50/32, TCA : Plasma + témoin : 45/32, Créatininémie : 100 µmol/l. Quelle est votre attitude ? (plusieurs propositions exactes)

A ✓ rechercher des anticorps anti-B2GP-1
B ✓ demander un ECBU
C ○ rechercher des anticorps muscles lisses
D ✓ proposer une ponction biopsie rénale
E ✓ décaler le projet conceptionnel pour l'instant

➡ **Réponse : A, B, D, E**

Commentaires :

A : car TCA allongé.

B : vérifier absence infection intercurrente.

C : pas d'intérêt ici, à doser en cas d'hépatite auto-immune.

D : pour confirmer et étiqueter la néphrite.

E : traiter la néphrite d'abord.

▸ **QRM 13**

La ponction biopsie rénale montre une prolifération cellulaire glomérulaire de plus de 50 % des glomérules. De quel type d'atteinte rénale s'agt-il ?

A ○ d'une atteinte tubulointerstitielle de type III
B ○ d'une glomérulonéphrite lupique de classe V
C ○ d'un rein de cryoglobuline
D ○ d'une atteinte rénale dans le cadre d'un syndrome des antiphospholipides
E ✓ d'une glomérulonéphrite (GN) lupique de classe IV

➡ **Réponse : E**

Commentaire : Voir classification des glomérulonéphrites.

▸ **QRM 14**

Un traitement est nécessaire. Quelles sont les options prioritaires parmi les traitements suivants, pour cette glomérulonéphrite ? (plusieurs propositions exactes)

A ○ azathioprine
B ○ hydroxyclhoroquine
C ✓ bolus de cyclophosphamide
D ✓ bolus de solumédrol
E ○ anticorps anti-CD20

➡ **Réponse : C, D**

Commentaire : car forme sévère et traitement d'attaque nécessaire.

Évaluation			Votre entraînement		
Questions	Réponses	Points	1er Tour	2e Tour	3e Tour
Q - 1	A - C - D - E	21,42			
Q - 2	A - B - D - E	21,42			
Q - 3	A - D - E	21,42			
Q - 4	B - C - E	21,42			
Q - 5	A - D - E	21,42			
Q - 6	D	21,42			
Q - 7	A - C - D - E	21,42			
Q - 8	B - C - E	21,42			
Q - 9	B - C - D	21,42			
Q - 10	A - C - D - E	21,42			
Q - 11	B	21,42			
Q - 12	A - B - D - E	21,42			
Q - 13	E	21,42			
Q - 14	C - D	21,42			
Total : 300					

ITEMS CONCERNÉS

UE 7 - N° 196 : Douleur et épanchement articulaire. Arthrite d'évolution récente
UE 7 - N° 189 : Connaître les principaux types de vascularite systémique, les organes cibles, les outils diagnostiques et les moyens thérapeutiques
UE 7 -N° 190 : Lupus érythémateux disséminé. Syndrome des anti-phospholipides

Référence

- HAS 2010 – Protocole National de diagnostic et de soins- Lupus

POINTS CLÉS : Recommandation : HAS 2010
PRISE EN CHARGE DU LUPUS – PNDS

EXAMENS	SITUATIONS PARTICULIÈRES
Examens biologiques permettant de rechercher des atteintes les plus fréquentes	
Atteinte rénale	
• Créatininémie, • Ratio protéinurie/créatininurie sur échantillon, et/ou protéinurie dès 24 heures,	Bilan initial – Suivi
• Étude du sédiment urinaire (ECBU).	Recherche d'hématurie, d'une leucocyturie et de cylindres urinaires (hématiques et/ou granuleux). Le remboursement de la recherche de protéinurie et d'hématurie par bandelette urinaire n'est pas prévu par la législation.
Atteinte neuro-psychiatrique Analyse du LCR	Selon signes cliniques
Atteinte cardiaque • Recherche des facteurs de risques cardiovasculaires, exploration des anomalies des bilans lipidique et glucidique	
• Recherche des anticorps anti-phospholipides	En présence d'une thrombose
Atteinte hématologique • Hémogramme avec numération des réticulocytes	En cas d'anémie
• Test de Coombs direct – Haptoglobine plasmatique	En cas de suspicion d'anémie hémolytique
• Myélogramme	En cas de cytopénie non expliquée
• Dosage de l'activité de la prostéase du facteur Von Willebrand (ADAMTS 13), recherche d'un anticorps anti-ADAMTS 13	En cas de suspicion de purpura thrombotique thrombocytopénique
• Dosage du fibrinogène, de la ferritinémie, des triglycérides et des LDH	En cas de suspicion de syndrome d'activation macrophagique

DP 18 Flou visuel unilatéral droit

ÉNONCÉ :

Une femme de 58 ans présente un flou visuel unilatéral droit dans un contexte inhabituel de céphalée temporale. Elle a été soignée pour un cancer du sein depuis 2 ans, traité actuellement par aromasine (inhibiteur de l'aromatase) et souffre d'un ulcère veineux chronique. Elle a un antécédent de fracture du poignet au cours d'un polytraumatisme en 1978. Vous êtes appelé au domicile de la patiente, dans un village situé à 1 h 30 du centre hospitalier le plus proche.

QRM 1

Parmi les signes cliniques suivants, lequel (lesquels) peut-on observer au cours de la maladie de Horton ?

A ❑ diplopie
B ❑ fièvre
C ❑ claudication de la mâchoire
D ❑ épistaxis
E ❑ arthromyalgie des ceintures

QRM 2

Quelle est votre attitude immédiate ?

A ❑ vous l'adressez vers le centre hospitalier le plus proche
B ❑ vous l'adressez pour réaliser une biopsie de l'artère temporale
C ❑ vous débutez sans attendre une corticothérapie forte dose
D ❑ vous rassurez la patiente et vous l'adressez en consultation de rhumatologie
E ❑ vous appelez le SAMU

QRM 3

Quelle(s) manifestation(s) peut-on observer au cours de la maladie de Horton ?

A ❑ infarctus du myocarde
B ❑ claudication des membres supérieurs
C ❑ aortite
D ❑ thrombose cave supérieure
E ❑ infarctus mésentérique

QRM 4

Quelle(s) affection(s) néoplasique(s) doit faire rechercher la maladie de Horton ?

A ❑ cancer bronchique à petites cellules
B ❑ thymome
C ❑ tumeur neuro-endocrine
D ❑ cancer du rein
E ❑ aucune des propositions précédentes

QRM 5

Parmi les propositions suivantes, laquelle (lesquelles) fait (font) partie des critères de diagnostic de la maladie de Horton ?

A ❑ âge > 50 ans au moment des symptômes
B ❑ VS > 50 mm à la première heure
C ❑ céphalée récente
D ❑ perte de poids
E ❑ fièvre

QRM 6

À propos de la biopsie d'artère temporale, quelle(s) proposition(s) vous semble(nt) exacte(s) ?

A ❑ elle est indispensable avant tout traitement
B ❑ elle met en évidence une panartérite segmentaire et focale
C ❑ normale, elle permet d'exclure le diagnostic de maladie de Horton
D ❑ elle doit mesurer au minimum 1 à 1,5 cm
E ❑ il est justifié de la réaliser en cas de pseudo-polyarthrite rhizomélique typique

QRM 7

Vous débutez une corticothérapie à 0,7 mg/kg. 48 h plus tard les signes cliniques ont totalement disparu. En plus de la corticothérapie, que prescrivez-vous à la sortie ?

A ❑ régime hyposodé
B ❑ aspirine à dose anti-agrégante
C ❑ biphosphonate
D ❑ potassium
E ❑ statine

▶ QRM 8

À quel(s) effet(s) indésirable(s) expose la corticothérapie ?

A ❑ état maniaque
B ❑ déséquilibre de la pression artérielle
C ❑ fragilité cutanée
D ❑ cataracte
E ❑ rupture tendineuse

▶ QRM 9

À quatre mois du suivi, alors qu'elle reçoit une corticothérapie à 22,5 mg/j, la patiente se plaint d'une douleur dorsale basse. L'examen neurologique est normal. Quel(s) diagnostic(s) évoquez-vous en priorité chez cette patiente ?

A ❑ métastase osseuse
B ❑ lumbago
C ❑ angiome vertébral
D ❑ fracture vertébrale ostéoporotique
E ❑ neurinome

▶ QRM 10

Vous réalisez les radiographies suivantes. Quel(s) diagnostic(s) retenez-vous ?

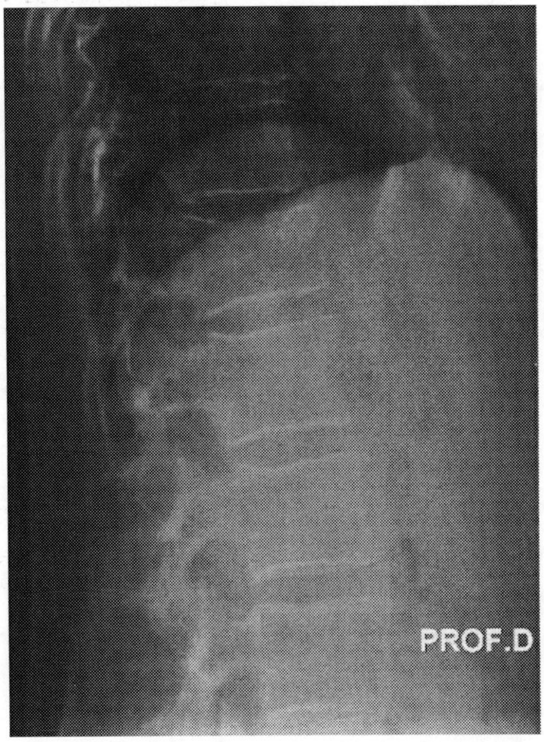

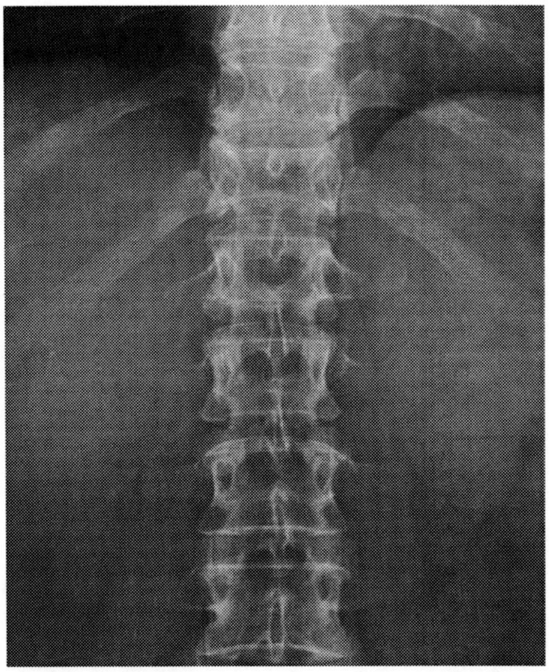

A ❑ hernie discale
B ❑ métastase osseuse
C ❑ angiome vertébral
D ❑ neurinome
E ❑ fracture vertébrale ostéoporotique

▶ QRM 11

Vous diagnostiquez une fracture vertébrale ostéoporotique. Quel(s) facteur(s), chez cette patiente, a (ont) pu favoriser cette fracture ?

A ❑ la corticothérapie
B ❑ l'âge
C ❑ l'antécédent de fracture du poignet
D ❑ le traitement par aromasine
E ❑ l'antécédent d'ulcère veineux chronique

▶ QRM 12

À propos des fractures vertébrales ostéoporotiques, quelle(s) proposition(s) vous semble(nt) exacte(s) ?

A ❑ elles augmentent le risque ultérieur de fractures ostéoporotiques
B ❑ elles sont asymptomatiques dans un tiers des cas
C ❑ elles s'accompagnent habituellement de douleurs radiculaires
D ❑ la douleur disparait en moyenne au bout de 3 semaines spontanément
E ❑ elles s'accompagnent habituellement de fièvre

▶ QRM 13

Concernant la prise en charge de l'ostéoporose de cette patiente, quelle(s) proposition(s) vous semble(nt) exacte(s) ?

A ❑ un traitement par biphosphonate est indiqué
B ❑ il faut éviter toute activité physique
C ❑ la décision de traitement médicamenteux dépend de la densitométrie osseuse
D ❑ seul un traitement par vitamine D et calcium est indiqué
E ❑ un traitement hormonal de la ménopause peut être proposé

▸ QRM 14

Vous revoyez la patiente au bout de 8 mois. Elle ne reçoit qu'une dose de 7 mg/j de prednisone. Elle se plaint d'une douleur du pli inguinal droit apparue depuis 5 mois, accentuée à la marche. La mobilisation articulaire est légèrement limitée en flexion par la douleur. Il n'y a pas d'impotence clinostatique. Quel(s) diagnostic(s) vous semble(nt) le(s) plus probable(s) ?

A ❑ coxarthrose débutante
B ❑ ostéonécrose de la tête fémorale
C ❑ métastase osseuse du cotyle
D ❑ synovite villo-nodulaire
E ❑ algodystrophie

▸ QRM 15

Vous réalisez la radiographie suivante. Quel diagnostic retenez-vous ?

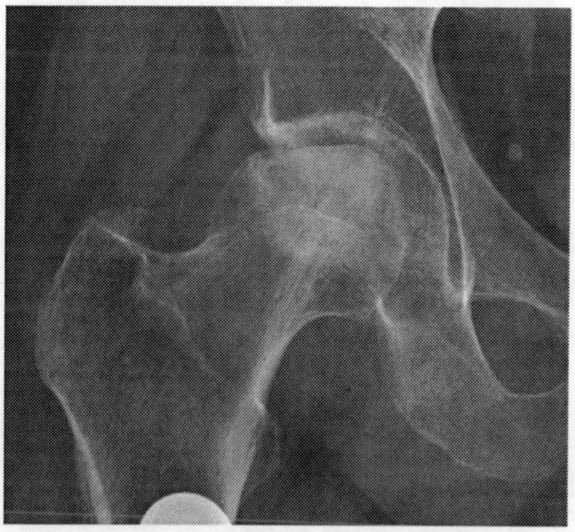

A ❑ coxarthrose débutante
B ❑ ostéonécrose de la tête fémorale
C ❑ métastase osseuse du cotyle
D ❑ synovite villo-nodulaire
E ❑ algodystrophie

RÉPONSES

✓ Vrai ✓ Indispensable
○ Faux ● Inadmissible

▸ QRM 1

Parmi les signes cliniques suivants, lequel (lesquels) peut-on observer au cours de la maladie de Horton ?

A ✓ diplopie
B ✓ fièvre
C ✓ claudication de la mâchoire
D ○ épistaxis
E ✓ arthromyalgie des ceintures

➥ Réponse : A, B, C, E

▸ QRM 2

Quelle est votre attitude immédiate ?

A ○ vous l'adressez vers le centre hospitalier le plus proche
B ○ vous l'adressez pour réaliser une biopsie de l'artère temporale
C ✓ vous débutez sans attendre une corticothérapie forte dose
D ○ vous rassurez la patiente et vous l'adressez en consultation de rhumatologie
E ○ vous appelez le SAMU

➥ Réponse : C

▸ QRM 3

Quelle(s) manifestation(s) peut-on observer au cours de la maladie de Horton ?

A ✓ infarctus du myocarde
B ✓ claudication des membres supérieurs
C ✓ aortite
D ○ thrombose cave supérieure
E ✓ infarctus mésentérique

➥ Réponse : A, B, C, E

▸ QRM 4

Quelle(s) affection(s) néoplasique(s) doit faire rechercher la maladie de Horton ?

A ○ cancer bronchique à petites cellules
B ○ thymome
C ○ tumeur neuro-endocrine
D ○ cancer du rein
E ✓ aucune des propositions précédentes

➥ Réponse : E

▸ QRM 5

Parmi les propositions suivantes, laquelle (lesquelles) fait (font) partie des critères de diagnostic de la maladie de Horton ?

A ✓ âge > 50 ans au moment des symptômes
B ✓ VS > 50 mm à la première heure
C ✓ céphalée récente
D ○ perte de poids
E ○ fièvre

➥ **Réponse : A, B, C**

▸ QRM 6

À propos de la biopsie d'artère temporale, quelle(s) proposition(s) vous semble(nt) exacte(s) ?

A ○ elle est indispensable avant tout traitement
B ✓ elle met en évidence une panartérite segmentaire et focale
C ○ normale, elle permet d'exclure le diagnostic de maladie de Horton
D ✓ elle doit mesurer au minimum 1 à 1,5 cm
E ○ il est justifié de la réaliser en cas de pseudo-polyarthrite rhizomélique typique

➥ **Réponse : B, D**

▸ QRM 7

Vous débutez une corticothérapie à 0,7 mg/kg. 48 h plus tard les signes cliniques ont totalement disparu. En plus de la corticothérapie, que prescrivez-vous à la sortie ?

A ✓ régime hyposodé
B ✓ aspirine à dose anti-agrégante
C ✓ biphosphonate
D ✓ potassium
E ○ statine

➥ **Réponse : A, B, C, D**

▸ QRM 8

À quel(s) effet(s) indésirable(s) expose la corticothérapie ?

A ✓ état maniaque
B ✓ déséquilibre de la pression artérielle
C ✓ fragilité cutanée
D ✓ cataracte
E ✓ rupture tendineuse

➥ **Réponse : A, B, C, D, E**

▸ QRM 9

À quatre mois du suivi, alors qu'elle reçoit une corticothérapie à 22,5 mg/j, la patiente se plaint d'une douleur dorsale basse. L'examen neurologique est normal. Quel(s) diagnostic(s) évoquez-vous en priorité chez cette patiente ?

A ✓ métastase osseuse
B ○ lumbago
C ○ angiome vertébral
D ✓ fracture vertébrale ostéoporotique
E ○ neurinome

➥ **Réponse : A, D**

▸ QRM 10

Vous réalisez les radiographies suivantes. Quel(s) diagnostic(s) retenez-vous ?

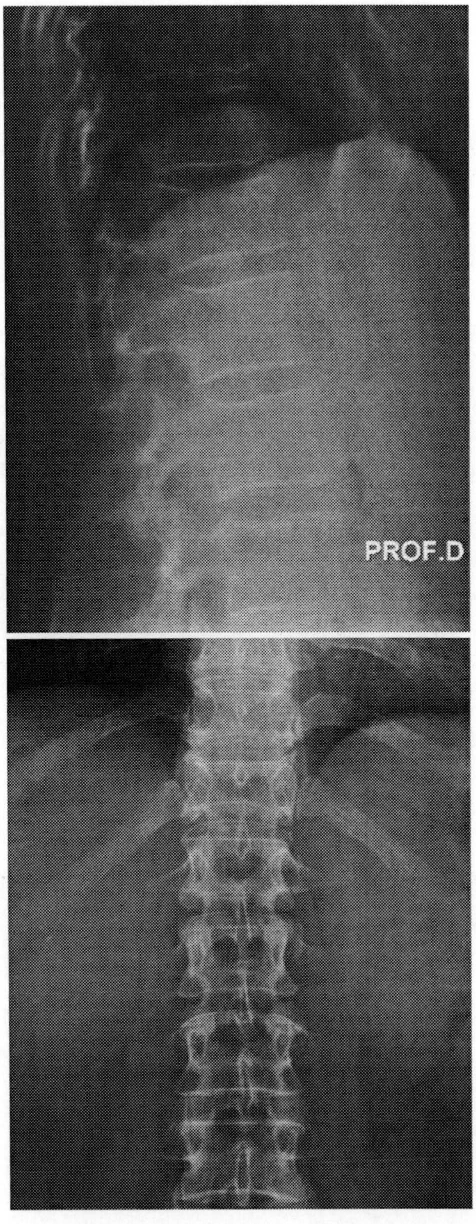

A ○ hernie discale
B ○ métastase osseuse
C ○ angiome vertébral
D ○ neurinome
E ✓ fracture vertébrale ostéoporotique

➡ **Réponse : E**

▸ QRM 11

Vous diagnostiquez une fracture vertébrale ostéoporotique. Quel(s) facteur(s), chez cette patiente, a (ont) pu favoriser cette fracture ?

A ✓ la corticothérapie
B ✓ l'âge
C ○ l'antécédent de fracture du poignet
D ✓ le traitement par aromasine
E ○ l'antécédent d'ulcère veineux chronique

➡ **Réponse : A, B, D**

▸ QRM 12

À propos des fractures vertébrales ostéoporotiques, quelle(s) proposition(s) vous semble(nt) exacte(s) ?

A ✓ elles augmentent le risque ultérieur de fractures ostéoporotiques
B ✓ elles sont asymptomatiques dans un tiers des cas
C ○ elles s'accompagnent habituellement de douleurs radiculaires
D ✓ la douleur disparait en moyenne au bout de 3 semaines spontanément
E ○ elles s'accompagnent habituellement de fièvre

➡ **Réponse : A, B, D**

▸ QRM 13

Concernant la prise en charge de l'ostéoporose de cette patiente, quelle(s) proposition(s) vous semble(nt) exacte(s) ?

A ✓ un traitement par biphosphonate est indiqué
B ○ il faut éviter toute activité physique
C ○ la décision de traitement médicamenteux dépend de la densitométrie osseuse
D ○ seul un traitement par vitamine D et calcium est indiqué
E ○ un traitement hormonal de la ménopause peut être proposé

➡ **Réponse : A**

▸ QRM 14

Vous revoyez la patiente au bout de 8 mois. Elle ne reçoit qu'une dose de 7 mg/j de prednisone. Elle se plaint d'une douleur du pli inguinal droit apparue depuis 5 mois, accentuée à la marche. La mobilisation articulaire est légèrement limitée en flexion par la douleur. Il n'y a pas d'impotence clinostatique. Quel(s) diagnostic(s) vous semble(nt) le(s) plus probable(s) ?

A ✓ coxarthrose débutante
B ✓ ostéonécrose de la tête fémorale
C ○ métastase osseuse du cotyle
D ○ synovite villo-nodulaire
E ○ algodystrophie

➡ **Réponse : A, B**

▸ QRM 15

Vous réalisez la radiographie suivante. Quel diagnostic retenez-vous ?

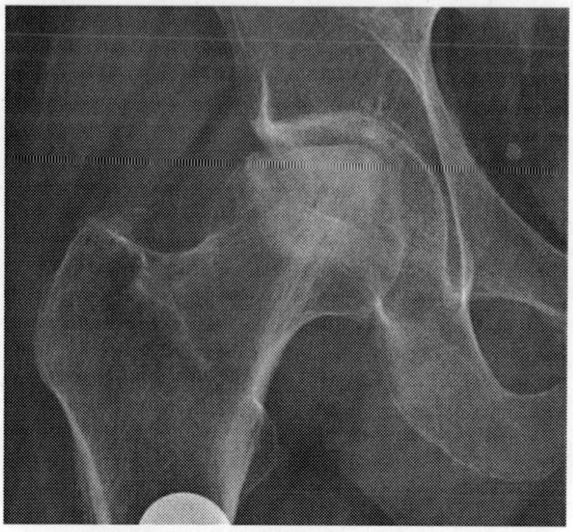

A ○ coxarthrose débutante
B ✓ ostéonécrose de la tête fémorale
C ○ métastase osseuse du cotyle
D ○ synovite villo-nodulaire
E ○ algodystrophie

➡ **Réponse : B**

Évaluation			Votre entraînement		
Questions	Réponses	Points	1er Tour	2e Tour	3e Tour
Q - 1	A - B - C - E	20			
Q - 2	C	20			
Q - 3	A - B - C - E	20			
Q - 4	E	20			
Q - 5	A - B - C	20			
Q - 6	B - D	20			
Q - 7	A - B - C - D	20			
Q - 8	A - B - C - D - E	20			
Q - 9	A - D	20			
Q - 10	E	20			
Q - 11	A - B - D	20			
Q - 12	A - B - D	20			
Q - 13	A	20			
Q - 14	A - B	20			
Q - 15	B	20			
Total : 300					

▸ ITEMS CONCERNÉS

UE 7 - Item 191 : Artérite à cellules géantes : maladie de Horton
UE 10 - Item 326 : Prescription et surveillance des classes de médicaments les plus courantes : Anti-inflammatoires
UE 5 - Item 124 : Ostéopathies fragilisantes

DP 19 Un pic à l'électrophorèse des protéines

ÉNONCÉ :

Chez une femme de 55 ans, une électrophorèse des protéines sériques est effectuée en raison d'une élévation persistante de la VS au décours d'une infection urinaire résolutive après traitement.
Elle n'a aucun antécédent autre et ne prend aucun traitement au long cours.
Son examen clinique est normal.

▸ QRM 1

Parmi les conditions suivantes, lesquelles peuvent entrainer une élévation de la vitesse de sédimentation ?

A ❑ une élévation du fibrinogène plasmatique
B ❑ une polyglobulie primitive
C ❑ une hypergammaglobulinémie
D ❑ une grossesse normale
E ❑ une maladie de Horton

▸ QRM 2

Concernant l'électrophorèse des protéines proposée, quelles sont les propositions exactes ?

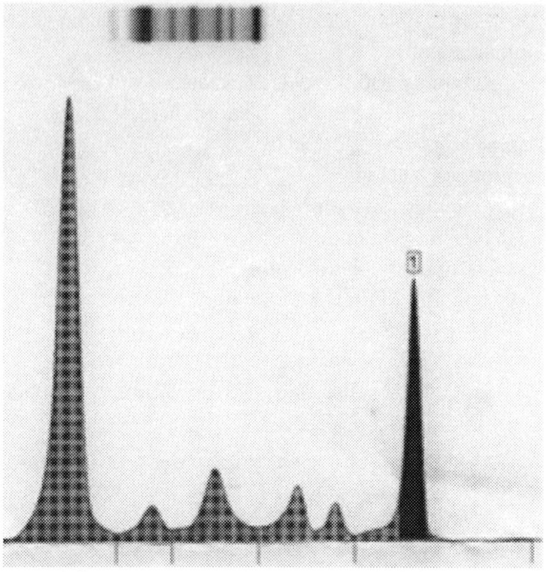

Protéines totales = 78,7 g/l   Rapport A/G = 1,14

Nom	%	Normales %	g/l	Normales g/l
Albumine	53,3 <	55,8 - 66,1	41,9	40,2 47,6
Alpha 1	4,6	2,9 4,9	3,6	2,1 - 3,5
Alpha 2	11,3	7,1 11,8	8,9	5,1 - 8,5
Beta	9,8	8,4 13,1	7,7	6,0 9,4
Gamma	21,0 >	11,1 18,8	16,5	8,0 13,5
1	18,1		14,2	

A ❑ il existe un pic monoclonal, migrant dans les gammaglobulines
B ❑ les gammaglobulines normales (résiduelles) ne sont plus visibles sur le tracé
C ❑ ces gammaglobulines normales sont chiffrées à 2,3 g/L sur la quantification de l'électrophorèse.
D ❑ on ne peut quantifier le pic monoclonal lui-même, en absence de dosage des différentes classes d'immunoglobulines
E ❑ par ordre de fréquence, il s'agit probablement d'une IgG monoclonale

▸ QRM 3

Quels examens biologiques sont nécessaires à ce stade ?

A ❑ un dosage de la calcémie et de la créatininémie
B ❑ une recherche de protéinurie à l'aide d'une seule bandelette urinaire
C ❑ une numération formule sanguine
D ❑ une immunoélectrophorèse sanguine ou immunofixation
E ❑ un dosage de chaines légères libres dans le plasma pour confirmer le diagnostic

▸ QRM 4

Résultats des examens biologiques sanguins et urinaires demandés

- Il s'agit d'une IgG kappa monoclonale
- La calcémie est de 2,42 mM/l
- la créatininémie est de 80 µM/l
- La recherche de protéinurie est négative
- Les résultats de la numération formule sanguine sont les suivants :
  - Hémoglobine = 12.7 g/dL, VGM 87 fL
  - Réticulocytes = 67 G/L
  - Leucocytes = 7,2 G/L, avec une formule normale
  - Plaquettes = 197 G/L

Quels examens systématiques d'imagerie sont indiqués à titre diagnostique ?

A ❑ clichés face et profil du crâne, du rachis dans son entier, du bassin
B ❑ clichés face et profil des humérus et des fémurs
C ❑ scintigraphie osseuse au technétium
D ❑ densitométrie osseuse
E ❑ clichés face et profil des poignets et chevilles

QRM 5

L'imagerie est normale, et le décompte des plasmocytes est de 17 % sur le myélogramme. Quel diagnostic faites-vous et comment classez-vous cette patiente ?

A ❑ pic monoclonal de signification indéterminée (MGUS)
B ❑ myélome symptomatique
C ❑ myélome de stade I (Salmon–Durie)
D ❑ myélome asymptomatique (SMM) dans la classification internationale sans critères CRAB
E ❑ myélome asymptomatique avec un seul critère CRAB

QRM 6

La patiente est surveillée régulièrement dans les 18 mois qui suivent, avec une maladie stable.
Quatre mois après sa dernière consultation, elle est réhospitalisée avec une constipation, quelques nausées et vomissements, accompagnés de douleurs dorso-lombaires évoluant depuis deux semaines.
Les douleurs sont nocturnes et diurnes, touchent le rachis et les côtes, empêchent la marche et la station debout.
Examen à l'entrée permet d'observer :

- score OMS coté à 3, avec un amaigrissement compris entre 5 et 10 % du poids de base et un pli cutané
- absence de fièvre
- ballonnement abdominal sans défense et constipation depuis 4 jours
- syndrome rachidien global. Les réflexes ostéo-tendineux sont normaux.
- Tonus anal normal, pas d'anesthésie en selle.
- Pas de déficit moteur.
- Le reste de l'examen clinique est normal.

Quel signe clinique qui n'est pas mentionné dans l'énoncé devez-vous rechercher en priorité ?

A ❑ signe de Bonnet
B ❑ signe de Babinski
C ❑ signe de Trousseau
D ❑ signe de Lasègue
E ❑ signe de Leriche

QRM 7

Il n'y a pas de signe de Babinski. L'intensité de la douleur du rachis est à 7/10. Parmi les propositions suivantes, quelles sont les propositions justes ?

A ❑ il faut réaliser une IRM dans les deux à six heures pour éliminer une compression médullaire
B ❑ il faut immobiliser la patiente au lit du fait du risque de fracture vertébrale
C ❑ il faut réaliser immédiatement une titration morphinique
D ❑ l'absence de signe de Babinski n'élimine pas la fracture vertébrale
E ❑ il faut traiter activement la constipation et surveiller l'absence de signe de complication digestive

QRM 8

Un scanner abdominal injecté a été réalisé ailleurs avant son admission, en raison des troubles du transit, des nausées et des vomissements. Ci-dessous, les seules anomalies retrouvées.

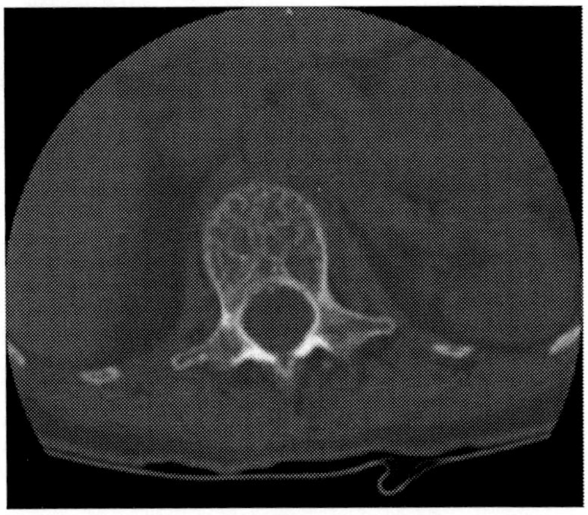

Interprétez cette coupe scannographique

A ❑ il s'agit de fenêtre osseuse
B ❑ il s'agit de fenêtre parties molles
C ❑ il existe des lésions du corps vertébral
D ❑ cette image correspond à un tassement vertébral en « galette »
E ❑ cette image élimine une épidurite myélomateuse

QRM 9

Voici les résultats d'examens biologiques disponibles

- Ionogramme :
  - sodium = 130 mmol/L ; potassium = 5,2 mmol/L ; chlore = 105 mmol/L, bicarbonates = 26 mmol/L, calcémie = 3,3 mmol/L
- protides = 92 g/L
- créatinine = 210 µmol/L
- glycémie = 4,8 mmol/L
- tests hépatiques normaux
- Numération formule sanguine:
  - Hémoglobine = 9,5 g/dL, VGM 87 fL, CCMH 34 g/l
  - Réticulocytes = 57 G/L
  - Leucocytes = 8,2 G/L, avec une formule normale
  - Plaquettes = 180 G/L

Quel est le trouble hydroélectrolytique le plus inquiétant ?

A ❑ hyperkaliémie
B ❑ hyperglycémie
C ❑ hypercalcémie
D ❑ hyperpro/démie
E ❑ anémie

QRM 10

Quels sont les signes ECG associés à l'hypercalcémie ?

A ❑ allongement du segment ST
B ❑ onde T diphasique
C ❑ QT court
D ❑ bloc auriculo-ventriculaire

E ❑ signes ECG comparables à ceux de l'imprégnation digitalique

▸ QRM 11

Quels signes cliniques parmi les suivants sont ceux de l'hypercalcémie ?

A ❑ nausées
B ❑ vomissements
C ❑ constipation
D ❑ déshydratation extracellulaire
E ❑ confusion

▸ QRM 12

Au sujet de l'anémie de cette patiente, quelles propositions vous semblent être vraies ?

A ❑ il s'agit d'une anémie normochrome et normocytaire
B ❑ il s'agit d'une anémie régénérative
C ❑ l'absence de thrombopénie indique qu'elle n'est pas liée au myélome
D ❑ dans le contexte des douleurs abdominales, l'hypothèse de saignements chroniques doit être privilégiée
E ❑ son intensité est minorée par la déshydratation extracellulaire

▸ QRM 13

Comment caractérisez-vous, maintenant, au mieux, la maladie de cette patiente ?

A ❑ pic monoclonal de signification indéterminée (MGUS)
B ❑ myélome
C ❑ myélome de stade II B (Salmon–Durie)
D ❑ myélome asymptomatique (SMM) dans la classification internationale
E ❑ myélome symptomatique avec critères CRAB

▸ QRM 14

Au troisième jour d'hospitalisation, à l'occasion d'un effort de toux, survient une douleur radiculaire intense et persistante, bilatérale, de niveau L1. Il n'y a pas de trouble vésicosphinctérien. L'examen neurologique met en évidence un syndrome pyramidal sans déficit sensitivo-moteur sous lésionnel. Quelles propositions pourraient expliquer la symptomatologie ?

A ❑ une fracture vertébrale pathologique
B ❑ une sciatique par pathologie vertébrale commune
C ❑ une compression médullaire
D ❑ une épidurite myélomateuse
E ❑ un dérangement intervertébral mineur (DIM) après la toux

▸ QRM 15

Validez les propositions thérapeutiques justes parmi les suivantes :

A ❑ une hyperhydratation est nécessaire compte-tenu de l'hypercalcémie
B ❑ les corticoides sont les traitements les plus indiqués pour normaliser la calcémie
C ❑ les bisphosphonates sont les traitements les plus indiqués pour normaliser la calcémie
D ❑ l'immobilisation de la fracture vertébrale par corset favorise l'hypercalcémie
E ❑ l'immobilisation de la fracture vertébrale est contreindiquée en cas de compression médullaire

▸ QRM 16

Ça se complique....

Une radiothérapie, centrée sur T12-L2 et combinée à un traitement par dexaméthasone est entreprise. Un bon effet antalgique est obtenu dès la fin de la première semaine de ce traitement. La pression artérielle est à 130/90 mmHg. L'auscultation cardiopulmonaire est normale.

Ça se complique (2)....

Les examens biologiques sont maintenant les suivants :

- Créatininémie: 470 µmol/L.
- Natrémie= 136 mmol/L, kaliémie : 4,8 mmol/L, bicarbonatémie : 24 mmol/L, calcémie : 2,55 mmol/L.
- Ionogramme urinaire : natriurèse: 69 mmol/L, kaliurèse: 17 mmol/L.,
- créatininurie: 7 mmol/L
- bandelette urinaire : protéinurie (-), sang (-), leucocytes (-), pHU : 6.
- Protéinurie: 3,7 g/L

La diurèse est conservée (700 ml/24 heures), et il n'y a pas de globe vésical. L'échographie rénale est normale. Comment caractérisez-vous l'insuffisance rénale?

A ❑ elle est aiguë car les reins sont de taille normale
B ❑ elle est organique, car le rapport $U^{(mM)}/P^{(mM)}$ de la créatinine est < 30
C ❑ elle est associée à une atteinte glomérulaire, puisqu'elle s'accompagne d'une protéinurie chiffrée à 3,7 g/l
D ❑ elle est organique, car le rapport Na/K urinaire est inférieur à 1
E ❑ elle est liée au moins en partie à la précipitation de chaines légères

▸ QRM 17

À propos des chaines légères

A ❑ leur précipitation intrarénale est favorisée par la déshydration extracellulaire
B ❑ leur précipitation intrarénale dépend des caractéristiques biochimiques des chaines légères,
C ❑ l'atteinte rénale la plus fréquente est due à leur précipitation intra-tubulaire (casts)
D ❑ leur mesure dans le plasma est indiquée au diagnostic, lorsque le myélome est pauci ou non excrétant
E ❑ toutes les amyloses sont dues à des dépôts de chaines légères clonales

RÉPONSES

✓ Vrai ✓ Indispensable
○ Faux ● Inadmissible

▸ QRM 1

Parmi les conditions suivantes, lesquelles peuvent entrainer une élévation de la vitesse de sédimentation ?

A ✓ une élévation du fibrinogène plasmatique
B ○ une polyglobulie primitive
C ✓ une hypergammaglobulinémie
D ✓ une grossesse normale
E ✓ une maladie de Horton

➥ **Réponse : A, C, D, E**

▸ QRM 2

Concernant l'électrophorèse des protéines proposée, quelles sont les propositions exactes ?

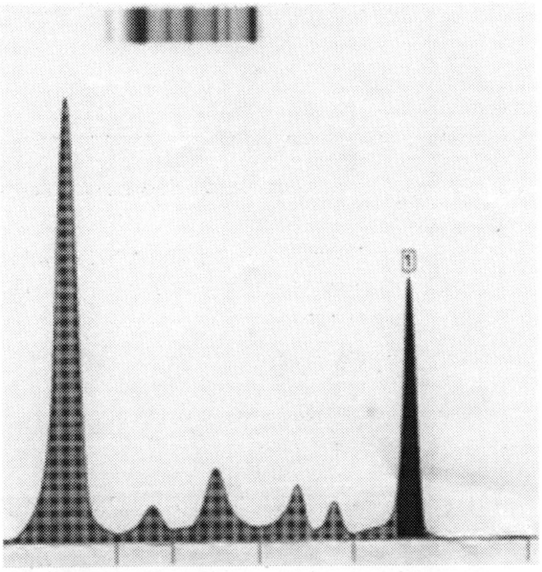

Protéines totales = **78,7** g/l Rapport A/G = **1,14**

Nom	%	Normales %	g/l	Normales g/l
Albumine	**53,3 <**	55,8 - 66,1	**41,9**	40,2 47,6
Alpha 1	**4,6**	2,9 4,9	**3,6**	2,1 - 3,5
Alpha 2	**11,3**	7,1 11,8	**8,9**	5,1 - 8,5
Beta	**9,8**	8,4 13,1	**7,7**	6,0 9,4
Gamma	**21,0 >**	11,1 18,8	**16,5**	8,0 13,5
1	18,1		14,2	

A ✓ il existe un pic monoclonal, migrant dans les gammaglobulines
B ✓ les gammaglobulines normales (résiduelles) ne sont plus visibles sur le tracé
C ✓ ces gammaglobulines normales sont chiffrées à 2,3 g/L sur la quantification de l'électrophorèse
D ○ on ne peut quantifier le pic monoclonal lui-même, en absence de dosage des différentes classes d' immunoglobulines
E ✓ par ordre de fréquence, il s'agit probablement d'une IgG monoclonale

➥ **Réponse : A, B, C, E**

▸ QRM 3

Quels examens biologiques sont nécessaires à ce stade ?

A ✓ un dosage de la calcémie et de la créatininémie
B ○ une recherche de protéinurie à l'aide d'une seule-bandelette urinaire
C ✓ une numération formule sanguine
D ✓ une immunoélectrophorèse sanguine ou immunofixation
E ○ un dosage de chaines légères libres dans le plasma pour confirmer le diagnostic

➥ **Réponse : A, C, D**

▸ QRM 4

Résultats des examens biologiques sanguins et urinaires demandés

- Il s'agit d'une IgG kappa monoclonale
- La calcémie est de 2,42 mM/l
- la créatininémie est de 80 µM/l
- La recherche de protéinurie est négative
- Les résultats de la numération formule sanguine sont les suivants :
  - Hémoglobine = 12.7 g/dL, VGM 87 fL
  - Réticulocytes = 67 G/L
  - Leucocytes = 7,2 G/L, avec une formule normale
  - Plaquettes = 197 G/L

Quels examens systématiques d'imagerie sont indiqués à titre diagnostique ?

A ✓ clichés face et profil du crâne, du rachis dans son entier, du bassin
B ✓ clichés face et profil des humérus et des fémurs
C ○ scintigraphie osseuse au technétium
D ○ densitométrie osseuse
E ○ clichés face et profil des poignets et chevilles

➥ **Réponse : A, B**

▸ QRM 5

L'imagerie est normale, et le décompte des plasmocytes est de 17 % sur le myélogramme. Quel diagnostic faites-vous et comment classez-vous cette patiente ?

A ○ pic monoclonal de signification indéterminée (MGUS)
B ● myélome symptomatique
C ✓ myélome de stade I (Salmon–Durie)
D ✓ myélome asymptomatique (SMM) dans la classification internationale sans critères CRAB
E ● myélome asymptomatique avec un seul critère CRAB

➥ **Réponse : C, D**

▸ QRM 6

La patiente est surveillée régulièrement dans les 18 mois qui suivent, avec une maladie stable.
Quatre mois après sa dernière consultation, elle est réhospitalisée avec une constipation, quelques nausées et vomissements, accompagnés de douleurs dorso-lombaires évoluant depuis deux semaines.
Les douleurs sont nocturnes et diurnes, touchent le rachis et les côtes, empêchent la marche et la station debout.
Examen à l'entrée permet d'observer:
- score OMS coté à 3, avec un amaigrissement compris entre 5 et 10 % du poids de base et un pli cutané
- absence de fièvre
- ballonnement abdominal sans défense et constipation depuis 4 jours
- syndrome rachidien global. Les réflexes ostéo-tendineux sont normaux.
- Tonus anal normal, pas d'anesthésie en selle.
- Pas de déficit moteur.

Le reste de l'examen clinique est normal. Quel signe clinique qui n'est pas mentionné dans l'énoncé devez-vous rechercher en priorité ?

A ○ signe de Bonnet
B ✓ signe de Babinski
C ○ signe de Trousseau
D ○ signe de Lasègue
E ○ signe de Leriche

➥ **Réponse : B**

▸ QRM 7

Il n'y a pas de signe de Babinski. L'intensité de la douleur du rachis est à 7/10. Parmi les propositions suivantes, quelles sont les propositions justes ?

A ○ il faut réaliser une IRM dans les deux à six heures pour éliminer une compression médullaire
B ○ il faut immobiliser la patiente au lit du fait du risque de fracture vertébrale
C ○ il faut réaliser immédiatement une titration morphinique
D ✓ l'absence de signe de Babinski n'élimine pas la fracture vertébrale
E ✓ il faut traiter activement la constipation et surveiller l'absence de signe de complication digestive

➥ **Réponse : D, E**

▸ QRM 8

Un scanner abdominal injecté a été réalisé ailleurs avant son admission, en raison des troubles du transit, des nausées et des vomissements. Ci-dessous, les seules anomalies retrouvées.

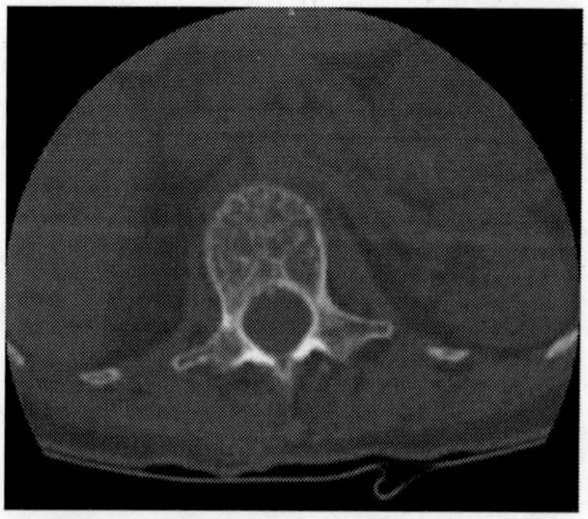

Interprétez cette coupe scannographique

A ✓ il s'agit de fenêtre osseuse
B ○ il s'agit de fenêtre parties molles
C ✓ il existe des lésions du corps vertébral
D ○ cette image correspond à un tassement vertébral en « galette »
E ○ cette image élimine une épidurite myélomateuse

➥ **Réponse : A,C**

▸ QRM 9

Voici les résultats d'examens biologiques disponibles
- Ionogramme :
  - sodium = 130 mmol/L ; potassium = 5,2 mmol/L ; chlore = 105 mmol/L, bicarbonates = 26 mmol/L ; calcémie = 3,3 mmol/L
- protides = 92 g/L
- créatinine = 210 µmol/L
- glycémie = 4,8 mmol/L
- tests hépatiques normaux
- Numération formule sanguine:
  - Hémoglobine = 9,5 g/dL, VGM 87 fL, CCMH 34 g/l
  - Réticulocytes = 57 G/L
  - Leucocytes = 8,2 G/L, avec une formule normale
  - Plaquettes = 180 G/L

Quel est le trouble hydroélectrolytique le plus inquiétant ?

A ○ hyperkaliémie
B ○ hyperglycémie
C ✓ hypercalcémie
D ○ hyperpro/démie
E ○ anémie

➥ **Réponse : C**

▸ QRM 10

Quels sont les signes ECG associés à l'hypercalcémie ?

A ● allongement du segment ST
B ✓ onde T diphasique
C ✓ QT court

D ✓ bloc auriculo-ventriculaire
E ✓ signes ECG comparables à ceux de l'imprégnation digitalique

➡ Réponse : B, C, D, E

▸ QRM 11

Quels signes cliniques parmi les suivants sont ceux de l'hypercalcémie

A ✓ nausées
B ✓ vomissements
C ✓ constipation
D ✓ déshydratation extracellulaire
E ✓ confusion

➡ Réponse : A, B, C, D, E

▸ QRM 12

Au sujet de l'anémie de cette patiente, quelles propositions vous semblent être vraies ?

A ✓ il s'agit d'une anémie normochrome et normocytaire
B ● il s'agit d'une anémie régénérative
C ● l'absence de thrombopénie indique qu'elle n'est pas liée au myélome
D ● dans le contexte des douleurs abdominales, l'hypothèse de saignements chroniques doit être privilégiée
E ✓ son intensité est minorée par la déshydratation extracellulaire

➡ Réponse : A, E

▸ QRM 13

Comment caractérisez-vous maintenant, au mieux, la maladie de cette patiente ?

A ○ pic monoclonal de signification indéterminée (MGUS)
B ○ myélome
C ○ myélome de stade II B (Salmon–Durie)
D ○ myélome asymptomatique (SMM) dans la classification internationale
E ✓ myélome symptomatique avec critères CRAB

➡ Réponse : E

▸ QRM 14

Au troisième jour d'hospitalisation, à l'occasion d'un effort de toux, survient une douleur radiculaire intense et persistante, bilatérale, de niveau L1. Il n'y a pas de trouble vésicosphinctérien. L'examen neurologique met en évidence un syndrome pyramidal sans déficit sensitivo-moteur sous lésionnel. Quelles propositions pourraient expliquer la symptomatologie ?

A ✓ une fracture vertébrale pathologique
B ● une sciatique par pathologie vertébrale commune
C ✓ une compression médullaire
D ✓ une épidurite myélomateuse
E ● un dérangement intervertébral mineur (DIM) après la toux

➡ Réponse : A, C, D

▸ QRM 15

Validez les propositions thérapeutiques justes parmi les suivantes :

A ✓ une hyperhydratation est nécessaire compte-tenu de l'hypercalcémie
B ○ les corticoides sont les traitements les plus indiqués pour normaliser la calcémie
C ✓ les bisphosphonates sont les traitements les plus indiqués pour normaliser la calcémie
D ○ l'immobilisation de la fracture vertébrale par corset favorise l'hypercalcémie
E ● l'immobilisation de la fracture vertébrale est contreindiquée en cas de compression médullaire

➡ Réponse : A, C

▸ QRM 16

Ça se complique....

Une radiothérapie, centrée sur T12-L2 et combinée à un traitement par dexaméthasone est entreprise. Un bon effet antalgique est obtenu dès la fin de la première semaine de ce traitement. La pression artérielle est à 130/90 mmHg. L'auscultation cardiopulmonaire est normale.

Ça se complique (2)....

Les examens biologiques sont maintenant les suivants :

- Créatininémie: 470 µmol/L.
- Natrémie= 136 mmol/L, kaliémie : 4,8 mmol/L, bicarbonatémie : 24 mmol/L, calcémie : 2,55 mmol/L.
- Ionogramme urinaire : natriurèse: 69 mmol/L, kaliurèse: 17 mmol/L.,
- créatininurie: 7 mmol/L
- bandelette urinaire : protéinurie (-), sang (-), leucocytes (-), pHU : 6.
- Protéinurie: 3,7 g/L

La diurèse est conservée (700 ml/24 heures), et il n'y a pas de globe vésical. L'échographie rénale est normale. Comment caractérisez-vous l'insuffisance rénale?

A ✓ elle est aiguë car les reins sont de taille normale
B ✓ elle est organique, car le rapport $U^{(mM)}/P^{(mM)}$ de la créatinine est < 30
C ○ elle est associée à une atteinte glomérulaire, puisqu'elle s'accompagne d'une protéinurie chiffrée à 3,7 g/l
D ● elle est organique, car le rapport Na/K urinaire est inférieur à 1

E ✓ elle est liée au moins en partie à la précipitation de chaines légères

➠ **Réponse : A, B, E**

▸ QRM 17

À propos des chaines légères

A ✓ leur précipitation intrarénale est favorisée par la déshydration extracellulaire

B ✓ leur précipitation intrarénale dépend des caractéristiques biochimiques des chaines légères

C ✓ l'atteinte rénale la plus fréquente est due à leur précipitation intra-tubulaire (casts)

D ✓ leur mesure dans le plasma est indiquée au diagnostic, lorsque le myélome est pauci ou non excrétant

E ○ toutes les amyloses sont dues à des dépôts de chaines légères clonales

➠ **Réponse : A, B, C, D**

Évaluation			Votre entraînement		
Questions	Réponses	Points	1er Tour	2e Tour	3e Tour
Q - 1	A - C - D - E	17,64			
Q - 2	A - B - C - E	17,64			
Q - 3	A - C - D	17,64			
Q - 4	A - B	17,64			
Q - 5	C - D	17,64			
Q - 6	B	17,64			
Q - 7	D - E	17,64			
Q - 8	A - C	17,64			
Q - 9	C	17,64			
Q - 10	B - C - D - E	17,64			
Q - 11	A - B - C - D - E	17,64			
Q - 12	A - E	17,64			
Q - 13	E	17,64			
Q - 14	A - C - D	17,64			
Q - 15	A - C	17,64			
Q - 16	A - B - E	17,64			
Q - 17	A - B - C - D	17,64			
Total : 300					

▸ ITEMS CONCERNÉS

UE 4 - N° 91 : Compression médullaire non traumatique et syndrome de la queue de cheval
UE 4 - N° 92 : Rachialgie
UE 4 - N°93 : Radiculalgie et syndrome canalaire
UE 9 - N°317 : Myélome multiple des os
UE 10 - N°319 : La décision thérapeutique personnalisée : bon usage dans des situations à risque
UE 8 - N°266 : Hypercalcémie
UE 11 - N°344 : Infection aiguë des parties molles (abcès, panaris, phlegmon des gaines)

DP 20 Une vive douleur au coude droit

ÉNONCÉ :

Un patient de 54 ans se présente aux Urgences car il souffre d'une vive douleur au coude droit, survenue la veille en fin d'après-midi. Le coude droit est chaud, tendu, avec un flessum de 30 degrés. Il existe un gonflement de la 2e et 3e MCP de la main droite. Dans ses antécédents vous notez une hypercholestérolémie et plus récemment une hypertension artérielle.

QRM 1

Quel(s) syndrome(s) clinique(s) présente le patient ?

A ❑ polyarthralgie
B ❑ polyarthrite
C ❑ oligoarthrite
D ❑ dactylite
E ❑ fasciite

QRM 2

Vous constatez une oligoarthrite aiguë. Quel(s) diagnostic(s) évoquez-vous devant cette oligoarthrite aiguë ?

A ❑ polyarthrite rhumatoïde
B ❑ arthrite réactionnelle
C ❑ endocardite sub-aiguë
D ❑ arthrite microcristalline
E ❑ arthrite à gonocoque

QRM 3

Vous regardez l'aspect de ses mains.

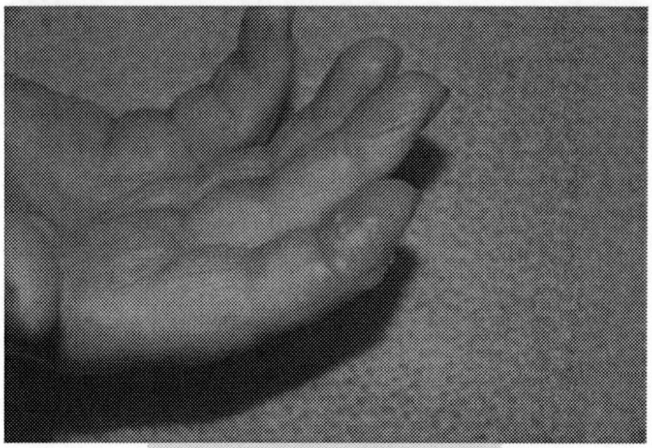

Voir image couleur dans le cahier en fin d'ouvrage

A quel(s) diagnostic(s) l'aspect de ses mains peut-il correspondre ?

A ❑ tophus sous-cutanée
B ❑ embols de cristaux de cholestérol
C ❑ faux panaris d'Osler
D ❑ nodule rhumatoïde
E ❑ pustule microbienne

QRM 4

Quel(s) examen(s) est (sont) déterminant(s) pour le diagnostic ?

A ❑ IRM du coude
B ❑ mesure de la cholestérolémie
C ❑ analyse du liquide articulaire du coude
D ❑ recherche du facteur rhumatoïde
E ❑ radiographie du bassin et des sacro-iliaques

QRM 5

Vous réalisez une ponction du coude. Parmi les propositions suivantes, laquelle (lesquelles) est (sont) caractéristique(s) d'un liquide inflammatoire.

A ❑ aspect clair et visqueux
B ❑ aspect trouble ou puriforme
C ❑ aspect hémorragique
D ❑ présence de 500 à 1000 cellules/mm^3
E ❑ présence de plus de 2000 cellules/mm^3

QRM 6

L'analyse du liquide articulaire montre un liquide inflammatoire sans germe à l'examen direct. Vous observez le liquide au miscroscope.

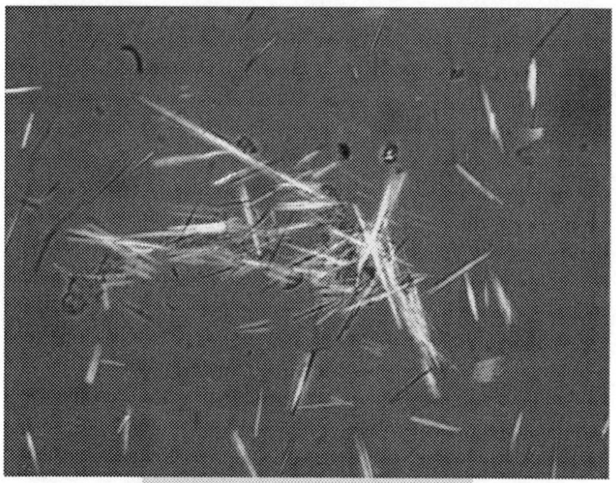

Voir image couleur dans le cahier en fin d'ouvrage

Quel(s) diagnostic(s) évoquez-vous d'après l'analyse du liquide articulaire ?

A ❑ crise de chondrocalcinose
B ❑ embol de cristaux de cholestérol
C ❑ polyarthrite rhumatoïde
D ❑ crise de goutte
E ❑ rhumatisme à hydroxyapatite

▸ QRM 7

Vous diagnostiquez une crise de goutte. Quel(s) mécanisme(s) est (sont) à l'origine de l'arthrite goutteuse ?

A ❑ hyperuricémie chronique par défaut d'élimination rénale
B ❑ accumulation et précipitation de cristaux d'urate de sodium dans les articulations
C ❑ réaction inflammatoire entrainant un afflux de polynucléaires
D ❑ activation de lymphocytes T par les cellules dendritiques
E ❑ production d'auto-anticorps dirigés contre l'urate de sodium

▸ QRM 8

Quel(s) élément(s) clinique(s) est (sont) évocateur(s) de la goutte ?

A ❑ atteinte initiale de l'articulation MTP du gros orteil
B ❑ antécédent de lithiase urique
C ❑ antécédents familiaux de goutte
D ❑ épisode de bursite calcifiante de l'épaule
E ❑ antécédent de doigt ou d'orteil en saucisse

▸ QRM 9

Parmi les localisations suivantes, laquelle (lesquelles) recontre-t-on fréquemment au cours de la goutte ?

A ❑ hanche
B ❑ genou
C ❑ épaule
D ❑ main
E ❑ rachis

▸ QRM 10

Quel(s) facteur(s) prédisposant(s) ou déclenchant(s) devez-vous rechercher devant cette crise de goutte ?

A ❑ excès de protéines alimentaires animales
B ❑ excès de bière sans alcool
C ❑ eau riche en calcium
D ❑ excès de boissons riches en fructose (sodas)
E ❑ consommation excessive de lait

▸ QRM 11

À propos du traitement de la crise de goutte, quelle(s) est (sont) la (les) proposition(s) exacte(s) ?

A ❑ il est réalisé uniquement si l'évolution spontanée n'est pas favorable au bout d'une semaine
B ❑ il peut faire appel à la colchicine à raison de 2 mg le premier jour puis 1 mg/j
C ❑ les AINS ne sont pas efficaces
D ❑ les injections intra-articulaires de corticoïdes sont parfois indiquées
E ❑ l'allopurinol (Zyloric®) est rapidement efficace sur la crise de goutte

▸ QRM 12

À propos de la colchicine, quelle(s) est (sont) la (les) proposition(s) exacte(s) ?

A ❑ elle est très souvent responsable de constipation
B ❑ la posologie doit être adaptée en cas d'insuffisance rénale
C ❑ elle peut potentialiser l'action des AVK
D ❑ l'utilisation concomitante de macrolide est contre-indiquée
E ❑ il s'agit d'un médicament très peu toxique

▸ QRM 13

À propos de l'allopurinol, quelle(s) est (sont) la (les) proposition(s) exacte(s) ?

A ❑ c'est un inhibiteur de la xanthine oxydase
B ❑ il est indiqué en cas d'hyperuricémie asymptomatique
C ❑ il peut entraîner des crises de goutte lors des premiers mois
D ❑ il est contre-indiqué en cas d'antécédent d'allergie cutanée documentée
E ❑ il est indiqué en cas d'arthropathie goutteuse

▸ QRM 14

A propos de l'allopurinol, quelle(s) est (sont) la (les) proposition(s) exacte(s) ?

A ❑ il agit en augmentant l'élimination urinaire d'acide urique
B ❑ il est généralsement associé à la colchicine pendant au moins 3 mois après son introduction
C ❑ il doit être prescrit à dose d'attaque de 300 mg/j
D ❑ l'objectif du traitement est d'obtenir une uricémie < 60 mg/L
E ❑ il s'agit d'un traitement à vie

▸ QRM 15

Quel(s) médicament(s) peut (peuvent) augmenter l'uricémie ?

A ❑ diurétiques
B ❑ inhibiteurs calciques
C ❑ ciclosporine
D ❑ aspirine à faible dose
E ❑ febuxostat

RÉPONSES

✓ Vrai ✓ Indispensable
○ Faux ● Inadmissible

▸ QRM 1

Quel(s) syndrome(s) clinique(s) présente le patient ?

A ○ polyarthralgie
B ○ polyarthrite
C ✓ oligoarthrite
D ○ dactylite
E ○ fasciite

➡ **Réponse : C**

▸ QRM 2

Vous constatez une oligoarthrite aiguë. Quel(s) diagnostic(s) évoquez-vous devant cette oligoarthrite aiguë ?

A ✓ polyarthrite rhumatoïde
B ✓ arthrite réactionnelle
C ✓ endocardite sub-aiguë
D ✓ arthrite microcristalline
E ✓ arthrite à gonocoque

➡ **Réponse : A, B, C, D, E**

▸ QRM 3

Vous regardez l'aspect de ses mains.

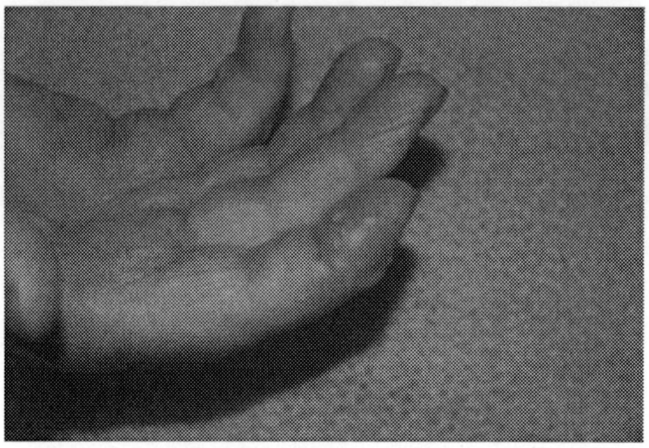

A quel(s) diagnostic(s) l'aspect de ses mains peut-il correspondre ?

A ✓ tophus sous-cutanée
B ○ embols de cristaux de cholestérol
C ○ faux panaris d'Osler
D ○ nodule rhumatoïde
E ○ pustule microbienne

➡ **Réponse : A**

▸ QRM 4

Quel(s) examen(s) est (sont) déterminant(s) pour le diagnostic ?

A ○ IRM du coude
B ○ mesure de la cholestérolémie
C ✓ analyse du liquide articulaire du coude
D ○ recherche du facteur rhumatoïde
E ○ radiographie du bassin et des sacro-iliaques

➡ **Réponse : C**

▸ QRM 5

Vous réalisez une ponction du coude. Parmi les propositions suivantes, laquelle (lesquelles) est (sont) caractéristique(s) d'un liquide inflammatoire.

A ○ aspect clair et visqueux
B ✓ aspect trouble ou puriforme
C ○ aspect hémorragique
D ○ présence de 500 à 1000 cellules/mm^3
E ✓ présence de plus de 2000 cellules/mm^3

➡ **Réponse : B, E**

▸ QRM 6

L'analyse du liquide articulaire montre un liquide inflammatoire sans germe à l'examen direct. Vous observez le liquide au miscroscope.

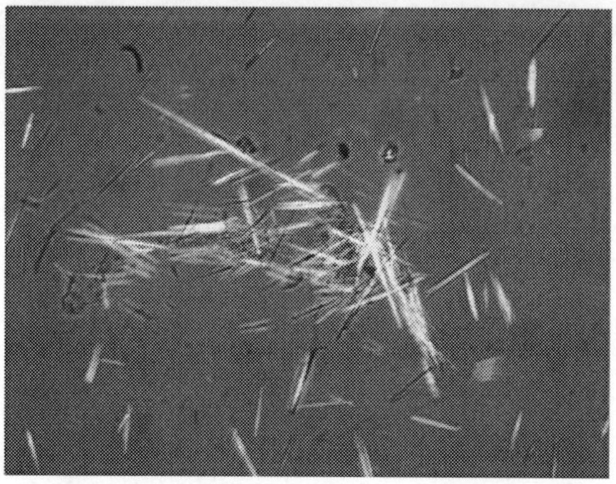

Quel(s) diagnostic(s) évoquez-vous d'après l'analyse du liquide articulaire ?

A ○ crise de chondrocalcinose
B ○ embol de cristaux de cholestérol
C ○ polyarthrite rhumatoïde
D ✓ crise de goutte
E ○ rhumatisme à hydroxyapatite

➠ Réponse : D

▸ QRM 7

Vous diagnostiquez une crise de goutte. Quel(s) mécanisme(s) est (sont) à l'origine de l'arthrite goutteuse ?

A ✓ hyperuricémie chronique par défaut d'élimination rénale

B ✓ accumulation et précipitation de cristaux d'urate de sodium dans les articulations

C ✓ réaction inflammatoire entrainant un afflux de polynucléaires

D ○ activation de lymphocytes T par les cellules dendritiques

E ○ production d'auto-anticorps dirigés contre l'urate de sodium

➠ Réponse : A, B, C

▸ QRM 8

Quel(s) élément(s) clinique(s) est (sont) évocateur(s) de la goutte ?

A ✓ atteinte initiale de l'articulation MTP du gros orteil

B ✓ antécédent de lithiase urique

C ✓ antécédents familiaux de goutte

D ○ épisode de bursite calcifiante de l'épaule

E ○ antécédent de doigt ou d'orteil en saucisse

➠ Réponse : A, B, C

▸ QRM 9

Parmi les localisations suivantes, laquelle (lesquelles) recontre-t-on fréquemment au cours de la goutte ?

A ○ hanche

B ✓ genou

C ○ épaule

D ✓ main

E ○ rachis

➠ Réponse : B, D

▸ QRM 10

Quel(s) facteur(s) prédisposant(s) ou déclenchant(s) devez-vous rechercher devant cette crise de goutte ?

A ✓ excès de protéines alimentaires animales

B ✓ excès de bière sans alcool

C ○ eau riche en calcium

D ✓ excès de boissons riches en fructose (sodas)

E ○ consommation excessive de lait

➠ Réponse : A, B, D

▸ QRM 11

À propos du traitement de la crise de goutte, quelle(s) est (sont) la (les) proposition(s) exacte(s) ?

A ○ il est réalisé uniquement si l'évolution spontanée n'est pas favorable au bout d'une semaine

B ✓ il peut faire appel à la colchicine à raison de 2 mg le premier jour puis 1 mg/j

C ○ les AINS ne sont pas efficaces

D ✓ les injections intra-articulaires de corticoïdes sont parfois indiquées

E ○ l'allopurinol (Zyloric®) est rapidement efficace sur la crise de goutte

➠ Réponse : B, D

▸ QRM 12

À propos de la colchicine, quelle(s) est (sont) la (les) proposition(s) exacte(s) ?

A ○ elle est très souvent responsable de constipation

B ✓ la posologie doit être adaptée en cas d'insuffisance rénale

C ✓ elle peut potentialiser l'action des AVK

D ✓ l'utilisation concomitante de macrolide est contre-indiquée

E ○ il s'agit d'un médicament très peu toxique

➠ Réponse : B, C, D

▸ QRM 13

À propos de l'allopurinol, quelle(s) est (sont) la (les) proposition(s) exacte(s) ?

A ✓ c'est un inhibiteur de la xanthine oxydase

B ○ il est indiqué en cas d'hyperuricémie asymptomatique

C ✓ il peut entraîner des crises de goutte lors des premiers mois

D ✓ il est contre-indiqué en cas d'antécédent d'allergie cutanée documentée

E ✓ il est indiqué en cas d'arthropathie goutteuse

➠ Réponse : A, C, D, E

▸ QRM 14

À propos de l'allopurinol, quelle(s) est (sont) la (les) proposition(s) exacte(s) ?

A ○ il agit en augmentant l'élimination urinaire d'acide urique

B ✓ il est généralsement associé à la colchicine pendant au moins 3 mois après son introduction

C ○ il doit être prescrit à dose d'attaque de 300 mg/j

D ✓ l'objectif du traitement est d'obtenir une uricémie < 60 mg/L

E ✓ il s'agit d'un traitement à vie

➡ **Réponse : B, D, E**

▸ **QRM 15**

Quel(s) médicament(s) peut (peuvent) augmenter l'uricémie ?

A ✓ diurétiques
B ○ inhibiteurs calciques
C ✓ ciclosporine
D ✓ aspirine à faible dose
E ○ febuxostat

➡ **Réponse : A, C, D**

Évaluation			Votre entraînement		
Questions	Réponses	Points	1er Tour	2e Tour	3e Tour
Q - 1	C	20			
Q - 2	A, B, C, D, E	20			
Q - 3	A	20			
Q - 4	C	20			
Q - 5	B, E	20			
Q - 6	D	20			
Q - 7	A, B, C	20			
Q - 8	A, B, C	20			
Q - 9	B, D	20			
Q - 10	A, B, D	20			
Q - 11	B, D	20			
Q - 12	B, C, D	20			
Q - 13	A, C, D, E	20			
Q - 14	B, D, E	20			
Q - 15	A, C, D	20			
Total : 300					

▸ **ITEMS CONCERNÉS**

UE 7 - Item 192 : Polyarthrite rhumatoïde

2e partie

QUESTIONS ISOLÉES

QRM 1

Questions isolées

QRM 1

Quelle(s) est (sont) la (les) mesure(s) thérapeutique(s) que vous envisagez chez un homme de 30 ans qui vous consulte pour une première crise de goutte aiguë du gros orteil, sans antécédent notable, en dehors d'une intolérance digestive aux anti-inflammatoires non stéroïdiens ?

A ❑ colchicine 4 mg/j, puis 3 mg/j, puis 2 mg/j pendant 2 à 3 semaines
B ❑ colchicine 1.5 mg/j le 1er jour, puis 1 mg/j pendant 2 à 3 semaines
C ❑ allopurinol 100 mg/j au long cours
D ❑ fébuxostat 80 mg/j au long cours
E ❑ repos articulaire et application de froid

QRM 2

Quel(s) est (sont) le(s) traitement(s) prophylactique(s) des crises qui est (sont) recommandé(s) lors de l'initiation d'un traitement par allopurinol chez un homme de 35 ans ayant présenté plusieurs crises de goutte aiguë ?

A ❑ colchicine 0.5-1 mg/j pendant 1 mois
B ❑ colchicine 2 mg/j pendant 3 mois
C ❑ colchicine 0.5-1 mg/j pendant 6 mois
D ❑ AINS à faible dose pendant 6 mois si contre-indication à la colchicine
E ❑ corticothérapie à faible dose pendant 6 mois si contre-indication à la colchicine

QRM 3

Quel(s) est (sont) l'(es) élément(s) de sévérité que vous retenez chez un patient de 30 ans atteint d'une spondyloarthrite axiale non radiographique, HLA-B27 positive, diagnostiquée il y a 5 ans ?

A ❑ activité de la maladie nécessitant la prise ponctuelle d'un anti-inflammatoire non stéroïdien
B ❑ activité de la maladie nécessitant la prise continue d'un anti-inflammatoire non stéroïdien
C ❑ présence inconstante d'une talalgie
D ❑ mise en évidence d'une coxite sur les radiographies.
E ❑ uvéite antérieure aiguë récidivante

QRM 4

Quel(s) est (sont) l'(es) affirmations(s) que vous estimez exacte(s) concernant la prise d'anti-inflammatoires non stéroïdiens chez les patients atteints d'une spondyloarthrite axiale ?

A ❑ ils constituent le traitement pharmacologique de première ligne chez les patients symptomatiques
B ❑ leur instauration chez un sujet jeune ne nécessite pas d'évaluation des risques cardiovasculaire, digestif et rénal
C ❑ lorsqu'ils sont efficaces, ils peuvent entraîner une disparition des douleurs lombo-fessières en 24 à 72 heures
D ❑ ils normalisent les marqueurs biologiques de l'inflammation (protéine C réactive)
E ❑ leur posologie et leur durée doivent être adaptées individuellement en fonction du contrôle des symptômes

QRM 5

Quel(s) est (sont) l'(es) affirmations(s) que vous estimez exacte(s) concernant la prise d'anti-TNF chez les patients atteints d'une spondyloarthrite axiale ?

A ❑ ils sont potentiellement indiqués en cas de réponse insuffisante à un premier anti-inflammatoire non stéroïdien
B ❑ ils sont potentiellement indiqués en cas d'activité persistante de la maladie avec un BASDAI ≥ 4/10 sous traitement anti-inflammatoire non stéroïdien
C ❑ ils sont potentiellement indiqués en cas d'activité persistante de la maladie avec un ASDAS ≥ 2,1 sous traitement anti-inflammatoire non stéroïdien
D ❑ ils ne sont indiqués qu'en présence d'une sacro-iliite radiographique
E ❑ l'évaluation de leur efficacité se fait après 3 mois de traitement sur la réduction des critères d'activité de la maladie

QRM 6

M. M. âgé de 60 ans décrit une douleur de l'aine droite. Votre examen clinique confirme une atteinte de hanche. La radiographie du bassin de face et des hanches de profil ne retrouve pas d'anomalies. Quel est le ou les diagnostics à évoquer ?

A ❑ ostéonécrose aseptique de la tête fémorale
B ❑ fissure du col fémoral
C ❑ algodystrophie de hanche
D ❑ coxa plana
E ❑ maladie de Paget

QRM 7

Les signes évocateurs de coxarthrose radiographique sont :

A ❑ pincement global de l'interligne articulaire
B ❑ ostéophytose marginale
C ❑ ostéosclérose condensante de l'os sous-chondral
D ❑ géodes sous formes de lacunes cerclées
E ❑ érosions céphaliques

QRM 8

Quels sont les signes cliniques en faveur d'une arthrose fémoro-patellaire ?

A ❑ signe de Zohlen (douleur à l'ascension contrariée de la rotule)
B ❑ grinding test (décubitus ventral, manœuvres de compression dans l'axe et rotation de la jambe)
C ❑ signe du rabot (douleur au frottement de la rotule contre la trochlée)
D ❑ douleur à l'extension contrariée de la jambe
E ❑ signe de Smilie (douleur et instabilité à la pression de la rotule vers l'extérieur)

QRM 9

Quelles sont les propositions vraies en ce qui concerne la coxarthrose destructrice rapide ?

A ❑ elle se définit par un pincement de plus de 50 % de l'interligne en un an
B ❑ elle se définit par un pincement de plus de 70 % de l'interligne en 6 mois
C ❑ l'ostéophytose est majeure au cours de l'évolution
D ❑ la décharge du membre inférieur est recommandée
E ❑ l'évolution peut se faire vers l'ostéolyse de la tête fémorale

QRM 10

Un patient de 58 ans vous consulte pour une gonalgie droite évoluant depuis 2 mois, aggravée à la marche, sur un terrain irrégulier notamment. Il ne présente pas de réveil nocturne et il n'y a pas de dérouillage matinal. Votre examen physique retrouve un signe du flot présent à droite. La flexion active et passive est à 130°, l'extension est à 0°. À la palpation il existe une douleur de l'interligne fémorotibial interne. À l'inspection vous notez un morphotype en genu varum bilatéral.
Quelle(s) est (sont) la (les) proposition(s) exacte(s)(une ou plusieurs réponses possibles)?

A ❑ l' examen clinique permet d'affirmer le diagnostic de gonarthrose fémorotibiale externe
B ❑ il est nécessaire de faire des radiographies de face et de profil en position allongée
C ❑ vous devez réaliser une ponction de liquide articulaire du genou droit
D ❑ dans l'hypothèse d'une gonarthrose, la composition du liquide sera la suivante : leucocytes 500/mm³, absence de microcristaux, absence de germe au direct
E ❑ l'interrogatoire permet d'évoquer une arthrose fémoro-patellaire

QRM 11

M. B., 63 ans, consulte pour une douleur brutale de l'hallux gauche, qui est œdématié et érythémateux à l'examen clinique. Vous suspectez une crise de goutte. À propos de la goutte, quelles propositions sont exactes ?

A ❑ une uricémie à 40 mg/L est incompatible avec un diagnostic de crise de goutte
B ❑ une uricémie à 80 mg/L est incompatible avec un diagnostic de crise de goutte
C ❑ l'allopurinol est un traitement anti-inflammatoire de la crise de goutte
D ❑ les cristaux d'acide urique sont carrés et non réfringents en lumière polarisée
E ❑ les cristaux d'acide urique sont intra et extracellulaires

QRM 12

Vous êtes de garde au SAU et recevez M. D. 65 ans chasseur invétéré, amateur de bon vin et de repas riches entre amis. Il se plaint d'une douleur du genou gauche apparue brutalement alors qu'il regardait son émission de télévision favorite. À l'examen température 38.5°C, FC 100/min, TA 140/70, il existe un genou gauche chaud, rouge, augmenté globalement de volume avec un choc rotulien.
Quelle(s) est (sont) la (les) proposition(s) exacte(s)?

A ❑ il s'agit d'une bursite pré-rotulienne (hygroma) du genou gauche
B ❑ il s'agit probablement d'une arthrite du genou gauche liée à la goutte
C ❑ vous débutez d'emblée un traitement par colchicine 1 mg/j
D ❑ vous débutez d'emblée un traitement par allopurinol pour faire baisser l'uricémie
E ❑ vous réalisez une ponction articulaire du genou avec envoi du liquide en bactériologie et anatomopathologie

QRM 13

Un patient de 35 ans vous consulte pour une douleur du membre inférieur droit associée à une lombalgie ayant débuté après le port d'une charge lourde, il y a 15 jours. L'horaire est mécanique. Le trajet du membre inférieur droit passe par la fesse, la face postéro-externe de cuisse, la face postérieure de jambe et le dos du pied jusqu'au gros orteil. Quels sont les éléments en faveur d'une lombosciatique de territoire L5 par conflit disco-radiculaire que votre examen clinique pourra retrouver (une ou plusieurs réponses possibles) ?

A ❑ un déficit moteur du muscle tibial antérieur droit
B ❑ un déficit moteur du muscle moyen fessier droit
C ❑ un déficit moteur du muscle psoas droit
D ❑ un déficit sensitif de l'hallux (gros orteil)
E ❑ un signe de Lasègue droit à 40°

QRM 14

Un patient de 58 ans vous consulte pour une douleur du membre supérieur gauche évoluant depuis 3 semaines, aggravée lors des efforts tel le port de charge lourde. À l'interrogatoire, ses douleurs sont apparues dans les suites d'un déménagement. Le patient vous décrit une douleur augmentée par l'effort, soulagée par le repos. Il n'y a pas de réveils nocturnes ni de dérouillage matinal. La douleur concerne l'épaule et irradie dans le bras selon le territoire C5. Le patient est apyrétique. Les amplitudes articulaires actives et passives ne sont pas limitées.
Quelles sont les réponses exactes (une ou plusieurs réponses possibles) ?

A ❑ il est indispensable d'évoquer un angor
B ❑ il peut s'agir d'une douleur projetée d'origine viscérale
C ❑ il peut s'agir d'une névralgie cervico-brachiale de trajet C5 gauche
D ❑ il peut s'agir d'une bursite microcristalline de l'épaule gauche
E ❑ il s'agit d'un tableau de capsulite rétractile

QRM 15

Mme A. consulte pour des rachialgies évoluant depuis 15 jours survenues spontanément sans chute. Comment interprétez-vous la radiographie (une ou plusieurs réponses possibles) ?

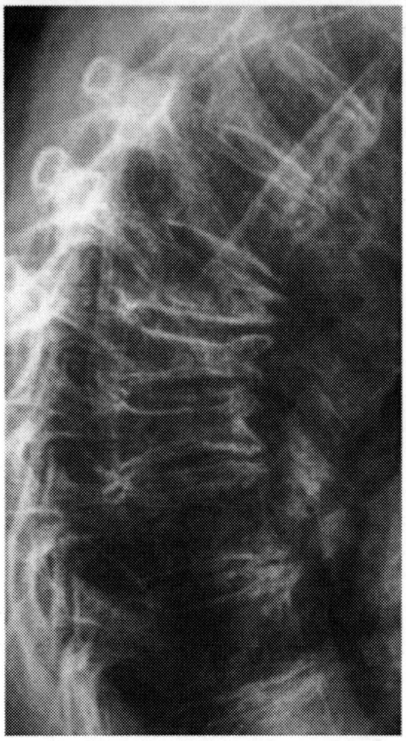

A ❑ recul du mur postérieur de la (les) vertèbre(s) fracturée(s)
B ❑ absence de fracture vertébrale
C ❑ présence de trois fractures vertébrales
D ❑ présence de signes de malignité des corps vertébraux
E ❑ aspect compatible avec une spondylite bactérienne

QRM 16

Concernant les anti-inflammatoires non stéroïdiens (AINS) quelles sont les propositions vraies (une ou plusieurs réponses possibles) ?

A ❑ la prescription doit toujours être à la dose minimale efficace et pour la durée la plus courte possible
B ❑ les AINS non sélectifs sont formellement contre-indiqués si un patient a une clairance de la créatininémie à 25 mL/minutes
C ❑ les coxibs sont contre-indiqués en cas d'ulcère gastroduodénal évolutif
D ❑ il ne faut jamais coprescrire 2 AINS
E ❑ les coxibs peuvent être utilisés sans précaution particulière chez les sujets âgés sous traitement diurétiques

QRM 17

Quelles complications sont imputables à la prise de corticoïdes au long cours ?

A ❑ perte de poids
B ❑ ostéonécrose aseptique de la tête fémorale
C ❑ bouffée délirante aiguë
D ❑ cataracte sous-capsulaire postérieure
E ❑ hypovolémie par fuite rénale hydro-sodée

QRM 18

Quelles sont parmi les propositions suivantes, la (ou les) causes possibles d'hypercalcémie (une ou plusieurs réponses possibles)?

A ❑ sarcoïdose
B ❑ hypothyroïdie
C ❑ intoxication à la vitamine D
D ❑ prise de diurétique thiazidique
E ❑ prise de lithium

QRM 19

M. L., 23 ans, vous consulte en urgence. Il souffre depuis 2 jours d'une lombalgie irradiant à la face antérieure de la cuisse droite jusqu'au genou, survenue après avoir porté un canapé. La douleur est fortement exacerbée aux efforts de toux. À l'examen clinique, vous objectivez une hypoesthésie sur le trajet de la douleur. La force du muscle quadriceps droit est diminuée à 3/5. Le réflexe rotulien droit est aboli. Il existe un syndrome rachidien avec un indice de Shober mesuré à 10 + 0.5 cm. Parmi les propositions suivantes, lesquelles sont exactes (une ou plusieurs réponses possibles) ?

A ❑ il s'agit d'une lombocruralgie d'allure commune
B ❑ des radiographies du rachis lombaire sont nécessaires
C ❑ un scanner du rachis lombaire est nécessaire
D ❑ une atteinte du muscle psoas peut expliquer la symptomatologie
E ❑ le traitement doit comporter un repos strict au lit

QRM 20

Un patient malien de 34 ans est admis aux urgences pour des cervicalgies inflammatoires dans un contexte de toux, de fièvre et d'altération de l'état général. Devant la constatation d'un signe de Babinski gauche associé à une trépidation épileptoïde du pied gauche, une IRM cervicale est réalisée en urgence.

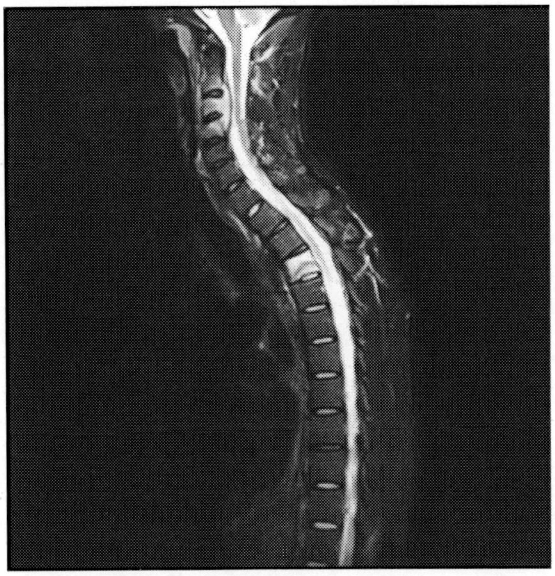

Quelles sont les affirmations correctes ?

A ❑ l'IRM met en évidence une spondylite multifocale
B ❑ il existe une épidurite cervicale à l'origine des signes d'irritation pyramidale
C ❑ un dosage de la calcémie doit être demandé en urgence
D ❑ une origine tumorale multi-métastatique est à évoquer d'emblée
E ❑ le tableau est évocateur de tuberculose

QRM 21

Parmi les propositions suivantes relatives aux ostéonécroses aseptiques observées au cours du lupus systémique, lesquelles sont vraies ?

A ❑ elles touchent principalement les condyles fémoraux
B ❑ leur caractère multifocal doit faire rechercher un syndrome des anti-phospholipides
C ❑ elles peuvent être induites par la corticothérapie
D ❑ elles sont à l'origine de douleurs inflammatoires
E ❑ elles conduisent secondairement au développement d'une arthrose

QRM 22

Un patient consulte pour gonalgies mécaniques avec cette radiographie, que pouvez-vous lui proposer ?

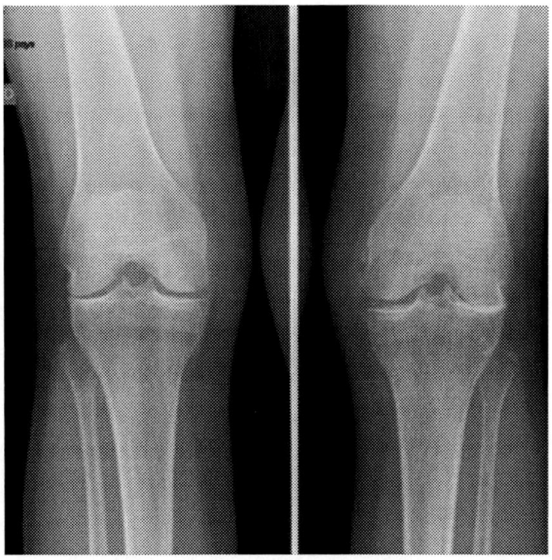

A ❑ antalgiques
B ❑ anti-inflammatoires non stéroïdiens en cure courte
C ❑ kinésithérapie
D ❑ corticothérapie orale
E ❑ colchicine orale en cure courte

QRM 23

Quelles sont les causes de chondrocalcinose articulaire secondaire ?

A ❑ hémochromatose
B ❑ prise de diurétiques
C ❑ insuffisance rénale
D ❑ hypophosphatasie
E ❑ hyperparathyroïdie primitive

QRM 24

Quelles radiographies demander pour rechercher des liserés de chondrocalcinose ?

A ❑ radiographies des pieds de face
B ❑ radiographies du bassin de face
C ❑ radiographies des épaules de face, 3 rotations
D ❑ radiographies des mains et poignets de face
E ❑ radiographies des genoux de face

QRM 25

Un blocage brutal douloureux du genou en flexion est le signe d'une :

A ❑ rupture du ligament croisé antérieur
B ❑ arthrite aiguë du genou
C ❑ rupture d'un kyste poplité
D ❑ luxation d'une anse méniscale
E ❑ luxation de rotule

QRM 26

Quels éléments de l'interrogatoire ou de l'examen clinique orientent vers une sciatique commune sur conflit disco-radiculaire?

A ❑ une douleur insomniante
B ❑ une douleur impulsive
C ❑ un signe du trépied
D ❑ un signe de Lasègue
E ❑ un signe de Léri

QRM 27

Quels éléments devez-vous impérativement rechercher à l'interrogatoire ou à l'examen clinique devant toute sciatique ?

A ❑ des troubles sphinctériens
B ❑ un déficit moteur du membre inférieur concerné
C ❑ un syndrome pyramidal du membre inférieur concerné
D ❑ un syndrome extra-pyramidal du membre inférieur concerné
E ❑ la présence de fièvre ou d'altération de l'état général

QRM 28

Quelles sont les hypothèses diagnostiques que l'on peut évoquer devant une polyarthrite ?

A ❑ un rhumatisme inflammatoire
B ❑ un rhumatisme micro cristallin
C ❑ une endocardite infectieuse
D ❑ une poussée d'arthrose
E ❑ une algodystrophie

QRM 29

Un patient de 68 ans ayant eu une fracture vertébrale récente vous ramène son bilan qui retrouve une hémoglobine 10.6 g/dL (N = 13-16), une calcémie à 2,68 mmol/l (N = 2,15 - 2,50), une phosphorémie à 1.32 mmol/l (N = 0,81 - 1,45) et une albumine à 28 g/l. Que pensez-vous du bilan phosphocalcique ?

A ❑ la calcémie corrigée est normale
B ❑ la calcémie corrigée est à 2,98 mmol/l
C ❑ le bilan phosphocalcique évoque une hyperparathyroïdie
D ❑ le bilan phosphocalcique motive la réalisation d'une électrophorèse des protéines plasmatiques
E ❑ le bilan phosphocalcique motive la réalisation d'un dosage des antigènes spécifiques prostatiques (PSA)

QRM 30

Vous réalisez un ECG. Quels sont les signes d'hypercalcémie que vous pourriez trouver ?

A ❑ ondes T pointues
B ❑ raccourcissement de l'espace QT
C ❑ raccourcissement de l'espace PR
D ❑ ondes U
E ❑ tachycardie sinusale

QRM 31

Quels traitements pouvez-vous mettre en place devant une hypercalcémie à 3 mmol/l sans signe à l'électrocardiogramme ?

A ❑ diurétiques thiazidiques
B ❑ bisphosphonates
C ❑ béta 2 mimétiques
D ❑ hydratation intraveineuse
E ❑ supplémentation en vitamine D

QRM 32

Quels sont les principaux signes radiographiques de malignité à rechercher dans le cadre d'une fracture vertébrale ?

A ❑ ostéolyse d'un pédicule
B ❑ respect du mur postérieur de la vertèbre
C ❑ fracture asymétrique de la vertèbre de face
D ❑ fracture au-dessous de T5
E ❑ présence d'air dans le disque sous ou sus-jacent

QRM 33

Concernant la lombalgie, parmi les éléments cliniques suivants, lequel (lesquels) vous fait (font) suspecter une origine symptomatique ?

A ❑ âge > 55 ans
B ❑ corticothérapie au long cours
C ❑ impulsivité
D ❑ raideur multidirectionnelle
E ❑ syndrome dépressif

QRM 34

Quel(s) élément(s) clinique(s) vous oriente(nt) vers une atteinte radiculaire de C7 ?

A ❑ abolition du reflexe tricipital
B ❑ déficit de l'abduction du bras
C ❑ déficit de l'extension des doigts
D ❑ déficit de la flexion du coude
E ❑ irradiation jusqu'aux 2e et 3e doigts

QRM 35

Concernant les lombosciatiques d'origine discale, quel(s) signe(s) de gravité nécessite(nt) une prise en charge chirurgicale en urgence ?

A ❑ déficit moteur ≤ 3
B ❑ hypoesthésie sur le territoire L5 ou S1
C ❑ lombosciatique nécessitant le recours aux morphiniques
D ❑ abolition du reflexe achilléen
E ❑ syndrome de la queue de cheval

QRM 36

Quel(s) signe(s) ECG recherchez-vous devant une hypercalcémie ?

A ❑ bloc auriculo-ventriculaire
B ❑ fibrillation auriculaire
C ❑ raccourcissement de l'intervalle QT
D ❑ raccourcissement du segment ST
E ❑ tachycardie sinusale

QRM 37

Devant une fracture vertébrale, quel(s) signe(s) radiographique(s) évoque(nt) une origine maligne ?

A ❑ recul du mur postérieur
B ❑ fracture asymétrique de profil
C ❑ fracture en dessous de T5
D ❑ hétérogénéité de la trame osseuse
E ❑ ostéolyse localisée

QRM 38

Quel(s) examen(s) pré-thérapeutique(s) devez-vous réaliser avant la prescription de méthotrexate ?

A ❑ dosage des transaminases
B ❑ électrophorèse des protides sériques
C ❑ IDR à la tuberculine
D ❑ radiographie pulmonaire
E ❑ sérologie de l'hépatite

QRM 39

Concernant le HLA B27, quelle(s) proposition(s) vous semble(nt) exacte(s) ?

A ❑ c'est un allèle anormal du complexe majeur d'histocompatibilité
B ❑ c'est un des critères de classification de New York modifiés
C ❑ sa prévalence est supérieure à 90 % dans le rhumatisme psoriasique
D ❑ sa prévalence est de 6 à 8 % dans la population générale caucasienne
E ❑ sa prévalence est très élevée chez les sujets à peau noire

QRM 40

Quel(s) diagnostic(s) évoquez-vous devant une épaule limitée en actif et en passif ?

A ❑ capsulite rétractile
B ❑ omarthrose
C ❑ rupture transfixiante de la coiffe des rotateurs
D ❑ tendinobursite calcifiante
E ❑ tendinopathie simple du supra-épineux

QRM 41

Quel(s) signe(s) peut-on observer à l'IRM au cours d'une spondylodiscite infectieuse ?

A ❑ hyposignal du disque en séquence STIR
B ❑ hypersignal du disque en séquence T1
C ❑ hypersignal du disque en séquence T1 après injection de gadolinium
D ❑ hypersignal des plateaux vertébraux adjacents en séquence STIR
E ❑ épidurite

QRM 42

A propos du facteur rhumatoïde, quelle(s) proposition(s) vous semble(nt) exacte(s) ?

A ❑ il est positif dans plus de 90 % des cas au début de la polyarthrite rhumatoïde
B ❑ il est directement impliqué dans le développement de la synovite rhumatoïde
C ❑ c'est un auto-anticorps dirigé contre les immunoglobulines G
D ❑ c'est un facteur pronostique de sévérité au cours de la polyarthrite rhumatoïde
E ❑ sa présence exclut la possibilité d'un rhumatisme psoriasique

QRM 43

Quelle(s) contre-indication(s) relative(s) ou absolue(s) recherchez-vous avant la prescription d'un anti-TNF alpha ?

A ❑ un antécédent de diverticulite
B ❑ une insuffisance cardiaque chronique sévère
C ❑ une sclérose en plaque
D ❑ une insuffisance rénale chronique sévère
E ❑ une tuberculose latente

QRM 44

Quel(s) élément(s) définit (définissent) le caractère symptomatique du myélome ?

A ❑ anémie
B ❑ atteinte osseuse
C ❑ hypercalcémie
D ❑ immunoglobuline monoclonale > 30 g/L
E ❑ plasmocytose médullaire > 10 %

▸ QRM 45

Quel(s) signe(s) radiographique(s) oriente(nt) vers une atteinte articulaire dégénérative ?

A ❑ déminéralisation métaphyso-épiphysaire
B ❑ érosions marginales
C ❑ pincement articulaire diffus
D ❑ ostéocondensation sous-chondrale
E ❑ ostéophytose

▸ QRM 46

Quelle(s) manifestation(s) articulaire(s) peut-on rencontrer au cours de la chondrocalcinose ?

A ❑ arthropathies destructrices
B ❑ arthrose secondaire
C ❑ atteintes rachidiennes
D ❑ monoarthrite aiguë
E ❑ polyarthrite subaiguë

▸ QRM 47

A quelle(s) effet(s) indésirable(s) exposent les anti-inflammatoires non stéroïdiens ?

A ❑ augmentation de la pression artérielle
B ❑ insuffisance rénale aiguë
C ❑ ostéoporose
D ❑ rétention hydro-sodée
E ❑ ulcères gastro-duodénaux

▸ QRM 48

Quel(s) diagnostique(s) évoquez-vous devant cette radiographie ?

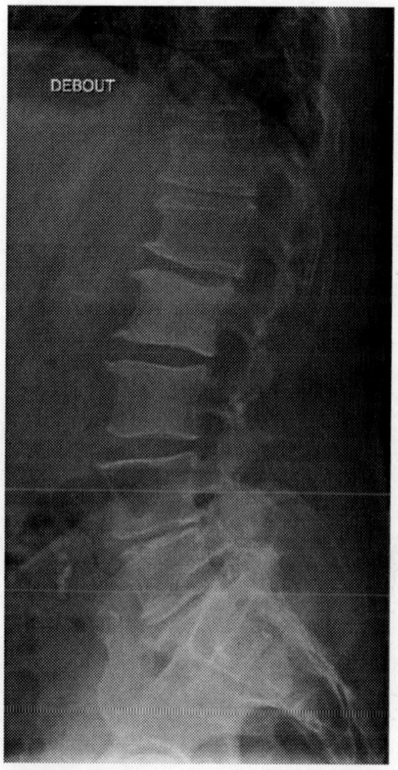

A ❑ arthrose lombaire
B ❑ lymphome osseux
C ❑ métastase osseuse
D ❑ spondyloarthrite ankylosante
E ❑ spondylite tuberculeuse

RÉPONSES

✓ Vrai ✓ Indispensable
○ Faux ● Inadmissible

▸ QRM 1

Quelle(s) est (sont) la (les) mesure(s) thérapeutique(s) que vous envisagez chez un homme de 30 ans qui vous consulte pour une première crise de goutte aiguë du gros orteil, sans antécédent notable, en dehors d'une intolérance digestive aux anti-inflammatoires non stéroïdiens ?

A ● colchicine 4 mg/j, puis 3 mg/j, puis 2 mg/j pendant 2 à 3 semaines
B ✓ colchicine 1.5 mg/j le 1er jour, puis 1 mg/j pendant 2 à 3 semaines
C ○ allopurinol 100 mg/j au long cours
D ○ fébuxostat 80 mg/j au long cours
E ✓ repos articulaire et application de froid

➥ Réponse : B, E

Items concernés : Item 194 Arthropathie microcristalline.

▸ QRM 2

Quel(s) est (sont) le(s) traitement(s) prophylactique(s) des crises qui est (sont) recommandé(s) lors de l'initiation d'un traitement par allopurinol chez un homme de 35 ans ayant présenté plusieurs crises de goutte aiguë ?

A ○ colchicine 0.5-1 mg/j pendant 1 mois
B ○ colchicine 2 mg/j pendant 3 mois
C ✓ colchicine 0.5-1 mg/j pendant 6 mois
D ✓ AINS à faible dose pendant 6 mois si contre-indication à la colchicine
E ○ corticothérapie à faible dose pendant 6 mois si contre-indication à la colchicine

➥ Réponse : C, D

Items concernés : Item 194 Arthropathie microcristalline.

▸ QRM 3

Quel(s) est (sont) l'(es) élément(s) de sévérité que vous retenez chez un patient de 30 ans atteint d'une spondyloarthrite axiale non radiographique, HLA-B27 positive, diagnostiquée il y a 5 ans ?

A ○ activité de la maladie nécessitant la prise ponctuelle d'un anti-inflammatoire non stéroïdien
B ✓ activité de la maladie nécessitant la prise continue d'un anti-inflammatoire non stéroïdien
C ○ présence inconstante d'une talalgie
D ✓ mise en évidence d'une coxite sur les radiographies
E ✓ uvéite antérieure aiguë récidivante

➠ Réponse : B, D, E

Items concernés : Item 193 Spondylarthrite inflammatoire.

▸ QRM 4

Quel(s) est (sont) l'(es) affirmations(s) que vous estimez exacte(s) concernant la prise d'anti-inflammatoires non stéroïdiens chez les patients atteints d'une spondyloarthrite axiale ?

A ✓ ils constituent le traitement pharmacologique de première ligne chez les patients symptomatiques
B ● leur instauration chez un sujet jeune ne nécessite pas d'évaluation des risques cardiovasculaire, digestif et rénal
C ✓ lorsqu'ils sont efficaces, ils peuvent entraîner une disparition des douleurs lombo-fessières en 24 à 72 heures
D ○ ils normalisent les marqueurs biologiques de l'inflammation (protéine C réactive)
E ✓ leur posologie et leur durée doivent être adaptées individuellement en fonction du contrôle des symptômes

➠ Réponse : A, C, E

Items concernés : Item 193 Spondylarthrite inflammatoire.

▸ QRM 5

Quel(s) est (sont) l'(es) affirmations(s) que vous estimez exacte(s) concernant la prise d'anti-TNF chez les patients atteints d'une spondyloarthrite axiale ?

A ○ ils sont potentiellement indiqués en cas de réponse insuffisante à un premier anti-inflammatoire non stéroïdien
B ✓ ils sont potentiellement indiqués en cas d'activité persistante de la maladie avec un BASDAI ≥ 4/10 sous traitement anti-inflammatoire non stéroïdien
C ✓ ils sont potentiellement indiqués en cas d'activité persistante de la maladie avec un ASDAS ≥ 2,1 sous traitement anti-inflammatoire non stéroïdien
D ○ ils ne sont indiqués qu'en présence d'une sacroiliite radiographique
E ✓ l'évaluation de leur efficacité se fait après 3 mois de traitement sur la réduction des critères d'activité de la maladie

➠ Réponse : B, C, E

Items concernés : Item 193 Spondylarthrite inflammatoire.

▸ QRM 6

M. M. âgé de 60 ans décrit une douleur de l'aine droite. Votre examen clinique confirme une atteinte de hanche. La radiographie du bassin de face et des hanches de profil ne retrouve pas d'anomalies. Quel est le ou les diagnostics à évoquer ?

A ✓ ostéonécrose aseptique de la tête fémorale
B ✓ fissure du col fémoral
C ✓ algodystrophie de hanche
D ○ coxa plana
E ○ maladie de Paget

➠ Réponse : A, B, C

Commentaire : Les radiographies standards sont normales au début dans les ostéonécroses, les fissures osseuses ou les algodystrophies.

▸ QRM 7

Les signes évocateurs de coxarthrose radiographique sont :

A ● pincement global de l'interligne articulaire
B ✓ ostéophytose marginale
C ✓ ostéosclérose condensante de l'os sous-chondral
D ✓ géodes sous formes de lacunes cerclées
E ○ érosions céphaliques

➠ Réponse : B, C, D

Commentaire :

A : Inadmissible, c'est le signe d'une coxite.

▸ QRM 8

Quels sont les signes cliniques en faveur d'une arthrose fémoro-patellaire ?

A ✓ signe de Zohlen (douleur à l'ascension contrariée de la rotule)
B ● grinding test (décubitus ventral, manœuvres de compression dans l'axe et rotation de la jambe)
C ✓ signe du rabot (douleur au frottement de la rotule contre la trochlée)
D ✓ douleur à l'extension contrariée de la jambe
E ○ signe de Smilie (douleur et instabilité à la pression de la rotule vers l'extérieur)

➠ Réponse : A, C, D

Commentaire :

B : Inadmissible, signe méniscal.

▸ QRM 9

Quelles sont les propositions vraies en ce qui concerne la coxarthrose destructrice rapide ?

A ✓ elle se définit par un pincement de plus de 50 % de l'interligne en un an
B ○ elle se définit par un pincement de plus de 70 % de l'interligne en 6 mois
C ○ l'ostéophytose est majeure au cours de l'évolution
D ✓ la décharge du membre inférieur est recommandée
E ✓ l'évolution peut se faire vers l'ostéolyse de la tête fémorale

➥ Réponse : A, D, E

Commentaire :

A : Indispensable, c'est la définition.

L'ostéophytose traduit surtout des arthroses lentement évolutives.

▸ QRM 10

Un patient de 58 ans vous consulte pour une gonalgie droite évoluant depuis 2 mois, aggravée à la marche, sur un terrain irrégulier notamment. Il ne présente pas de réveil nocturne et il n'y a pas de dérouillage matinal. Votre examen physique retrouve un signe du flot présent à droite. La flexion active et passive est à 130°, l'extension est à 0°. À la palpation il existe une douleur de l'interligne fémorotibial interne. À l'inspection vous notez un morphotype en genu varum bilatéral.
Quelle(s) est (sont) la (les) proposition(s) exacte(s) (une ou plusieurs réponses possibles)?

A ○ l'examen clinique permet d'affirmer le diagnostic de gonarthrose fémorotibiale externe
B ● il est nécessaire de faire des radiographies de face et de profil en position allongée
C ✓ vous devez réaliser une ponction de liquide articulaire du genou droit
D ✓ dans l'hypothèse d'une gonarthrose, la composition du liquide sera la suivante : leucocytes 500/mm^3, absence de microcristaux, absence de germe au direct
E ○ l'interrogatoire permet d'évoquer une arthrose fémoro-patellaire

➥ Réponse : C, D

Commentaire :

C : En cas d'épanchement, une ponction est indispensable.

▸ QRM 11

M. B., 63 ans, consulte pour une douleur brutale de l'hallux gauche, qui est œdématié et érythémateux à l'examen clinique. Vous suspectez une crise de goutte. À propos de la goutte, quelles propositions sont exactes ?

A ○ une uricémie à 40 mg/L est incompatible avec un diagnostic de crise de goutte
B ○ une uricémie à 80 mg/L est incompatible avec un diagnostic de crise de goutte
C ● l'allopurinol est un traitement anti-inflammatoire de la crise de goutte
D ○ les cristaux d'acide urique sont carrés et non réfringents en lumière polarisée
E ✓ les cristaux d'acide urique sont intra et extracellulaires

➥ Réponse : E

▸ QRM 12

Vous êtes de garde au SAU et recevez M. D. 65 ans chasseur invétéré, amateur de bon vin et de repas riches entre amis. Il se plaint d'une douleur du genou gauche apparue brutalement alors qu'il regardait son émission de télévision favorite. A l'examen température 38.5°C, FC 100/min, TA 140/70, il existe un genou gauche chaud, rouge, augmenté globalement de volume avec un choc rotulien.
Quelle(s) est (sont) la (les) proposition(s) exacte(s)?

A ○ il s'agit d'une bursite pré-rotulienne (hygroma) du genou gauche
B ✓ il s'agit probablement d'une arthrite du genou gauche liée à la goutte
C ○ vous débutez d'emblée un traitement par colchicine 1 mg/j
D ● vous débutez d'emblée un traitement par allopurinol pour faire baisser l'uricémie
E ✓ vous réalisez une ponction articulaire du genou avec envoi du liquide en bactériologie et anatomopathologie

➥ Réponse : B, E

Commentaire :

D : Inadmissible. L'allopurinol n'est pas un traitement de la crise et ne doit pas être débuté lors de la crise, mais à distance, et sous couvert de colchicine.

▸ QRM 13

Un patient de 35 ans vous consulte pour une douleur du membre inférieur droit associée à une lombalgie ayant débuté après le port d'une charge lourde, il y a 15 jours. L'horaire est mécanique. Le trajet du membre inférieur droit passe par la fesse, la face postéro-externe de cuisse, la face postérieure de jambe et le dos du pied jusqu'au gros orteil. Quels sont les éléments en faveur d'une lombosciatique de territoire L5 par conflit disco-radiculaire que votre examen clinique pourra retrouver (une ou plusieurs réponses possibles) ?

A ✓ un déficit moteur du muscle tibial antérieur droit
B ✓ un déficit moteur du muscle moyen fessier droit
C ○ un déficit moteur du muscle psoas droit
D ✓ un déficit sensitif de l'hallux (gros orteil)
E ✓ un signe de Lasègue droit à 40°

➥ Réponse : A, B, D, E

Commentaire : Le signe de Lasègue est pathognomonique d'une atteinte discale.

▸ QRM 14

Un patient de 58 ans vous consulte pour une douleur du membre supérieur gauche évoluant depuis 3 semaines, aggravée lors des efforts tel le port de charge lourde. À l'interrogatoire, ses douleurs sont apparues dans les suites d'un déménagement. Le patient vous décrit une douleur augmentée par l'effort, soulagée par le repos. Il n'y a pas de réveils nocturnes ni de dérouillage matinal. La douleur concerne l'épaule et irradie dans le bras selon le territoire C5. Le patient est apyrétique. Les amplitudes articulaires actives et passives ne sont pas limitées.
Quelles sont les réponses exactes (une ou plusieurs réponses possibles) ?

A ✓ il est indispensable d'évoquer un angor
B ✓ il peut s'agir d'une douleur projetée d'origine viscérale
C ✓ il peut s'agir d'une névralgie cervico-brachiale de trajet C5 gauche
D ○ il peut s'agir d'une bursite microcristalline de l'épaule gauche
E ○ il s'agit d'un tableau de capsulite rétractile

➥ Réponse : A, B, C

▸ QRM 15

Mme A. consulte pour des rachialgies évoluant depuis 15 jours survenues spontanément sans chute. Comment interprétez-vous la radiographie (une ou plusieurs réponses possibles) ?

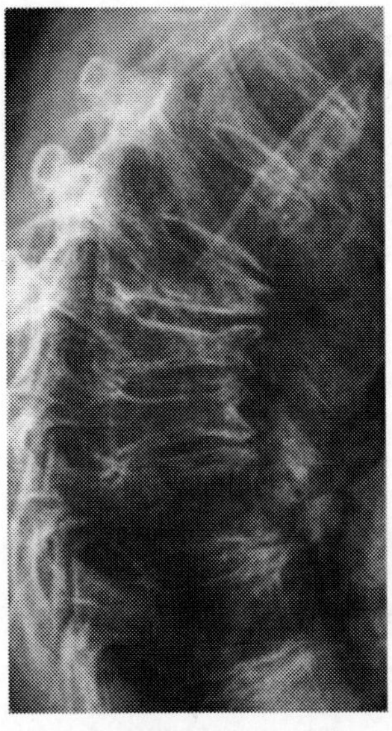

A ○ recul du mur postérieur de la (les) vertèbre(s) fracturée(s)
B ○ absence de fracture vertébrale
C ✓ présence de trois fractures vertébrales
D ● présence de signes de malignité des corps vertébraux
E ✓ aspect compatible avec une spondylite bactérienne

➥ Réponse : C, E

Commentaire : L'atteinte de 3 vertèbres doit faire évoquer une atteinte infectieuse osseuse et pas seulement une atteinte fracturaire.

▸ QRM 16

Concernant les anti-inflammatoires non stéroïdiens (AINS) quelles sont les propositions vraies (une ou plusieurs réponses possibles) ?

A ✓ la prescription doit toujours être à la dose minimale efficace et pour la durée la plus courte possible
B ✓ les AINS non sélectifs sont formellement contre-indiqués si un patient a une clairance de la créatininémie à 25 mL/minutes
C ✓ les coxibs sont contre-indiqués en cas d'ulcère gastroduodénal évolutif
D ✓ il ne faut jamais coprescrire 2 AINS
E ● les coxibs peuvent être utilisés sans précaution particulière chez les sujets âgés sous traitement diurétiques

➥ Réponse : A, B, C, D

Commentaire : Les coxibs réduisent le risque d'ulcère mais sont également contre-indiqués en cas d'ulcère actif.

Avant la prescription d'un AINS il faut toujours évaluer le risque digestif, le risque rénal et le risque cardiovasculaire

▸ QRM 17

Quelles complications sont imputables à la prise de corticoïdes au long cours ?

A ○ perte de poids
B ✓ ostéonécrose aseptique de la tête fémorale
C ✓ bouffée délirante aiguë
D ✓ cataracte sous-capsulaire postérieure
E ○ hypovolémie par fuite rénale hydro-sodée

➥ Réponse : B, C, D

▸ QRM 18

Quelles sont parmi les propositions suivantes, la (ou les) causes possibles d'hypercalcémie (une ou plusieurs réponses possibles)?

A ✓ sarcoïdose
B ● hypothyroïdie
C ✓ intoxication à la vitamine D
D ✓ prise de diurétique thiazidique
E ✓ prise de lithium

➥ Réponse : A, C, D, E

▸ QRM 19

M.L., 23 ans, vous consulte en urgence. Il souffre depuis 2 jours d'une lombalgie irradiant à la face antérieure de la cuisse droite jusqu'au genou, survenue après avoir porté un canapé. La douleur est fortement exacerbée aux efforts de toux. À l'examen clinique, vous objectivez une hypoesthésie sur le trajet de la douleur. La force du muscle quadriceps droit est diminuée à 3/5. Le réflexe rotulien droit est aboli. Il existe un syndrome rachidien avec un indice de Shober mesuré à 10 + 0.5 cm. Parmi les propositions suivantes, lesquelles sont exactes (une ou plusieurs réponses possibles) ?

A ✓ il s'agit d'une lombocruralgie d'allure commune
B ✓ des radiographies du rachis lombaire sont nécessaires
C ● un scanner du rachis lombaire est nécessaire
D ● une atteinte du muscle psoas peut expliquer la symptomatologie
E ● le traitement doit comporter un repos strict au lit

➥ **Réponse : A, B**

▸ QRM 20

Un patient malien de 34 ans est admis aux urgences pour des cervicalgies inflammatoires dans un contexte de toux, de fièvre et d'altération de l'état général. Devant la constatation d'un signe de Babinski gauche associé à une trépidation épileptoïde du pied gauche, une IRM cervicale est réalisée en urgence.

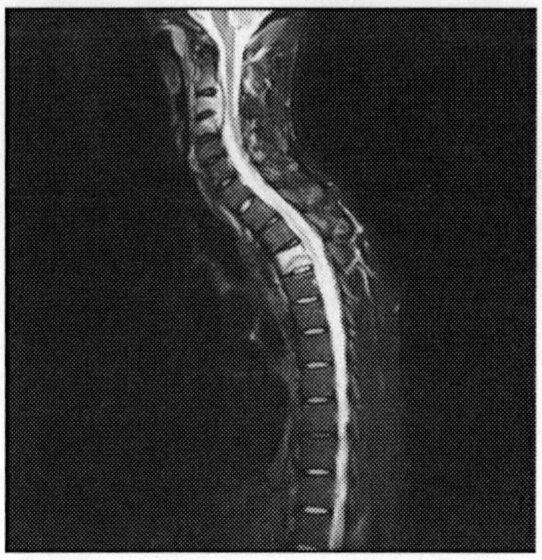

Quelles sont les affirmations correctes ?

A ✓ l'IRM met en évidence une spondylite multifocale
B ✓ il existe une épidurite cervicale à l'origine des signes d'irritation pyramidale
C ○ un dosage de la calcémie doit être demandé en urgence
D ○ une origine tumorale multi-métastatique est à évoquer d'emblée
E ✓ le tableau est évocateur de tuberculose

➥ **Réponse : A, B, E**

▸ QRM 21

Parmi les propositions suivantes relatives aux ostéonécroses aseptiques observées au cours du lupus systémique, lesquelles sont vraies ?

A ○ elles touchent principalement les condyles fémoraux
B ✓ leur caractère multifocal doit faire rechercher un syndrome des anti-phospholipides
C ✓ elles peuvent être induites par la corticothérapie
D ○ elles sont à l'origine de douleurs inflammatoires
E ✓ elles conduisent secondairement au développement d'une arthrose

➥ **Réponse : B, C, E**

▸ QRM 22

Un patient consulte pour gonalgies mécaniques avec cette radiographie, que pouvez-vous lui proposer ?

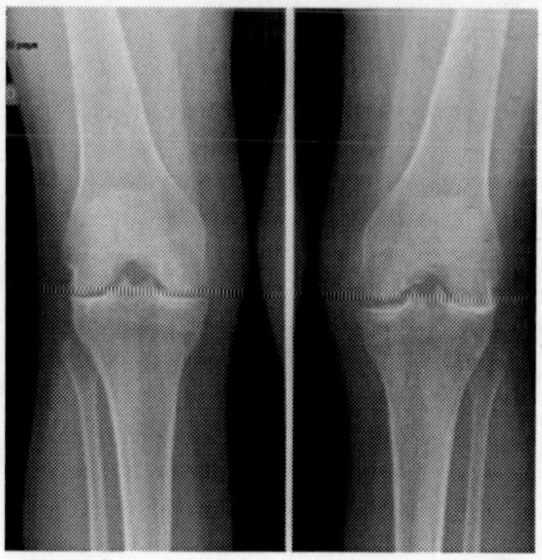

A ✓ antalgiques
B ✓ anti-inflammatoires non stéroïdiens en cure courte
C ✓ kinésithérapie
D ○ corticothérapie orale
E ○ colchicine orale en cure courte

➥ **Réponse : A, B, C**

▸ QRM 23

Quelles sont les causes de chondrocalcinose articulaire secondaire ?

A ✓ hémochromatose
B ○ prise de diurétiques
C ○ insuffisance rénale
D ✓ hypophosphatasie
E ✓ hyperparathyroïdie primitive

➥ **Réponse : A, D, E**

▸ QRM 24

Quelles radiographies demander pour rechercher des liserés de chondrocalcinose ?

A ○ radiographies des pieds de face
B ✓ radiographies du bassin de face
C ○ radiographies des épaules de face, 3 rotations
D ✓ radiographies des mains et poignets de face
E ✓ radiographies des genoux de face

➡ **Réponse : B, D, E**

Commentaire : Il s'agit d'un liseré linéaire d'incrustation calcique sur le cartilage.

▸ QRM 25

Un blocage brutal douloureux du genou en flexion est le signe d'une :

A ○ rupture du ligament croisé antérieur
B ○ arthrite aiguë du genou
C ✓ rupture d'un kyste poplité
D ○ luxation d'une anse méniscale
E ○ luxation de rotule

➡ **Réponse : D**

Commentaire : Le blocage douloureux doit faire évoquer une atteinte méniscale.

▸ QRM 26

Quels éléments de l'interrogatoire ou de l'examen clinique orientent vers une sciatique commune sur conflit disco-radiculaire?

A ○ une douleur insomniante
B ✓ une douleur impulsive
C ○ un signe du trépied
D ✓ un signe de Lasègue
E ○ un signe de Léri

➡ **Réponse : B, D**

▸ QRM 27

Quels éléments devez-vous impérativement rechercher à l'interrogatoire ou à l'examen clinique devant toute sciatique ?

A ✓ des troubles sphinctériens
B ✓ un déficit moteur du membre inférieur concerné
C ○ un syndrome pyramidal du membre inférieur concerné
D ○ un syndrome extra-pyramidal du membre inférieur concerné
E ✓ la présence de fièvre ou d'altération de l'état général

➡ **Réponse : A, B, E**

▸ QRM 28

Quelles sont les hypothèses diagnostiques que l'on peut évoquer devant une polyarthrite ?

A ✓ un rhumatisme inflammatoire
B ✓ un rhumatisme micro cristallin
C ✓ une endocardite infectieuse
D ○ une poussée d'arthrose
E ○ une algodystrophie

➡ **Réponse : A, B, C**

▸ QRM 29

Un patient de 68 ans ayant eu une fracture vertébrale récente vous ramène son bilan qui retrouve une hémoglobine 10.6 g/dL (N = 13-16), une calcémie à 2,68 mmol/l (N = 2,15 - 2,50), une phosphorémie à 1.32 mmol/l (N = 0,81 - 1,45) et une albumine à 28 g/l. Que pensez-vous du bilan phosphocalcique ?

A ○ la calcémie corrigée est normale
B ✓ la calcémie corrigée est à 2,98 mmol/l
C ○ le bilan phosphocalcique évoque une hyperparathyroïdie
D ✓ le bilan phosphocalcique motive la réalisation d'une électrophorèse des protéines plasmatiques
E ✓ le bilan phosphocalcique motive la réalisation d'un dosage des antigènes spécifiques prostatiques (PSA)

➡ **Réponse : B, D, E**

▸ QRM 30

Vous réalisez un ECG. Quels sont les signes d'hypercalcémie que vous pourriez trouver ?

A ○ ondes T pointues
B ✓ raccourcissement de l'espace QT
C ○ raccourcissement de l'espace PR
D ○ ondes U
E ✓ tachycardie sinusale

➡ **Réponse : B, E**

▸ QRM 31

Quels traitements pouvez-vous mettre en place devant une hypercalcémie à 3 mmol/l sans signe à l'électrocardiogramme ?

A ○ diurétiques thiazidiques
B ✓ bisphosphonates
C ○ béta 2 mimétiques
D ✓ hydratation intraveineuse
E ○ supplémentation en vitamine D

➡ **Réponse : B, D**

▸ QRM 32

Quels sont les principaux signes radiographiques de malignité à rechercher dans le cadre d'une fracture vertébrale ?

A ✓ ostéolyse d'un pédicule
B ○ respect du mur postérieur de la vertèbre
C ✓ fracture asymétrique de la vertèbre de face
D ○ fracture au-dessous de T5
E ○ présence d'air dans le disque sous ou sus-jacent

➡ **Réponse : A, C**

▸ QRM 33

Concernant la lombalgie, parmi les éléments cliniques suivants, lequel (lesquels) vous (fait) font suspecter une origine symptomatique ?

A ✓ âge > 55 ans
B ✓ corticothérapie au long cours
C ○ impulsivité
D ✓ raideur multidirectionnelle
E ○ syndrome dépressif

➡ **Réponse : A, B, D**

▸ QRM 34

Quel(s) élément(s) clinique(s) vous oriente(nt) vers une atteinte radiculaire de C7 ?

A ✓ abolition du reflexe tricipital
B ○ déficit de l'abduction du bras
C ✓ déficit de l'extension des doigts
D ○ déficit de la flexion du coude
E ✓ irradiation jusqu'aux 2ᵉ et 3ᵉ doigts

➡ **Réponse : A, C, E**

▸ QRM 35

Concernant les lombosciatiques d'origine discale, quel(s) signe(s) de gravité nécessite(nt) une prise en charge chirurgicale en urgence ?

A ✓ déficit moteur ≤ 3
B ○ hypoesthésie sur le territoire L5 ou S1
C ○ lombosciatique nécessitant le recours aux morphiniques
D ○ abolition du reflexe achilléen
E ✓ syndrome de la queue de cheval

➡ **Réponse : A, E**

▸ QRM 36

Quel(s) signe(s) ECG recherchez-vous devant une hypercalcémie ?

A ✓ bloc auriculo-ventriculaire
B ○ fibrillation auriculaire
C ✓ raccourcissement de l'intervalle QT
D ✓ raccourcissement du segment ST
E ✓ tachycardie sinusale

➡ **Réponse : A, C, D, E**

▸ QRM 37

Devant une fracture vertébrale, quel(s) signe(s) radiographique(s) évoque(nt) une origine maligne ?

A ✓ recul du mur postérieur
B ○ fracture asymétrique de profil
C ○ fracture en dessous de T5
D ✓ hétérogénéité de la trame osseuse
E ✓ ostéolyse localisée

➡ **Réponse : A, D, E**

▸ QRM 38

Quel(s) examen(s) pré-thérapeutique(s) devez-vous réaliser avant la prescription de méthotrexate ?

A ✓ dosage des transaminases
B ○ électrophorèse des protides sériques
C ○ IDR à la tuberculine
D ✓ radiographie pulmonaire
E ✓ sérologie de l'hépatite

➡ **Réponse : A, D, E**

▸ QRM 39

Concernant le HLA B27, quelle(s) proposition(s) vous semble(nt) exacte(s) ?

A ○ c'est un allèle anormal du complexe majeur d'histocompatibilité
B ○ c'est un des critères de classification de New York modifiés
C ○ sa prévalence est supérieure à 90 % dans le rhumatisme psoriasique
D ✓ sa prévalence est de 6 à 8 % dans la population générale caucasienne
E ○ sa prévalence est très élevée chez les sujets à peau noire

➡ **Réponse : D**

▸ QRM 40

Quel(s) diagnostic(s) évoquez-vous devant une épaule limitée en actif et en passif ?

A ✓ capsulite rétractile
B ✓ omarthrose
C ○ rupture transfixiante de la coiffe des rotateurs
D ○ tendinobursite calcifiante
E ○ tendinopathie simple du supra-épineux

➡ **Réponse : A, B**

▸ QRM 41

Quel(s) signe(s) peut-on observer à l'IRM au cours d'une spondylodiscite infectieuse ?

A ○ hyposignal du disque en séquence STIR
B ○ hypersignal du disque en séquence T1
C ✓ hypersignal du disque en séquence T1 après injection de gadolinium
D ✓ hypersignal des plateaux vertébraux adjacents en séquence STIR
E ✓ épidurite

➡ **Réponse : C, D, E**

▸ QRM 42

A propos du facteur rhumatoïde, quelle(s) proposition(s) vous semble(nt) exacte(s) ?

A ○ il est positif dans plus de 90 % des cas au début de la polyarthrite rhumatoïde
B ○ il est directement impliqué dans le développement de la synovite rhumatoïde
C ✓ c'est un auto-anticorps dirigé contre les immunoglobulines G
D ✓ c'est un facteur pronostique de sévérité au cours de la polyarthrite rhumatoïde
E ○ sa présence exclut la possibilité d'un rhumatisme psoriasique

➡ **Réponse : C, D**

▸ QRM 43

Quelle(s) contre-indication(s) relative(s) ou absolue(s) recherchez-vous avant la prescription d'un anti-TNF alpha ?

A ○ un antécédent de diverticulite
B ○ une insuffisance cardiaque chronique sévère
C ✓ une sclérose en plaque
D ○ une insuffisance rénale chronique sévère
E ✓ une tuberculose latente

➡ **Réponse : C, E**

▸ QRM 44

Quel(s) élément(s) définit (définissent) le caractère symptomatique du myélome ?

A ✓ anémie
B ✓ atteinte osseuse
C ✓ hypercalcémie
D ○ immunoglobuline monoclonale > 30 g/L
E ○ plasmocytose médullaire > 10 %

➡ **Réponse : A, B, C**

▸ QRM 45

Quel(s) signe(s) radiographique(s) oriente(nt) vers une atteinte articulaire dégénérative ?

A ○ déminéralisation métaphyso-épiphysaire
B ○ érosions marginales
C ○ pincement articulaire diffus
D ✓ ostéocondensation sous-chondrale
E ✓ ostéophytose

➡ **Réponse : D, E**

▸ QRM 46

Quelle(s) manifestation(s) articulaire(s) peut-on rencontrer au cours de la chondrocalcinose ?

A ✓ arthropathies destructrices
B ✓ arthrose secondaire
C ✓ atteintes rachidiennes
D ✓ monoarthrite aiguë
E ✓ polyarthrite subaiguë

➡ **Réponse : A, B, C, D, E**

▸ QRM 47

A quelle(s) effet(s) indésirable(s) exposent les anti-inflammatoires non stéroïdiens ?

A ✓ augmentation de la pression artérielle
B ✓ insuffisance rénale aiguë
C ○ ostéoporose
D ✓ rétention hydro-sodée
E ✓ ulcères gastro-duodénaux

➡ **Réponse : A, B, D, E**

▸ QRM 48

Quel(s) diagnostique(s) évoquez-vous devant cette radiographie ?

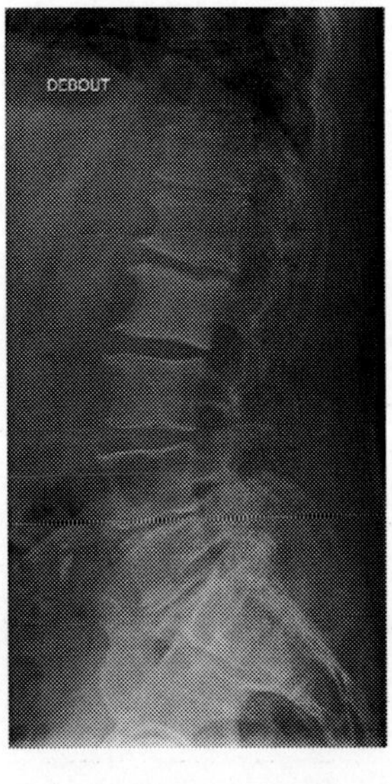

A ✓ arthrose lombaire
B ✓ lymphome osseux
C ✓ métastase osseuse
D ○ spondyloarthrite ankylosante
E ✓ spondylite tuberculeuse

➥ **Réponse : A, B, C, E**

Évaluation			Votre entraînement		
Questions	Réponses	Points	1er Tour	2e Tour	3e Tour
Q - 1	B - E	20			
Q - 2	C - D	20			
Q - 3	B - D - E	20			
Q - 4	A - C - E	20			
Q - 5	B - C - E	20			
Q - 6	A - B - C	20			
Q - 7	B - C - D	20			
Q - 8	A - C - D	20			
Q - 9	A - D - E	20			
Q - 10	C - D	20			
Q -11	E	20			
Q - 12	B - E	20			
Q - 13	A - B - D - E	20			
Q - 14	A - B - C	20			
Q - 15	C - E	20			
Q - 16	A - B - C - D	20			
Q - 17	B - C - D	20			
Q - 18	A - C - D - E	20			
Q - 19	A - B	20			
Q - 20	A - B - E	20			
Q - 21	B - C - E	20			
Q - 22	A - B - C	20			
Q - 23	A - D - E	20			
Q -24	B - D - E	20			
Q - 25	D	20			
Q - 26	B - D	20			
Q - 27	A - B - E	20			
Q - 28	A - B - C	20			
Q - 29	B - D - E	20			
Q - 30	B - E	20			
Q - 31	B - D	20			
Q - 32	A - C	20			
Q - 33	A - B - D	20			
Q - 34	A - C - E	20			
Q - 35	A - E	20			
Q - 36	A - C - D - E	20			

Q - 37	A - D - E	20			
Q - 38	A - D -E	20			
Q - 39	D	20			
Q - 40	A - B	20			
Q - 41	C - D - E	20			
Q - 42	C - D	20			
Q - 43	C - E	20			
Q - 44	A - B - C	20			
Q - 45	D - E	20			
Q - 46	A - B - C - D - E	20			
Q - 47	A - B - D - E	20			
Q - 48	A - B - C - E	20			
Total : 960					

3^e partie

LECTURE CRITIQUE D'ARTICLE

LCA 1 Lecture critique d'article n°1

Article « Symptomatic Efficacy of Etanercept and Its Effects on Objective Signs of Inflammation in Early Nonradiographic Axial Spondyloarthritis: A Multicenter, Randomized, Double-Blind, Placebo-Controlled Trial »,

Dougados M et al, (Arthritis Rheum 2014 :66 ; 2091-2102)

Article original en anglais accessible en open acess :
http://onlinelibrary.wiley.com/doi/10.1002/art.38721/full

Lisez attentivement l'article qui porte sur la spondyloarthrite axiale (SpA).
Répondez aux questions qui sont toutes des QRM.

▸ QRM 1

Les objectifs principaux de cette étude étaient :

A ❑ d'évaluer l'efficacité de l'etanercept dans la SpA non radiographique
B ❑ d'évaluer l'efficacité de l'etanercept dans la SpA avec sacro-iliite selon les critères de New York
C ❑ d'évaluer la tolérance de l'etanercept dans la SpA non radiographique
D ❑ d'évaluer l'efficacité de l'etanercept en association avec un AINS
E ❑ d'évaluer l'efficacité de l'etanercept 50 mg/semaine per os

▸ QRM 2

Cette étude est, pendant les 12 premières semaines :

A ❑ une étude randomisée
B ❑ une étude contrôlée
C ❑ une étude contre placebo associé à un comparateur actif
D ❑ une étude transversale
E ❑ une étude de phase IIIb

▸ QRM 3

Il s'agit effectivement d'une étude RANDOMISÉE CÔNTROLÉE. Ce type d'étude permet de diminuer l'erreur d'évaluation potentielle liée :

A ❑ aux biais d'attribution
B ❑ aux biais de mémorisation
C ❑ aux biais de représentativité
D ❑ à l'effet Hawthorne
E ❑ aux biais de classement

▸ QRM 4

Après 12 semaines, le design de la 2e phase de cette étude :

A ❑ était une étude en aveugle
B ❑ était une étude ouverte
C ❑ était une étude dans la SpA non radiographique
D ❑ comparait etanercept à AINS
E ❑ l'aveugle de l'étude était levé

▸ QRM 5

Les critères d'inclusion comprenaient :

A ❑ une SpA axiale selon les critères de l'ASAS
B ❑ moins de 5 ans d'évolution de SpA
C ❑ une maladie active selon le Disease Activity Index (DAI)
D ❑ une lombalgie chronique
E ❑ un échec à au moins 3 AINS

▸ QRM 6

Les traitements administrés dans cette étude comprenaient :

A ❑ AINS à dose stable
B ❑ placebo d'AINS per os
C ❑ equivalent d'AINS selon l'ASAS
D ❑ etanercept 50 mg par semaine
E ❑ placebo d'etanercept sous-cutané

▸ QRM 7

Le critère principal dans cette étude était :

A ❑ les critères de SpA non radiographique de l'ASAS
B ❑ une réponse de 40 % selon l'ASAS
C ❑ une amélioration de plus de 2 points de la Visual Analog Scale selon l'ASAS

D ❑ une réponse à 12 semaines
E ❑ une réponse à 24 semaines

▸ QRM 8

Le critère principal était donc le critère de l'ASAS, ce qui correspond à une amélioration définie ainsi :
≥ 40 % d'amélioration ≥ 2 points d'amélioration (sur 10) de 3 des 4 domaines suivants :

- appréciation globale de l'activité par le patient
- évaluation de la douleur par le patient
- évaluation de la capacité fonctionnelle par le patient (questionnaire BASFI)
- raideur matinale

Ce critère principal est :

A ❑ un critère mixte objectif et subjectif
B ❑ un critère subjectif
C ❑ un critère binaire
D ❑ un critère catégoriel à 4 classes
E ❑ un critère d'amélioration relative

▸ QRM 9

Le calcul du nombre de sujets à inclure dans l'étude est basé sur :

A ❑ un effet placebo de 20 %
B ❑ une efficacité du baricitinib chez 55 % des patients
C ❑ un taux de non-réponse sous baricitinib de 14 %
D ❑ un taux de perdus de vue de 10 %
E ❑ une puissance de 90 %

▸ QRM 10

La randomisation dans cette étude a les caractéristiques suivantes :

A ❑ il s'agit d'une randomisation 1 : 1
B ❑ la randomisation est faite par un système vocal interactif
C ❑ la randomisation se fait par centre
D ❑ la randomisation se fait par blocs
E ❑ la randomisation est en intention de traiter

▸ QRM 11

La randomisation est stratifiée dans cette étude. Quelles sont les affirmations vraies ?

A ❑ la stratification se fait par région géographique
B ❑ la stratification se fait par l'IRM
C ❑ la stratification intervient après la randomisation
D ❑ la stratification améliore la validité extrinsèque
E ❑ la stratification améliore la qualité des comparaisons de sous-groupe

▸ QRM 12

Dans cette étude, les éléments qui sont en faveur d'une étude en aveugle sont :

A ❑ le caractère multicentrique
B ❑ les modalités de la prise médicamenteuse
C ❑ le basculement en ouvert à 12 semaines
D ❑ l'évaluation en aveugle des IRM
E ❑ l'ordre aléatoire de lecture des IRM

▸ QRM 13

Concernant les sorties d'étude dans cet article :

A ❑ le taux de sorties d'étude est < 10 % pendant les premières 12 semaines
B ❑ il y a plus de sorties d'étude sous placeb, ce qui reflète l'effet placebo
C ❑ comme il y a des sorties d'étude, l'étude manque de puissance
D ❑ les patients sortis d'étude ne sont pas analysés
E ❑ les patients sortis d'étude ont été analysés en utilisant la dernière donnée disponible

▸ QRM 14

Concernant les patients dans cette étude :

A ❑ 81 % avaient une sacro-iliite radiographique
B ❑ 19 % répondaient aux critères du bras clinique de SpA axiale
C ❑ plus de 20 % avaient des antécédents familiaux de SpA
D ❑ la prise d'AINS était similaire dans les 2 bras tout au long de l'étude
E ❑ les patients étaient majoritairement Caucasiens

▸ QRM 15

La figure 2 montre l'évolution des patients pendant l'étude. L'interprétation de ces courbes est influencée par le ou les éléments suivants :

A ❑ le score ASAS 40 n'est pas validé
B ❑ l'imputation des données manquantes n'est pas précisée
C ❑ les intervalles de confiance ne sont pas présentés
D ❑ les valeurs exactes du petit p de significativité ne sont pas données
E ❑ la prise de placebo n'est pas en aveugle pour toute la durée de l'étude

RÉPONSES

✓ Vrai ✓ Indispensable
○ Faux ● Inadmissible

▸ QRM 1

Les objectifs principaux de cette étude étaient :

A ✓ d'évaluer l'efficacité de l'etanercept dans la SpA non radiographique
B ○ d'évaluer l'efficacité de l'etanercept dans la SpA avec sacro-iliite selon les critères de New York
C ✓ d'évaluer la tolérance de l'etanercept dans la SpA non radiographique
D ✓ d'évaluer l'efficacité de l'etanercept en association avec un AINS
E ○ d'évaluer l'efficacité de l'etanercept 50 mg/semaine per os

➡ Réponse : A, C, D

Commentaire : Cette étude vise à évaluer l'efficacité et la tolérance de l'etanercept (50 mg/semaine sous-cutané) dans la SpA non radiographique (sans sacro-iliite), en association avec un AINS à dose stable.

▸ QRM 2

Cette étude est, pendant les 12 premières semaines :

A ✓ une étude randomisée
B ✓ une étude contrôlée
C ✓ une étude contre placebo associé à un comparateur actif
D ○ une étude transversale
E ✓ une étude de phase IIIb

➡ Réponse : A, B, C, E

Commentaire : C'est une étude randomisée contrôlée de l'etanercept associé à un AINS, contre placebo et AINS (comparateur actif), et c'est une étude de phase IIIb car l'etanercept est déjà disponible dans une indication proche (la SpA radiographique).

▸ QRM 3

Il s'agit effectivement d'une étude RANDOMISÉE CONTRÔLÉE. Ce type d'étude permet de diminuer l'erreur d'évaluation potentielle liée :

A ✓ aux biais d'attribution
B ○ aux biais de mémorisation
C ○ aux biais de représentativité
D ✓ à l'effet Hawthorne
E ○ aux biais de classement

➡ Réponse : A, D

Commentaire : L'étude randomisée contrôlée minimise les biais d'attribution (attribution du traitement) et l'effet Hawthorne (situation dans laquelle les résultats d'une expérience ne sont pas dus aux facteurs expérimentaux mais au fait que les sujets ont conscience de participer à une expérience dans laquelle ils sont testés, ce qui se traduit généralement par une plus grande motivation : les patients vont mieux du simple fait de participer à une étude : à rapprocher de l'effet placebo).

- Biais de mémorisation : refus de répondre, biais de minimisation (déni, culpabilité). Peut mener à un biais de classement (cf. plus bas).
- Biais de représentativité : biais dans la constitution de l'échantillon qui va se retrouver non représentatif de la population cible (biais de sélection qui inclut biais de recrutement, biais de sélection, problèmes sur les critères d'inclusion/exclusion...)
- Biais de classement : biais de classement en catégorie répondeur/non-répondeur par exemple. Peut résulter du critère (subjectif) ou de la méthode de mesure du critère : changement de méthode diagnostique ou de mesure d'exposition en cours d'enquête, méthode de mesure inégale entre les groupes...

▸ QRM 4

Après 12 semaines, le design de la 2e phase de cette étude :

A ○ était une étude en aveugle
B ✓ était une étude ouverte
C ✓ était une étude dans la SpA non radiographique
D ○ comparait etanercept à AINS
E ○ l'aveugle de l'étude était levé

➡ Réponse : B, C

Commentaire : Pour la 2e phase, tous les patients reçoivent de l'etanercept en ouvert (sans aveugle) mais l'aveugle n'est pas levé pour la première partie de l'étude. Les patients ont évidemment toujours une SpA nonradiographique.

▸ QRM 5

Les critères d'inclusion comprenaient :

A ✓ une SpA axiale selon les critères de l'ASAS
B ✓ moins de 5 ans d'évolution de SpA
C ○ une maladie active selon le Disease Activity Index (DAI)
D ✓ une lombalgie chronique
E ○ un échec à au moins 3 AINS

➡ Réponse : A, B, D

Commentaire : La maladie est active mais selon le BASDAI pas le DAI. Ils sont en échec à au moins 2 AINS.

▸ QRM 6

Les traitements administrés dans cette étude comprenaient :

A ○ AINS à dose stable
B ○ placebo d'AINS per os
C ○ equivalent d'AINS selon l'ASAS
D ✓ etanercept 50 mg par semaine
E ✓ placebo d'etanercept sous-cutané

➡ Réponse : D, E

Commentaire : L'etanercept et le placebo étaient sous-cutanés. Les AINS n'étaient pas toujours à dose stable pendant la 2e phase de l'étude. Il n'y avait pas de placebo d'AINS. Il n'existe pas d'équivalent d'AINS selon l'ASAS, par contre l'ASAS définit des doses considérées équivalentes des différents AINS.

▸ QRM 7

Le critère principal dans cette étude était :

A ○ les critères de SpA non radiographique de l'ASAS
B ✓ une réponse de 40 % selon l'ASAS
C ○ une amélioration de plus de 2 points de la Visual Analog Scale selon l'ASAS
D ✓ une réponse à 12 semaines
E ○ une réponse à 24 semaines

➡ Réponse : B, D

Commentaire : Le critère principal était bien les critères de l'ASAS, mais les critères de réponse thérapeutique et non les critères de classification en SpA non radiographique. Une amélioration de plus de 2 points de la Visual Analog Scale fait partie des critères de réponse de l'ASAS mais n'est pas suffisante en soi.

Le critère principal était évalué à 12 semaines bien que l'étude ait duré plus longtemps.

▸ QRM 8

Le critère principal était donc le critère de l'ASAS, ce qui correspond à une amélioration définie ainsi :
≥ 40 % d'amélioration ≥ 2 points d'amélioration (sur 10) de 3 des 4 domaines suivants :

- appréciation globale de l'activité par le patient
- évaluation de la douleur par le patient
- évaluation de la capacité fonctionnelle par le patient (questionnaire BASFI)
- raideur matinale

Ce critère principal est :

A ○ un critère mixte objectif et subjectif
B ✓ un critère subjectif
C ✓ un critère binaire
D ○ un critère catégoriel à 4 classes
E ✓ un critère d'amélioration relative

➡ Réponse : B, C, E

Commentaire : L'ASAS40 est un critère subjectif car basé sur des auto-questionnaires et non sur la prise de sang ou l'examen clinique.

C'est un critère binaire car chaque patient est soit répondeur soit non-répondeur selon ce critère : le résultat s'exprime ainsi en pourcentage de patients ayant atteint l'ASAS40.

Ce n'est donc pas un critère catégoriel à 4 classes (exemple réponse faible/modérée/forte/totale).

C'est un critère d'amélioration (car il marque un changement de l'état relatif au début de l'étude) relatif (car l'amélioration est en % de l'état de base).

▸ QRM 9

Le calcul du nombre de sujets à inclure dans l'étude est basé sur :

A ○ un effet placebo de 20 %
B ✓ une efficacité du baricitinib chez 55 % des patients
C ○ un taux de non-réponse sous baricitinib de 14 %
D ○ un taux de perdus de vue de 10 %
E ✓ une puissance de 90 %

➡ Réponse : B, E

Commentaire : Le calcul est basé sur un alpha à 5 %, un bêta à 10 % donc une puissance à 90 %, une réponse du groupe placebo de 30 % et du groupe actif de 55 %.

Les taux de non-réponse et de perdus de vue ne sont pas pris en compte dans ce calcul.

▸ QRM 10

La randomisation dans cette étude a les caractéristiques suivantes :

A ✓ il s'agit d'une randomisation 1 : 1
B ✓ la randomisation est faite par un système vocal interactif
C ○ la randomisation se fait par centre
D ○ la randomisation se fait par blocs
E ○ la randomisation est en intention de traiter

➡ Réponse : A, B

Commentaire : La randomisation 1 : 1 correspond à un ratio de ½ pour chaque groupe. Ici, la randomisation n'est pas stratifiée par centre (mais par région géographique) et il n'est pas décrit de randomisation par blocs.

C'est l'interprétation des résultats qui est en intention de traiter et non la randomisation.

▸ QRM 11

La randomisation est stratifiée dans cette étude. Quelles sont les affirmations vraies ?

A ✓ la stratification se fait par région géographique
B ✓ la stratification se fait par l'IRM
C ○ la stratification intervient après la randomisation
D ○ la stratification améliore la validité extrinsèque
E ✓ la stratification améliore la qualité des comparaisons de sous-groupe

➥ Réponse : A, B, E

Commentaire : La stratification correspond à la définition de sous-groupes AVANT la randomisation ce qui permet des analyses de sous-groupe valables. Ici, la stratification se fait bien par région et selon les résultats de l'IRM.

La validité extrinsèque (ou généralisabilité) dépend des critères d'inclusion/exclusion et de la représentativité des patients et non pas de la technique de randomisation.

▸ QRM 12

Dans cette étude, les éléments qui sont en faveur d'une étude en aveugle sont :

A ○ le caractère multicentrique
B ✓ les modalités de la prise médicamenteuse
C ○ le basculement en ouvert à 12 semaines
D ✓ l'évaluation en aveugle des IRM
E ○ l'ordre aléatoire de lecture des IRM

➥ Réponse : B, D

Commentaire : L'étude est bien multicentrique mais ceci ne joue pas en soi sur l'aveugle.

Les modalités de la prise médicamenteuse (même voie sous cutanée, même apparence, même fréquence de prise) sont essentielles pour l'aveugle. L'aveugle joue aussi pour les examens complémentaires : interprétation de la biologie ou (ici) des IRM, au cours du suivi (et non au moment de la randomisation).

Le basculement en ouvert est important pour l'éthique mais n'améliore pas l'aveugle.

L'ordre aléatoire de lecture des IRM évite les biais de classement / erreurs de lecture mais n'a pas de lien avec l'aveugle.

▸ QRM 13

Concernant les sorties d'étude dans cet article :

A ✓ le taux de sorties d'étude est < 10 % pendant les premières 12 semaines
B ○ il y a plus de sorties d'étude sous placebo, ce qui reflète l'effet placebo
C ○ comme il y a des sorties d'étude, l'étude manque de puissance
D ○ les patients sortis d'étude ne sont pas analysés
E ✓ les patients sortis d'étude ont été analysés en utilisant la dernière donnée disponible

➥ Réponse : A, E

Commentaire : Il y a 6 sortis d'étude dans un groupe et 3 dans l'autre (Figure 1).

Il y a moins de sortis d'étude dans le groupe placebo – de toute façon l'inverse ne serait pas en faveur de l'effet placebo !

La puissance n'est pas influencée ici puisque l'étude est menée en ITT : tous les patients randomisés (même ceux sortis d'étude) contribuent à l'analyse.

Les patients sortis d'étude ont été analysés en utilisant la dernière donnée disponible (technique Last Observation Carried Forward expliquée dans le paragraphe « Statistiques »).

▸ QRM 14

Concernant les patients dans cette étude :

A ○ 81 % avaient une sacro-iliite radiographique
B ✓ 19 % répondaient aux critères du bras clinique de SpA axiale
C ✓ plus de 20 % avaient des antécédents familiaux de SpA
D ○ la prise d'AINS était similaire dans les 2 bras tout au long de l'étude
E ✓ les patients étaient majoritairement Caucasiens

➥ Réponse : B, C, E

Commentaire : Ces patients n'avaient pas de sacro-iliite radiographique selon New York (l'objectif de l'étude étant les SpA non radiographiques).

Le premier paragraphe de « Results » nous dit que 19 % répondaient aux critères du bras clinique de SpA axiale. Le tableau 1 nous apprend que 21-26 % avaient des antécédents familiaux de SpA et que 72-74 % étaient Caucasiens.

Bien qu'il était conseillé aux patients de poursuivre leurs AINS, il n'est dit nulle part que la prise d'AINS était similaire dans les 2 bras (en particulier pendant la 2e phase de l'étude).

▸ QRM 15

La figure 2 montre l'évolution des patients pendant l'étude. L'interprétation de ces courbes est influencée par le ou les éléments suivants :

A ○ le score ASAS 0 n'est pas validé
B ○ l'imputation des données manquantes n'est pas précisée
C ✓ les intervalles de confiance ne sont pas présentés
D ✓ les valeurs exactes du petit p de significativité ne sont pas données
E ○ la prise de placebo n'est pas en aveugle pour toute la durée de l'étude

➥ Réponse : C, D

Commentaire : Le score ASAS 40 est validé et référencé dans « Methods ». L'imputation des données manquantes se fait par la dernière donnée disponible (technique Last Observation Carried Forward expliquée dans le paragraphe « Statistiques »).

La prise de placebo est pendant les 12 premières semaines seulement et est bien en aveugle.

Effectivement les intervalles de confiance ne sont pas présentés dans la figure (pas de barres d'erreur autour des courbes) et les valeurs exactes du p ne sont pas données.

Évaluation			Votre entraînement		
Questions	**Réponses**	**Points**	**1er Tour**	**2e Tour**	**3e Tour**
Q - 1	A - C - D	20			
Q - 2	A - B - C - E	20			
Q - 3	A - D	20			
Q - 4	B - C	20			
Q - 5	A - B - D	20			
Q - 6	D - E	20			
Q - 7	B - D	20			
Q - 8	B - C - E	20			
Q - 9	B - E	20			
Q - 10	A - B	20			
Q - 11	A - B - E	20			
Q - 12	B - D	20			
Q - 13	A - E	20			
Q - 14	B - C - E	20			
Q - 15	C - D	20			
Total : 300					

LCA 2

Lecture critique d'article n°2

Randomised, controlled trial of avocado-soybean unsaponifiable (Piascledine) effect on structure modification in hip osteoarthritis: the ERADIAS study

Essai contrôlé randomisé portant sur l'effet des insaponifiables d'avocat-soja (Piasclédine®) sur les modifications structurales de l'arthrose de la hanche : l'étude ERADIAS

Maheu E et al, (Ann Rheum Dis 2013)

Article original en anglais accessible en open acess :
http://ard.bmj.com/content/73/2/376

▸ QRM 1

L'essai ERADIAS est une étude (une ou plusieurs réponses possibles) :

A ❑ prospective
B ❑ randomisée
C ❑ transversale
D ❑ en double insu
E ❑ cas-témoins

▸ QRM 2

L'objectif principal de l'étude était (une ou plusieurs réponses possibles) :

A ❑ de prouver l'efficacité des insaponifiables d'avocat-soja sur le handicap global après 3 ans de traitement
B ❑ de montrer l'efficacité structurale des insaponifiables d'avocat-soja sur le pincement articulaire après 3 ans de traitement
C ❑ de comparer les taux de progresseurs entre le groupe traitement et le groupe placebo après 3 ans de traitement
D ❑ de comparer la distribution du pincement articulaire entre le groupe traitement et le groupe placebo après 3 ans de traitement
E ❑ de comparer la variation d'épaisseur de l'interligne articulaire entre le groupe traitement et le groupe placebo après 3 ans de traitement

▸ QRM 3

Pourquoi avoir choisi des tests statistiques bilatéraux ?

A ❑ parce qu'on sait que les insaponifiables d'avocat-soja sont comparables au placebo
B ❑ parce qu'on ne sait pas si les insaponifiables d'avocat-soja sont supérieurs, comparables ou inférieurs au placebo
C ❑ parce qu'on sait que les insaponifiables d'avocat-soja sont inférieurs au placebo
D ❑ parce que leur intérêt est de pouvoir rechercher une différence dans un sens ou dans l'autre
E ❑ parce que leur intérêt est de pouvoir rechercher une différence que dans un seul sens choisi au préalable

▸ QRM 4

Le critère de jugement principal est radiologique (variation de l'épaisseur de l'interligne articulaire). La qualité de recueil de ce paramètre (une ou plusieurs réponses possibles) :

A ❑ requiert un protocole strict et rigoureux commun pour faire les radiographies
B ❑ requiert une lecture par un seul radiologue
C ❑ requiert une lecture centralisée
D ❑ nécessite de multiplier les radiographies avant et après 3 ans de traitement
E ❑ nécessite une évaluation des performances des lecteurs

▸ QRM 5

L'effet structuro-modulateur des insaponifiables d'avocat-soja a été évalué à partir de la population (une réponse possible) :

A ❑ randomisée basée sur l'intention de traiter
B ❑ sélectionnée
C ❑ de tolérance
D ❑ FAS
E ❑ de *completers*

▸ QRM 6

Au terme des 3 ans de suivi, la variation de l'épaisseur de l'interligne articulaire (une ou plusieurs réponses possibles) :

A ❑ était de 0,034 mm dans le groupe traitement
B ❑ différait de 0,034 mm entre le groupe placebo et le groupe traitement avec un intervalle de confiance compris entre - 0,156 et 0,224

C ❑ était significativement différente entre le groupe placebo et le groupe traitement
D ❑ n'était pas significativement différente entre le groupe placebo et le groupe traitement
E ❑ était plus importante dans le groupe placebo

▸ QRM 7

Faire la preuve de l'efficacité structurale des insaponifiables d'avocat-soja dans la coxarthrose est important car (une ou plusieurs réponses possibles) :

A ❑ il faudrait trouver un traitement médical limitant la chondrolyse
B ❑ la prévalence de la coxarthrose augmente considérablement avec l'âge
C ❑ l'implantation de PTH représente un coût important
D ❑ aucun traitement de fond approuvé n'est disponible
E ❑ l'Agence européenne du médicament a fait de récentes recommandations

▸ QRM 8

Les auteurs concluent leur travail en suggérant l'intérêt d'étudier de manière plus approfondie la pertinence clinique de l'effet structuro-modulateur des insaponifiables d'avocat-soja. Quelles types d'études à niveau de preuve élevé pourraient être proposées pour étudier la pertinence clinique des insaponifiables d'avocat-soja ?

A ❑ une étude observationnelle sur plus de 3 ans en mesurant le nombre de prothèses implantées chez des patients atteints de coxarthrose et recevant un insaponifiable d'avocat-soja
B ❑ une étude observationnelle sur plus de 3 ans en mesurant la douleur et la fonction chez des patients atteints de coxarthrose et recevant un insaponifiable d'avocat-soja
C ❑ une étude randomisée insaponifiables d'avocat-soja versus placebo sur plus de 3 ans en prenant comme critère principal l'implantation d'une prothèse de hanche
D ❑ une étude randomisée insaponifiables d'avocat-soja versus placebo sur plus de 3 ans en prenant comme critère principal la douleur et la fonction
E ❑ une étude en cross-over insaponifiables d'avocat-soja versus placebo sur plus de 3 ans en prenant comme critère principal l'implantation d'une prothèse de hanche

▸ QRM 9

Le critère de jugement utilisé finalement n'est pas le même que celui proposé initialement. Pourquoi ce changement est considéré comme valide selon les auteurs ? (une ou plusieurs réponses possibles)

A ❑ ce changement résulte de l'actualisation des données bibliographiques survenue pendant le déroulement de l'étude
B ❑ un amendement pour le changement de critère de jugement a été effectué avant la levée d'aveugle
C ❑ il s'agit d'une analyse secondaire du critère principal
D ❑ le calcul d'effectif ne change pas
E ❑ la variable binaire finalement choisie dérive de la variable initiale

▸ QRM 10

Quelles sont les limites de l'étude selon les auteurs ? (une ou plusieurs réponses possibles)

A ❑ le choix du critère principal
B ❑ l'absence d'effet des insaponifiables d'avocat-soja sur les symptômes
C ❑ le pourcentage élevé de sorties d'essai prématurées
D ❑ l'inclusion de patients peu symptomatiques
E ❑ la prise simultanée d'AINS et d'antalgiques

▸ QROC 11

Sur combien de patients a été calculée la différence de variation de l'épaisseur de l'interligne articulaire entre l'insaponifiable avocat-soja et le placebo?

....

....

▸ QRM 12

Quel message déduire de l'article pour votre pratique professionnelle ? (une ou plusieurs réponses possibles)

A ❑ les insaponifiables d'avocat-soja modifient l'épaisseur de l'interligne articulaire sur le cliché antéropostérieur de la hanche
B ❑ le nombre de patients à traiter par insaponifiables d'avocat-soja pour qu'un patient soit non progresseur est de 11
C ❑ les insaponifiables d'avocat-soja sont mal tolérés comme le montre le pourcentage élevé d'effets indésirables (85,2 % dans le groupe placebo et 88,9 % dans le groupe traitement)
D ❑ les insaponifiables d'avocat-soja réduisent le risque relatif d'être progresseur de 20 % après 3 ans de traitement
E ❑ si l'insaponifiable d'avocat-soja confirme son effet structuro-modulateur, son délai d'action est long (au moins 3 ans)

▸ QROC 13

Pourquoi la pose de prothèse de hanche est considérée comme un effet indésirable grave dans le tableau 7 ?

....

....

▸ QRM 14

La figure 2 montre la distribution du pincement articulaire dans le groupe placebo et le groupe insaponifiables d'avocat-soja. Pourquoi les auteurs ont inclus cette figure dans l'article ? (une réponse possible)

A ❑ elle donne uniquement les caractéristiques du pincement articulaire de la population
B ❑ elle permet de comparer l'effet placebo et l'effet du traitement
C ❑ elle donne une information sur la puissance du médicament
D ❑ elle montre que beaucoup de patients aggravent leur pincement articulaire
E ❑ elle justifie l'analyse secondaire du critère de jugement principal

RÉPONSES

✓ Vrai ✔ Indispensable
○ Faux ● Inadmissible

▸ QRM 1

L'essai ERADIAS est une étude (une ou plusieurs réponses possibles) :

A ✓ prospective
B ✓ randomisée
C ○ transversale
D ✓ en double insu
E ○ cas-témoins

➡ **Réponse : A, B, D**

▸ QRM 2

L'objectif principal de l'étude était (une ou plusieurs réponses possibles) :

A ○ de prouver l'efficacité des insaponifiables d'avocat-soja sur le handicap global après 3 ans de traitement
B ○ de montrer l'efficacité structurale des insaponifiables d'avocat-soja sur le pincement articulaire après 3 ans de traitement
C ✓ de comparer les taux de progresseurs entre le groupe traitement et le groupe placebo après 3 ans de traitement
D ○ de comparer la distribution du pincement articulaire entre le groupe traitement et le groupe placebo après 3 ans de traitement
E ✓ de comparer la variation d'épaisseur de l'interligne articulaire entre le groupe traitement et le groupe placebo après 3 ans de traitement

➡ **Réponse : C, E**

▸ QRM 3

Pourquoi avoir choisi des tests statistiques bilatéraux ?

A ○ parce qu'on sait que les insaponifiables d'avocat-soja sont comparables au placebo
B ✓ parce qu'on ne sait pas si les insaponifiables d'avocat-soja sont supérieurs, comparables ou inférieurs au placebo
C ○ parce qu'on sait que les insaponifiables d'avocat-soja sont inférieurs au placebo
D ✓ parce que leur intérêt est de pouvoir rechercher une différence dans un sens ou dans l'autre
E ○ parce que leur intérêt est de pouvoir rechercher une différence que dans un seul sens choisi au préalable

➡ **Réponse : B, D**

▸ QRM 4

Le critère de jugement principal est radiologique (variation de l'épaisseur de l'interligne articulaire). La qualité de recueil de ce paramètre (une ou plusieurs réponses possibles):

A ✓ requiert un protocole strict et rigoureux commun pour faire les radiographies
B ○ requiert une lecture par un seul radiologue
C ✓ requiert une lecture centralisée
D ○ nécessite de multiplier les radiographies avant et après 3 ans de traitement
E ✓ nécessite une évaluation des performances des lecteurs

➡ **Réponse : A, C, E**

▸ **QRM 5**

L'effet structuro-modulateur des insaponifiables d'avocat-soja a été évalué à partir de la population (une réponse possible) :

A ○ randomisée basée sur l'intention de traiter
B ○ sélectionnée
C ○ de tolérance
D ✓ FAS
E ○ de *completers*

➠ **Réponse : D**

▸ **QRM 6**

Au terme des 3 ans de suivi, la variation de l'épaisseur de l'interligne articulaire (une ou plusieurs réponses possibles) :

A ○ était de 0,034 mm dans le groupe traitement
B ✓ différait de 0,034 mm entre le groupe placebo et le groupe traitement avec un intervalle de confiance compris entre - 0,156 et 0,224
C ○ était significativement différente entre le groupe placebo et le groupe traitement
D ✓ n'était pas significativement différente entre le groupe placebo et le groupe traitement
E ✓ était plus importante dans le groupe placebo

➠ **Réponse : B, D, E**

▸ **QRM 7**

Faire la preuve de l'efficacité structurale des insaponifiables d'avocat-soja dans la coxarthrose est important car (une ou plusieurs réponses possibles) :

A ✓ il faudrait trouver un traitement médical limitant la chondrolyse
B ✓ la prévalence de la coxarthrose augmente considérablement avec l'âge
C ✓ l'implantation de PTH représente un coût important
D ✓ aucun traitement de fond approuvé n'est disponible
E ✓ l'Agence européenne du médicament a fait de récentes recommandations

➠ **Réponse : A, B, C, D, E**

▸ **QRM 8**

Les auteurs concluent leur travail en suggérant l'intérêt d'étudier de manière plus approfondie la pertinence clinique de l'effet structuro-modulateur des insaponifiables d'avocat-soja. Quelles types d'études à niveau de preuve élevé pourraient être proposées pour étudier la pertinence clinique des insaponifiables d'avocat-soja ?

A ○ une étude observationnelle sur plus de 3 ans en mesurant le nombre de prothèses implantées chez des patients atteints de coxarthrose et recevant un insaponifiable d'avocat-soja
B ○ une étude observationnelle sur plus de 3 ans en mesurant la douleur et la fonction chez des patients atteints de coxarthrose et recevant un insaponifiable d'avocat-soja
C ✓ une étude randomisée insaponifiables d'avocat-soja versus placebo sur plus de 3 ans en prenant comme critère principal l'implantation d'une prothèse de hanche
D ✓ une étude randomisée insaponifiables d'avocat-soja versus placebo sur plus de 3 ans en prenant comme critère principal la douleur et la fonction
E ○ une étude en cross-over insaponifiables d'avocat-soja versus placebo sur plus de 3 ans en prenant comme critère principal l'implantation d'une prothèse de hanche

➠ **Réponse : C, D**

▸ **QRM 9**

Le critère de jugement utilisé finalement n'est pas le même que celui proposé initialement. Pourquoi ce changement est considéré comme valide selon les auteurs ? (une ou plusieurs réponses possibles)

A ✓ ce changement résulte de l'actualisation des données bibliographiques survenue pendant le déroulement de l'étude
B ✓ un amendement pour le changement de critère de jugement a été effectué avant la levée d'aveugle
C ✓ il s'agit d'une analyse secondaire du critère principal
D ○ le calcul d'effectif ne change pas
E ✓ la variable binaire finalement choisie dérive de la variable initiale

➠ **Réponse : A, B, C, E**

▸ **QRM 10**

Quelles sont les limites de l'étude selon les auteurs ? (une ou plusieurs réponses possibles)

A ✓ le choix du critère principal
B ✓ l'absence d'effet des insaponifiables d'avocat-soja sur les symptômes
C ○ le pourcentage élevé de sorties d'essai prématurées
D ✓ l'inclusion de patients peu symptomatiques
E ○ la prise simultanée d'AINS et d'antalgiques

➠ **Réponse : A, B, D**

▸ **QROC 11**

Sur combien de patients a été calculée la différence de variation de l'épaisseur de l'interligne articulaire entre l'insaponifiable avocat-soja et le placebo?

➥ Réponse : 345 patients (population FAS)

▸ QRM 12

Quel message déduire de l'article pour votre pratique professionnelle ? (une ou plusieurs réponses possibles)

A ○ les insaponifiables d'avocat-soja modifient l'épaisseur de l'interligne articulaire sur le cliché antéro-postérieur de la hanche

B ✓ le nombre de patients à traiter par insaponifiables d'avocat-soja pour qu'un patient soit non progresseur est de 11

C ○ les insaponifiables d'avocat-soja sont mal tolérés, comme le montre le pourcentage élevé d'effets indésirables (85,2 % dans le groupe placebo et 88,9 % dans le groupe traitement)

D ✓ les insaponifiables d'avocat-soja réduisent le risque relatif d'être progresseur de 20 % après 3 ans de traitement

E ✓ si l'insaponifiable d'avocat-soja confirme son effet structuro-modulateur, son délai d'action est long (au moins 3 ans)

➥ Réponse : B, D, E

▸ QROC 13

Pourquoi la pose de prothèse de hanche est considérée comme un effet indésirable grave dans le tableau 7 ?

➥ Réponse : Toute hospitalisation est considérée comme un EI grave

▸ QRM 14

La figure 2 montre la distribution du pincement articulaire dans le groupe placebo et le groupe insaponifiables d'avocat-soja. Pourquoi les auteurs ont inclus cette figure dans l'article ? (une réponse possible)

A ○ elle donne uniquement les caractéristiques du pincement articulaire de la population

B ○ elle permet de comparer l'effet placebo et l'effet du traitement

C ○ elle donne une information sur la puissance du médicament

D ○ elle montre que beaucoup de patients aggravent leur pincement articulaire

E ✓ elle justifie l'analyse secondaire du critère de jugement principal

➥ Réponse : E

Évaluation			Votre entraînement		
Questions	Réponses	Points	1er Tour	2e Tour	3e Tour
Q - 1	A - B - D	21,42			
Q - 2	C - E	21,42			
Q - 3	B - D	21,42			
Q - 4	A - C - E	21,42			
Q - 5	D	21,42			
Q - 6	B - D - E	21,42			
Q - 7	A - B - C - D - E	21,42			
Q - 8	C - D	21,42			
Q - 9	A - B - C - E	21,42			
Q - 10	A - B - D	21,42			
Q - 11	Cf. réponse	21,42			
Q - 12	B - D - E	21,42			
Q - 13	Cf. réponse	21,42			
Q - 14	E	21,42			
Total : 300					

LCA 3

Lecture critique d'article n°3

Efficacy and safety of ascending methotrexate dose in combination with adalimumab: the randomised CONCERTO trial

Efficacité et tolérance du méthotrexate à dose croissante en association avec l'adalimumab : l'essai CONCERTO

Burmester G-R et al, (Ann Rheum Dis 2014)

Article original en anglais accessible en open acess :

http://ard.bmj.com/content/74/6/1037.long

QRM 1

L'essai CONCERTO est une étude :

A ❑ observationnelle
B ❑ prospective
C ❑ en simple insu
D ❑ contrôlée
E ❑ de cohorte

QRM 2

Le critère principal de jugement de l'étude CONCERTO était :

A ❑ les évaluations cliniques et fonctionnelles de la maladie
B ❑ la proportion de patients atteignant un DAS28 (CRP) < 3,2
C ❑ les pourcentages de patients atteignant un DAS28 (CRP) < 2,6
D ❑ les pourcentages de patients atteignant un taux de réponse ACR20/50/70
E ❑ les pourcentages de patients atteignant une différence minimale cliniquement importante dans la fonction physique mesurée par le HAQ-DI

QRM 3

Que signifie la phrase : « les patients issus de 64 centres d'étude ont été stratifiés avec leur consentement pour participer à l'analyse pharmacogénétique facultative, puis randomisés selon un rapport 1 :1 :1 :1 à l'aide d'un système de réponse vocale interactif pour recevoir du méthotrexate oral à raison de 2,5 ; 5 ; 10 ou 20 mg par semaine » ?

A ❑ les patients étaient randomisés en 4 groupes sans tenir compte de leur consentement pour l'étude pharmacogénétique
B ❑ les patients étaient randomisés en 4 groupes de façon à ce que la proportion de patients soit identique dans les 4 groupes
C ❑ les patients étaient randomisés en 4 groupes de façon successive
D ❑ les patients étaient randomisés en 4 groupes en tenant compte de leur consentement pour l'étude CONCERTO
E ❑ les patients étaient randomisés en 4 groupes en tenant compte de leur consentement pour l'étude pharamacogénétique de façon à avoir des proportions de patients comparables dans chaque groupe en vue de faire des analyses pharmacogénétiques

QRM 4

Parmi les variables suivantes tirées du tableau 1, quelles sont celles qui sont des variables continues ?

A ❑ pourcentage de femmes
B ❑ ancienneté de la polyarthrite rhumatoïde
C ❑ NAD68
D ❑ ACPA positifs
E ❑ progression annuelle estimée du mTSS

QRM 5

L'objectif principal de l'essai CONCERTO est :

A ❑ d'étudier la dose minimale efficace de méthotrexate à associer à l'adalimumab
B ❑ d'évaluer l'efficacité et la tolérance de l'association méthotrexate/adalimumab
C ❑ de comparer des doses croissantes de méthotrexate associé à l'adalimumab pour étudier la relation dose-réponse du méthotrexate en association avec l'adalimumab
D ❑ de comparer différentes doses de méthotrexate chez des patients atteints de PR et traités par adalimumab
E ❑ d'évaluer la tolérance de l'association méthotrexate/adalimumab

QRM 6

Dans cet article, de nombreuses données sont manquantes pour interpréter les résultats. Lesquelles ?

A ❑ le calcul d'effectif
B ❑ la puissance de l'étude

C ❑ le mode de gestion des données manquantes
D ❑ le type d'analyse (ITT, per protocole)
E ❑ les causes d'arrêt de suivi

▸ QRM 7

Quels sont les mots clés de l'article ?

A ❑ DAS28 (CRP)
B ❑ dose-réponse
C ❑ tolérance
D ❑ adalimumab
E ❑ méthotrexate

▸ QRM 8 :

Quelles sont les conclusions de l'étude CONCERTO après 26 semaines de traitement ?

A ❑ le pourcentage de patients atteignant un DAS28 (CRP) < 3,2 est significativement plus élevé avec l'association ADA + MTX 20 mg qu'avec l'association ADA + MTX 2,5 mg
B ❑ le pourcentage de patients atteignant un DAS28 (CRP) < 3,2 est significativement plus élevé avec l'association ADA + MTX 20 mg qu'avec l'association ADA + MTX 5 mg
C ❑ le pourcentage de patients atteignant un DAS28 (CRP) < 3,2 est significativement plus élevé avec l'association ADA + MTX 20 mg qu'avec l'association ADA + MTX 10 mg
D ❑ les pourcentages de patients atteignant un DAS28 (CRP) < 3,2 sont significativement plus élevés avec les associations ADA + MTX 20 mg ou ADA + MTX 10 mg qu'avec les associations ADA + MTX 5 mg ou ADA + MTX 2,5 mg
E ❑ le pourcentage de patients atteignant un DAS28 (CRP) < 3,2 est significativement plus élevé avec l'association ADA + MTX 10 mg qu'avec l'association ADA + MTX 2,5 mg

▸ QRM 9

Au sujet des données manquantes, quelles sont les réponses exactes ?

A ❑ aucune information sur la gestion des données manquantes n'est donnée dans l'article
B ❑ les malades dont les critères de jugement étaient considérés comme manquants ont été exclus de l'analyse
C ❑ les malades dont les critères de jugement étaient considérés comme manquants ont été classés répondeurs
D ❑ les malades dont les critères de jugement étaient considérés comme manquants ont été classés non répondeurs
E ❑ les variables continues manquantes ont été imputées en utilisant la dernière observation reportée

▸ QRM 10

Quel est le niveau de preuve fourni par cette étude ?

A ❑ niveau I
B ❑ niveau II
C ❑ niveau III
D ❑ niveau IV
E ❑ niveau V

▸ QRM 11

L'essai CONCERTO est une étude :

A ❑ de phase I
B ❑ de phase II
C ❑ de phase III
D ❑ de phase IV
E ❑ de stratégie

▸ QRM 12

Quelles sont les informations manquantes pour définir le niveau de preuve de l'article ?

A ❑ le calcul d'effectif nécessaire
B ❑ la puissance de l'étude
C ❑ la valeur du risque α
D ❑ la valeur du risque β
E ❑ la valeur du p considérée comme significative

▸ QRM 13

Quelles sont les informations apportées par le tableau 1 ?

A ❑ le tableau 1 permet de connaître les caractéristiques de la population étudiée
B ❑ le tableau 1 permet de s'assurer que les groupes sont comparables
C ❑ le tableau 1 permet de connaître le nombre de patients perdus de vue
D ❑ le tableau 1 indique que les variables continues ont une répartition gaussienne
E ❑ le tableau 1 montre des différences entre les 4 groupes à l'inclusion dans l'étude

▸ QRM 14

L'essai CONCERTO comporte de nombreux critères de jugement secondaire. De façon générale :

A ❑ les critères secondaires peuvent être interprétés formellement même si les résultats concernant le critère de jugement principal sont non significatifs
B ❑ les critères secondaires sont destinés à conforter le lecteur si les résultats obtenus avec le critère principal de jugement sont significatifs
C ❑ les critères secondaires doivent être interprétés avec prudence à cause de la multiplicité des tests statistiques
D ❑ si les critères secondaires ne vont pas dans le même sens que le critère principal de jugement, la discordance observée doit être expliquée dans le chapitre discussion
E ❑ les critères secondaires de tolérance n'ont aucun impact sur la notion de bénéfice/risque d'un médicament

▸ **QRM 15**

Les statisticiens de l'essai CONCERTO ont utilisé un test de tendance bilatéral de Cochran-Armitage. Quelles sont les affirmations exactes ?

A ❑ le terme « bilatéral » signifie qu'un dosage peut être supérieur ou inférieur à un autre dosage
B ❑ le terme « bilatéral » signifie qu'un dosage est forcément supérieur à un autre dosage
C ❑ le terme « bilatéral » signifie qu'un dosage est forcément inférieur à un autre dosage
D ❑ le test bilatéral possède une plus forte puissance que le test unilatéral
E ❑ une différence non significative en bilatéral peut s'avérer significative en unilatéral

RÉPONSES

✓ Vrai ✓ Indispensable
○ Faux ● Inadmissible

▸ **QRM 1**

L'essai CONCERTO est une étude :

A ○ observationnelle
B ✓ prospective
C ○ en simple insu
D ✓ contrôlée
E ○ de cohorte

➡ **Réponse : B, D**

▸ **QRM 2**

Le critère principal de jugement de l'étude CONCERTO était :

A ○ les évaluations cliniques et fonctionnelles de la maladie
B ✓ la proportion de patients atteignant un DAS28 (CRP) < 3,2
C ○ les pourcentages de patients atteignant un DAS28 (CRP) < 2,6
D ○ les pourcentages de patients atteignant un taux de réponse ACR20/50/70
E ○ les pourcentages de patients atteignant une différence minimale cliniquement importante dans la fonction physique mesurée par le HAQ-DI

➡ **Réponse : B**

▸ **QRM 3**

Que signifie la phrase : « les patients issus de 64 centres d'étude ont été stratifiés avec leur consentement pour participer à l'analyse pharmacogénétique facultative, puis randomisés selon un rapport 1 :1 :1 :1 à l'aide d'un système de réponse vocale interactif pour recevoir du méthotrexate oral à raison de 2,5 ; 5 ; 10 ou 20 mg par semaine » ?

A ○ les patients étaient randomisés en 4 groupes sans tenir compte de leur consentement pour l'étude pharmacogénétique
B ✓ les patients étaient randomisés en 4 groupes de façon à ce que la proportion de patients soit identique dans les 4 groupes
C ○ les patients étaient randomisés en 4 groupes de façon successive
D ○ les patients étaient randomisés en 4 groupes en tenant compte de leur consentement pour l'étude CONCERTO
E ✓ les patients étaient randomisés en 4 groupes en tenant compte de leur consentement pour l'étude pharamacogénétique de façon à avoir des proportions de patients comparables dans chaque groupe en vue de faire des analyses pharmacogénétiques

➡ **Réponse : B, E**

▸ **QRM 4**

Parmi les variables suivantes tirées du tableau 1, quelles sont celles qui sont des variables continues ?

A ○ pourcentage de femmes
B ✓ ancienneté de la polyarthrite rhumatoïde
C ✓ NAD68
D ○ ACPA positifs
E ✓ progression annuelle estimée du mTSS

➡ **Réponse : B, C, E**

▸ QRM 5

L'objectif principal de l'essai CONCERTO est :

A ✓ d'étudier la dose minimale efficace de méthotrexate à associer à l'adalimumab

B ○ d'évaluer l'efficacité et la tolérance de l'association méthotrexate/adalimumab

C ✓ de comparer des doses croissantes de méthotrexate associé à l'adalimumab pour étudier la relation dose-réponse du méthotrexate en association avec l'adalimumab

D ✓ de comparer différentes doses de méthotrexate chez des patients atteints de PR et traités par adalimumab

E ○ d'évaluer la tolérance de l'association méthotrexate/adalimumab

➠ **Réponse : A, C, D**

▸ QRM 6

Dans cet article, de nombreuses données sont manquantes pour interpréter les résultats. Lesquelles ?

A ✓ le calcul d'effectif

B ✓ la puissance de l'étude

C ○ le mode de gestion des données manquantes

D ✓ le type d'analyse (ITT, per protocole)

E ○ les causes d'arrêt de suivi

➠ **Réponse : A, B, D**

▸ QRM 7

Quels sont les mots clés de l'article ?

A ○ DAS28 (CRP)

B ✓ dose-réponse

C ✓ tolérance

D ✓ adalimumab

E ✓ méthotrexate

➠ **Réponse : B, C, D, E**

▸ QRM 8 :

Quelles sont les conclusions de l'étude CONCERTO après 26 semaines de traitement ?

A ✓ le pourcentage de patients atteignant un DAS28 (CRP) < 3,2 est significativement plus élevé avec l'association ADA + MTX 20 mg qu'avec l'association ADA + MTX 2,5 mg

B ✓ le pourcentage de patients atteignant un DAS28 (CRP) < 3,2 est significativement plus élevé avec l'association ADA + MTX 20 mg qu'avec l'association ADA + MTX 5 mg

C ○ le pourcentage de patients atteignant un DAS28 (CRP) < 3,2 est significativement plus élevé avec l'association ADA + MTX 20 mg qu'avec l'association ADA + MTX 10 mg

D ○ les pourcentages de patients atteignant un DAS28 (CRP) < 3,2 sont significativement plus élevés avec les associations ADA + MTX 20 mg ou ADA + MTX 10 mg qu'avec les associations ADA + MTX 5 mg ou ADA + MTX 2,5 mg

E ○ le pourcentage de patients atteignant un DAS28 (CRP) < 3,2 est significativement plus élevé avec l'association ADA + MTX 10 mg qu'avec l'association ADA + MTX 2,5 mg

➠ **Réponse : A, B**

▸ QRM 9

Au sujet des données manquantes, quelles sont les réponses exactes ?

A ○ aucune information sur la gestion des données manquantes n'est donnée dans l'article

B ○ les malades dont les critères de jugement étaient considérés comme manquants ont été exclus de l'analyse

C ○ les malades dont les critères de jugement étaient considérés comme manquants ont été classés répondeurs

D ✓ les malades dont les critères de jugement étaient considérés comme manquants ont été classés non répondeurs

E ✓ les variables continues manquantes ont été imputées en utilisant la dernière observation reportée

➠ **Réponse : D, E**

▸ QRM 10

Quel est le niveau de preuve fourni par cette étude ?

A ✓ niveau I

B ○ niveau II

C ○ niveau III

D ○ niveau IV

E ○ niveau V

➠ **Réponse : A**

▸ QRM 11

L'essai CONCERTO est une étude :

A ○ de phase I

B ○ de phase II

C ○ de phase III

D ✓ de phase IV

E ✓ de stratégie

➠ **Réponse : D, E**

▸ QRM 12

Quelles sont les informations manquantes pour définir le niveau de preuve de l'article ?

A ✓ le calcul d'effectif nécessaire
B ✓ la puissance de l'étude
C ✓ la valeur du risque α
D ✓ la valeur du risque β
E ○ la valeur du p considérée comme significative

➥ **Réponse : A, B, C, D**

▸ QRM 13

Quelles sont les informations apportées par le tableau 1 ?

A ✓ le tableau 1 permet de connaître les caractéristiques de la population étudiée
B ✓ le tableau 1 permet de s'assurer que les groupes sont comparables
C ○ le tableau 1 permet de connaître le nombre de patients perdus de vue
D ✓ le tableau 1 indique que les variables continues ont une répartition gaussienne
E ○ le tableau 1 montre des différences entre les 4 groupes à l'inclusion dans l'étude

➥ **Réponse : A, B, D**

▸ QRM 14

L'essai CONCERTO comporte de nombreux critères de jugement secondaire. De façon générale :

A ○ les critères secondaires peuvent être interprétés formellement même si les résultats concernant le critère de jugement principal sont non significatifs
B ✓ les critères secondaires sont destinés à conforter le lecteur si les résultats obtenus avec le critère principal de jugement sont significatifs
C ✓ les critères secondaires doivent être interprétés avec prudence à cause de la multiplicité des tests statistiques
D ✓ si les critères secondaires ne vont pas dans le même sens que le critère principal de jugement, la discordance observée doit être expliquée dans le chapitre discussion
E ○ les critères secondaires de tolérance n'ont aucun impact sur la notion de bénéfice/risque d'un médicament

➥ **Réponse : B, C, D**

▸ QRM 15

Les statisticiens de l'essai CONCERTO ont utilisé un test de tendance bilatéral de Cochran-Armitage. Quelles sont les affirmations exactes ?

A ✓ le terme « bilatéral » signifie qu'un dosage peut être supérieur ou inférieur à un autre dosage
B ○ le terme « bilatéral » signifie qu'un dosage est forcément supérieur à un autre dosage
C ○ le terme « bilatéral » signifie qu'un dosage est forcément inférieur à un autre dosage
D ✓ le test bilatéral possède une plus forte puissance que le test unilatéral
E ✓ une différence non significative en bilatéral peut s'avérer significative en unilatéral

➥ **Réponse : A, D, E**

Évaluation			Votre entraînement		
Questions	Réponses	Points	1er Tour	2e Tour	3e Tour
Q - 1	B - D	20			
Q - 2	B	20			
Q - 3	B - E	20			
Q - 4	B - C - E	20			
Q - 5	A - C - D	20			
Q - 6	A - B - D	20			
Q - 7	B - C - D - E	20			
Q - 8	A - B	20			
Q - 9	D - E	20			
Q - 10	A	20			
Q - 11	D - E	20			
Q - 12	A - B - C - D	20			
Q - 13	A - B - D	20			
Q - 14	B - C - D	20			
Q - 15	A - D - E	20			
Total : 300					

Testez-vous dans les conditions de l'iECN !

À l'aide d'une page vierge, créez un cache afin de masquer la réponse suivante.

À vos ciseaux !

Page 11. DP 1 : Douleur et gonflement de l'hallux chez un cuisinier de 45 ans

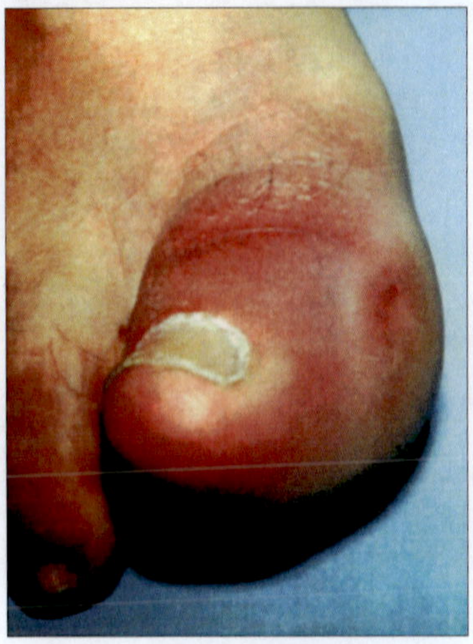

Page 41. DP 4 : Un homme de 72 ans atteint d'arthrite aiguë du genou

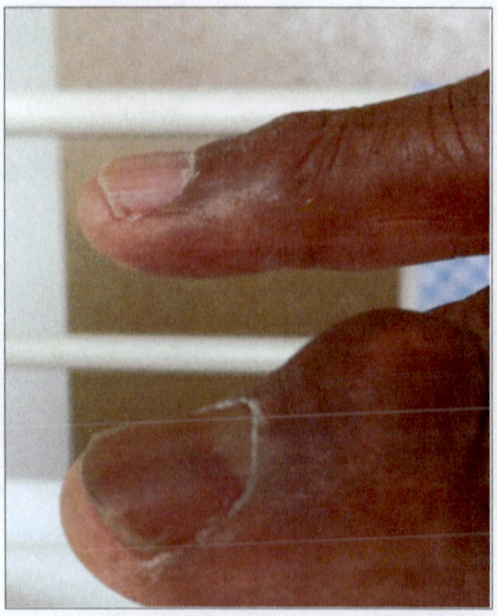

Page 63. DP 7 : Une polyarthrite évoluant depuis 4 mois

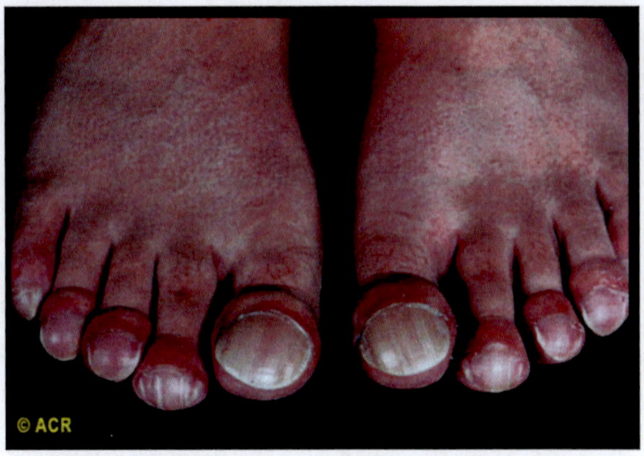

Page 79. DP 9 : Une douleur lancinante du genou droit et du pied droit

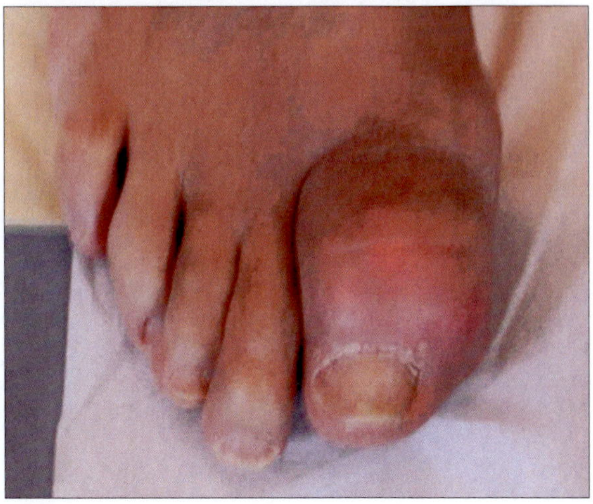

▌ Page 105/106. DP 13 : M. S., 21 ans, une douleur du genou droit et de la cheville gauche

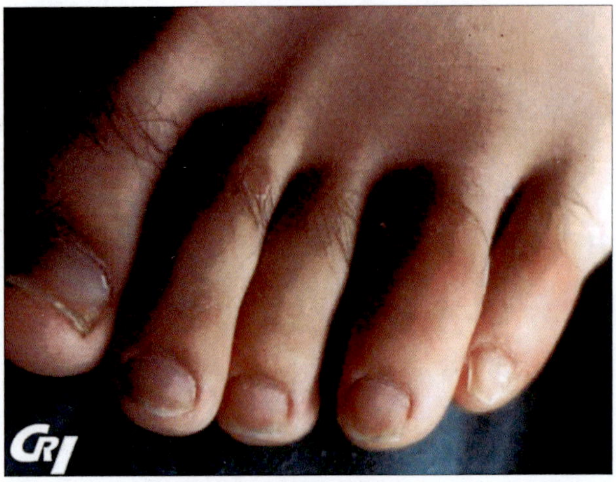

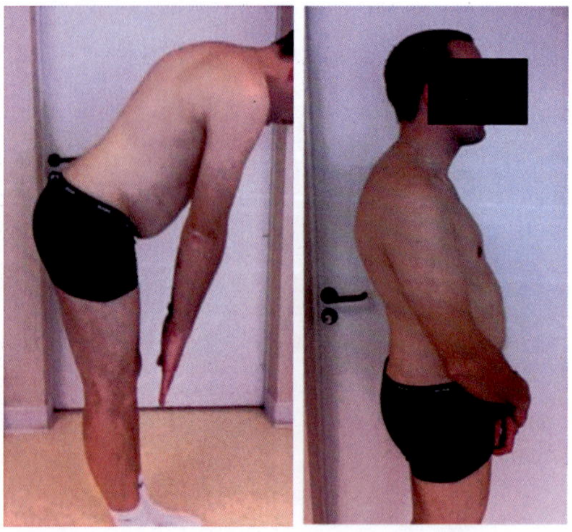

▌ Page 153. DP 20 : Une vive douleur au coude droit

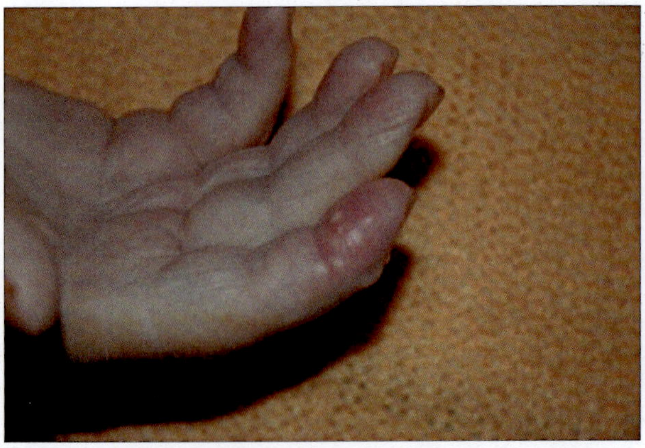

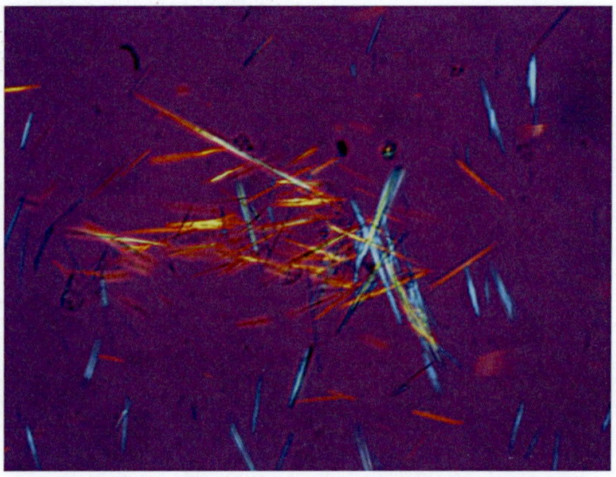